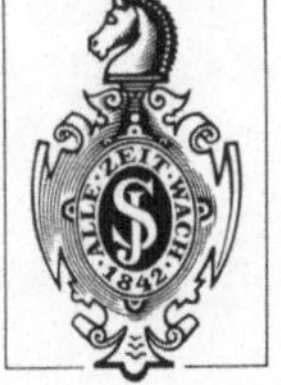

Beta-Rezeptorenblocker

Aktuelle klinische Pharmakologie und Therapie

Herausgegeben von H.-D. Bolte und A. Schrey

Unter Mitarbeit von K. van Ackern, Th. von Arnim, K. Bachmann,
F. Bender, O. Benkert, D. Brendemühl, B. Brisse, J. Cyran,
A. Distler, E. Erdmann, R. von Essen, R. Gugler, M.J. Halhuber,
Ch. Hawkey, F.C. Himmler, Å. Hjalmarson, B. Höfling, G. Klein,
W. Krawietz, B. Lemmer, W. Merx, H.S. Mueller, H.R. Ochs,
E.G.J. Olsen, T. Philipp, M. Rothlin, G. Schmidt, U. Schmidt,
M.A. Schreiber, K.O. Stumpe, C. Symons, K. Überla, F. Waagstein,
A. Wirtzfeld, B. Zrenner

Mit 79 Abbildungen und 48 Tabellen

Springer-Verlag
Berlin Heidelberg New York 1981

Herausgeber

Professor Dr. med. Heinz-Dietrich Bolte
Medizinische Klinik I der Universität München
Klinikum Großhadern
Marchioninistraße 15, D-8000 München 70

Dr. med. Alfred Schrey
Forschungsleiter, Mitglied der Geschäftsführung
Pharma Schwarz GmbH
Mittelstraße 11–13, D-4019 Monheim

Betablocker-Symposion Rhodos, 1.–4. November 1980

CIP-Kurztitelaufnahme der Deutschen Bibliothek

Beta-Rezeptorenblocker:
Aktuelle klin. Pharmakologie u. Therapie/Betablocker-Symposion,
Rhodos, 1.–4. November 1980. Hrsg. von H.-D. Bolte u. A. Schrey. Unter Mitarb. von
K. van Ackern ...
Berlin, Heidelberg, New York: Springer 1981

ISBN-13: 978-3-642-68368-8   e-ISBN-13: 978-3-642-68367-1
DOI: 10.1007/978-3-642-68367-1

NE: Bolte, Heinz-Dietrich [Hrsg.]; Ackern, Klaus van [Mitverf.]
Betablocker-Symposion ⟨1980, Rhodos⟩

Verzeichnis der Autoren und Vorsitzenden

Ackern, K. van, Prof. Dr. med.
Institut für Anaesthesiologie der Universität München,
Klinikum Großhadern, Marchioninistraße 15, 8000 München 70

Arnim, Th. von, Dr. med.
Medizinische Klinik I der Universität München,
Klinikum Großhadern, Marchioninistraße 15, 8000 München 70

Bachmann, K., Prof. Dr. med.
Medizinische Poliklinik der Universität Erlangen-Nürnberg,
Östliche Stadtmauerstraße 29, 8520 Erlangen

Bender, F., Prof. Dr. med.
Abteilung Innere Medizin C, Medizinische Klinik und Poliklinik
der Universität Münster, Westring 3, 4400 Münster

Benkert, O., Prof. Dr. med.
Psychiatrische Klinik der Universität Mainz, Langenbeckstraße 1,
6500 Mainz

Bolte, H.-D., Prof. Dr. med.
Medizinische Klinik I der Universität München,
Klinikum Großhadern, Marchioninistraße 15, 8000 München 70

Brendemühl, D., Dipl.-Psych.
Institut für Arzneimittelsicherheit im Verkehr,
Auf der Höhe 4a, 5042 Erftstadt 18

Brisse, B., Prof. Dr. med.
Abteilung Innere Medizin C, Medizinische Klinik und Poliklinik
der Universität Münster, Westring 3, 4400 Münster

Cyran, J., P.D. Dr. med.
Medizinische Klinik I der Universität München,
Klinikum Großhadern, Marchioninistraße 15, 8000 München 70

Distler, A., Prof. Dr. med.
Medizinische Klinik und Poliklinik der Freien Universität Berlin,
Klinikum Steglitz, 1000 Berlin 45

Erdmann, E., P.D. Dr. med.
Medizinische Klinik I der Universität München,
Klinikum Großhadern, Marchioninistraße 15, 8000 München 70

Essen, R. von, Dr. med.
Abteilung Innere Medizin I, Klinikum der RWTH Aachen,
Goethestraße 27/29, 5100 Aachen

Greeff, K., Prof. Dr. med.
Pharmakologisches Institut der Universität,
4000 Düsseldorf

Gugler, R., Prof. Dr. med.
Medizinische Klinik der Universitäts-Kliniken,
Venusberg, 5300 Bonn

Halhuber, M.J., Prof. Dr. med.
An der Gonthardslust 17, 5920 Bad Berleburg
(ehem. ärztl. Direktor der Klinik Höhenried für Herz- und Kreislauf-
krankheiten der LVA Oberbayern, 8139 Bernried/Obb.)

Hawkey, Ch., M.D.
National Heart Hospital, Westmoreland Street, London W 1,
Great Britain

Himmler, F.C., Dr. med.
I. Medizinische Klinik der Technischen Universität München,
Klinikum rechts der Isar, Ismaninger Straße 22, 8000 München 80

Hjalmarson, Å., Prof. Dr. med.
University of Göteborg, Dept. of Medicine I, Sahlgren's Hospital,
S-41345 Göteborg

Höfling, B., Dr. med.
Medizinische Klinik I der Universität München,
Klinikum Großhadern, Marchioninistraße 15, 8000 München 70

Kewitz, H., Prof. Dr. med.
Klinisch-pharmakologisches Institut an der Freien Universität Berlin,
Klinikum Steglitz, 1000 Berlin 45

Klein, G., P.D. Dr. med.
I. Medizinische Klinik der Technischen Universität München,
Klinikum rechts der Isar, Ismaninger Straße 22, 8000 München 80

Krawietz, W., Dr. med.
Medizinische Klinik I der Universität München,
Klinikum Großhadern, Marchioninistraße 15, 8000 München 70

Lemmer, B., Prof. Dr. med.
Zentrum für Pharmakologie, Klinikum der Johann-Wolfgang-Goethe-
Universität, Theodor-Stern-Kai 7, 6000 Frankfurt/Main

Merx, W., Prof. Dr. med.
Abteilung Innere Medizin I, Klinikum der RWTH Aachen,
Goethestraße 27/29, 5100 Aachen

Mueller, H.S., Prof. Dr. med.
St. Louis University School of Medicine, Dept. of Internal Medicine,
1325 South Grand Boulevard, St. Louis, MO 63104, U.S.A.

Ochs, H.R., P.D. Dr. med.
Medizinische Universitätsklinik, Venusberg, 5300 Bonn

Olsen, E.G.J., M.D., F.R.C. Path.
National Heart Hospital, Westmoreland Street, London W 1,
Great Britain

Philipp, T., Prof. Dr. med.
Medizinische Klinik und Poliklinik der Freien Universität Berlin,
Klinikum Steglitz, 1000 Berlin 45

Rothlin, M., Prof. Dr. med.
Departement für Innere Medizin, Chirurgische Klinik A,
Universitätsspital Zürich, CH-8091 Zürich

Schmidt, G., Dr. med.
I. Medizinische Klinik der Technischen Universität München,
Klinikum rechts der Isar, Ismaninger Straße 22, 8000 München 80

Schmidt, U., Dr. med.
Institut für Arzneimittelsicherheit im Verkehr,
Auf der Höhe 4a, 5042 Erftstadt 18

Scholz, H., Prof. Dr. med.
Pharmakologisches Institut der Universität,
3200 Hannover

Schreiber, M.A., Dr. med.
Institut für medizinische Informationsverarbeitung, Statistik und
Biomathematik der Universität München, Klinikum Großhadern,
Marchioninistraße 15, 8000 München 70

Stumpe, K.O., Prof. Dr. med.
Medizinische Poliklinik der Universitäts-Kliniken, Wilhelmstraße 35,
5300 Bonn

Symons, C., M.D., F.R.C.P.
National Heart Hospital, Westmoreland Street, London W 1,
Great Britain

Überla, K., Prof. Dr. med.
Institut für Medizinische Informationsverarbeitung, Statistik und
Biomathematik der Universität München, Klinikum Großhadern,
Marchioninistraße 15, 8000 München 70

Waagstein, F., Prof. Dr. med.
University of Göteborg, Dept. of Medicine I, Sahlgrenka Sjukhuset,
S-41345 Göteborg

Wirtzfeld, A., Prof. Dr. med.
I. Medizinische Klinik der Technischen Universität München,
Klinikum rechts der Isar, Ismaninger Straße 22, 8000 München 80

Zrenner, B., Dr. med.
Weißenburger Straße 20, 8000 München 80

Inhaltsverzeichnis

Vorwort

Beta-Rezeptorenblocker sind aus dem therapeutischen Arsenal zur Behandlung zahlreicher Erkrankungen nicht mehr wegzudenken. Die Bemühung um eine präzisere differentialtherapeutische Anwendung dieser Pharmaka-Gruppe, einschließlich der Erarbeitung von Dosierungsvorschlägen und der Erkennung von therapeutischen Alternativen im Hinblick auf Nebenwirkungen und Kontraindikationen, führte eine Vielzahl von Referenten aus dem In- und Ausland (U.S.A., England, Schweiz, Schweden) zu einem Symposion im November 1980 zusammen.

Mit dem Ziel, die praktische Anwendung von Beta-Rezeptorenblokkern verständlicher zu machen und die therapeutische Sicherheit zu erhöhen, wurden zunächst pharmakologische Grundlagen und klinischpharmakologische Untersuchungsbefunde erörtert. Ein weiteres wichtiges Anliegen war es, Möglichkeiten und Grenzen, Nutzen und Risiko einer Therapie mit diesen Substanzen bei einzelnen Krankheiten aufzuzeigen.

Die Autoren der einzelnen Beiträge haben sich dankenswerterweise der Mühe unterzogen, ihre Manuskripte für die Publikation zu überarbeiten und Anregungen und Ergänzungen aus der Diskussion einzubeziehen. Zusätzliche wichtige Gesichtspunkte aus der Diskussion wurden von den Herausgebern zusammengefaßt und sind am Schluß des Buches dargestellt.

Dank und Anerkennung gebührt allen Mitarbeitern dieses Buches. Ferner danken wir den Damen und Herren des Springer-Verlages, insbesondere Herrn Dr. Wieczorek und Herrn H. Jakobi, für die ausgezeichnete Zusammenarbeit.

Die Herausgeber

Rezeptorstudien mit β-Rezeptorenblockern*

E. Erdmann, W. Krawietz

1 Zusammenfassung

An menschlichen Lungenmembranen sowie Lungen- und Herzmembranen des Meerschweinchens und Kaninchens wurden spezifische β-Rezeptoren durch ^{3}H-($-$)-Dihydroalprenolol- und ^{3}H-($-$)-Bupranolol-Bindungsstudien nachgewiesen. Die Bindung der β-Rezeptorenblocker an diese membrangebundenen Rezeptoren erfolgt mit hoher Affinität (Dissoziationskonstanten im nanomolaren Bereich), sie ist reversibel und sättigbar. Die Bindungskapazität der Membran liegt bei etwa 0,150 pmol/mg Protein. Das entspricht etwa 10^6 β-Rezeptoren/μm^2 Zelloberfläche. Mit Hilfe von ($+$)-Alprenolol und ($+$)-Bupranolol wurden niederaffine Bindungsstellen mit extrem hoher Bindungskapazität nachgewiesen. Diese unspezifische, d.h. nicht an die spezifischen β-Rezeptoren erfolgende Bindung, könnte mit der lokalanästhetischen Wirkung der β-Blocker zusammenhängen.

Bei der Bestimmung der Rezeptoraffinität verschiedener β-Blocker erwies sich von den untersuchten Pharmaka (Alprenolol, Atenolol, Bupranolol, Metoprolol, Oxprenolol, Pindolol, Propranolol) Bupranolol als der β-Blocker mit der höchsten Affinität. Ähnliche Untersuchungen an der Adenylatzyklase zeigten ein gleichsinniges Verhalten. In hohen Konzentrationsbereichen konnte u.a. für Pindolol eine stimulierende Wirkung auf das Rezeptorenzym nachgewiesen werden, die mit der partiell agonistischen Wirkung (ISA) dieser β-Blocker zusammenhängen kann. Atenolol and Metoprolol zeigten eine höhere Affinität zu den kardialen β-Rezeptoren als zu denen des Lungengewebes.

1.1 Einleitung

Katecholamine sind in extrem niedrigen Konzentrationen wirksam und schon geringe Änderungen ihrer Molekülstruktur bedingen ausgeprägte Unterschiede in der Stärke und Art des Effekts. Dementsprechend müssen die Katecholaminrezeptoren der Effektorzellen eine hohe Affinität aber auch Selektivität für diese Hormone bzw. Pharmaka haben.

Wenn wir heute über Rezeptoren sprechen, dann meinen wir biochemisch und pharmakologisch definierte und isolierbare Proteine der Zelle, die Hormone und Pharmaka binden. Durch diese Bindung wird das Rezeptormolekül in seiner Konformation derart verändert, daß eine Folgereaktion in der Zelle ausgelöst wird, die dann für dieses Hormon oder Pharmakon spezifisch ist.

---

* Mit Unterstützung der DFG (Er 65/2)

Häufig sind solche Rezeptoren mit zellmembranständigen Enzymen gekoppelt. Die Rezeptorbesetzung mit einem Agonisten bewirkt dann meist eine Aktivitätszunahme des Rezeptorenzyms.

Wir kennen heute spezifische Rezeptoren für Opiate, Herzglykoside, adrenerge Pharmaka etc. ebenso wie für Hormone wie Insulin, Glukagon oder TSH z.B. (Übersichten s. Straub u. Bolis 1978; Smythies u. Bradley 1978).

1.2 α- und β-Rezeptoren

Ahlquist (1958) hat aufgrund pharmakologischer Austestung 6 verschiedener sympathomimetisch wirkender Substanzen erstmalig α- und β-Adrenozeptoren unterscheiden können. Heute hat sich dieses Konzept noch weiter verfeinert in postsynaptische α_1-Adrenozeptoren, präsynaptische α_2-Adrenozeptoren sowie in β_1- und β_2-Rezeptoren.

α_1- und α_2-Rezeptoren können durch ihre unterschiedliche Affinität zu verschiedenen, relativ selektiven adrenergen Agonisten und Antagonisten pharmakologisch charakterisiert werden. So ist Prazosin z.B. ein relativer α_1-selektiver Blocker während Yohimbin ein α_2-Blocker ist. Interessanterweise gibt es auch α_2-Adrenozeptoren an nicht präsynaptischen Strukturen wie z.B. an Thrombozyten. Dort sind sie funktionell mit der adrenalinverursachten Plättchenaggregation verknüpft (Berthelsen u. Pettinger 1977).

Die β-Rezeptoren des Herzens wurden als β_1-Rezeptoren klassifiziert. Sie vermitteln die Zunahme von Frequenzen, Kontraktionskraft und Reizleitungsgeschwindigkeit. In der Niere führen Agonisten durch β_1-Rezeptoren zur Reninfreisetzung. An den glatten Muskelzellen der Gefäße, des Bronchialtrakts sowie des Uterus finden sich β_2-Rezeptoren, die eine Herabsetzung des Tonus vermitteln. Auch die Stoffwechseleffekte der β-adrenergen Pharmaka wie Glykogenolyse, Lipolyse oder Insulinfreisetzung sollen vom β_2-Typ sein (Palm 1977).

β-Rezeptorenblocker besetzen diese Rezeptoren, führen aber nicht zu einer Aktivierung der Adenylatzyklase mit konsekutivem intrazellulären cAMP-Anstieg, sondern hemmen (blockieren) diese Reaktion. Einige β-Rezeptorenblocker zeigen eine höhere Affinität zu den β_1-Rezeptoren (sog. kardioselektive β-Rezeptorenblocker wie Acebutolol, Atenolol, Metoprolol oder Practolol), während andere eine höhere Affinität zu den β_2-Rezeptoren aufweisen (Butoxamin). Die meisten β-Rezeptorenblocker werden von β_1- und β_2-Rezeptoren gleichermaßen, ohne Unterschied gebunden (z.B. Alprenolol, Bupranolol, Pindolol, Propanolol). Die β-Rezeptoren sind in den verschiedenen Geweben unterschiedlich verteilt. So hat die menschliche Lunge z.B. etwa 30% β_1- und 70% β_2-Rezeptoren, im Herzen scheint es nur β_1-Rezeptoren zu geben (Engel 1980). Daraus folgt, daß selbst mit relativ selektiven β_1-Rezeptorenblockern in der Regel auch in der Lunge pharmakologische Effekte erzeugt werden. Andererseits werden auch die selektiven β_1-Rezeptorenblocker von β_2-Rezeptoren gebunden, wenn sie in höheren Konzentrationen vorliegen. Die Affinität der sog. kardioselektiven β-Blocker zu den β_1-Rezeptoren ist also lediglich etwas höher als zu den β_2-Rezeptoren. Es ist aber durchaus möglich, daß es gelingt, β-Rezeptorenblocker mit sehr großen Affinitätsunterschieden zu den verschiedenen Rezeptoren zu synthetisieren. Möglicherweise wäre dies von therapeutischem Vorteil bei Patienten, bei denen diese Pharmaka indiziert sind, die aber gleichzeitig eine Neigung zu Asthmaanfällen haben. Interessant zu wissen wäre weiterhin die Verteilung der β-Rezeptorsubtypen auf den einzelnen Zellen. Leider ist z.Z. aber nicht bekannt, ob z.B. an einzelnen glatten Muskelzellen des Bronchialtrakts gleichzeitig β_1- und β_2-Rezeptoren vorkommen oder ob die unterschiedlichen β-Rezeptoren auch jeweils mit verschiedenen Zelltypen verbunden sind.

1.3 Das β-Rezeptor-Adenylatzyklasesystem

β-adrenerge Pharmaka aktivieren die Adenylatzyklase und führen zu einem intrazellulären cAMP-Anstieg. Es ist bekannt, daß der β-Rezeptor und die Adenylatzyklase 2 verschiedene membrangebundene Proteine sind, die durch entsprechende Behandlung experimentell getrennt und auch wieder funktionell zusammengesetzt werden können (Orly u. Schramm 1976).

Da eine Reihe von Hormonen (ACTH, Glukagon, Schilddrüsenhormone, STH, Prostaglandine, Vasopressin) die Adenylatzyklase über jeweils eigene Rezeptoren stimulieren, nimmt man an, daß die jeweiligen Rezeptoren in der Zellmembran beweglich sind und sich dann mit dem Enzym verbinden, wenn sie ein Hormonmolekül gebunden haben. In diesem Zusammenhang ist außerdem ein weiteres, nukleotidbindendes Protein der Zellmembran von Interesse, welches GTPase-Aktivität hat und auch als Kopplungsprotein bezeichnet wird. Es ist in der Regel zur maximalen Stimulation der Adenylatzyklase notwendig, die nur in zusätzlicher Gegenwart von Guanylnukleotiden (GTP, GppNHp) erfolgen kann. Manche Gifte wie das Choleratoxin greifen spezifisch an diesem Guanylnukleotidbindungsprotein an, hemmen die GTPase und verursachen dadurch eine permanente maximale Stimulation der Adenylatzyklase (Cassel u. Selinger 1977). Dies führt dann an der Darmschleimhaut zu den bekannten Cholerasymptomen (Simon u.Mitarb. 1976).

β-Rezeptorenblocker als reine Antagonisten verhindern die agonistenbedingte Stimulation der Adenylatzyklase. Es gibt aber β-Rezeptorenblocker mit partiell agonistischer Wirkung, die auch intrinsisch sympathomimetische Aktivität (ISA) genannt wird. Derartige Substanzen blockieren zwar die katecholaminbedingte Stimulation der Adenylatzyklase, haben aber in höheren Konzentrationen selbst einen stimulierenden Effekt. Theoretisch gibt es dementsprechend alle Übergänge zwischen Agonisten, partiellen Agonisten und Antagonisten (Kaumann u. Blinks 1980b). β-Rezeptorenblocker mit partiell agonistischer Wirkung sind z.B. Acebutolol, Alprenolol, Oxprenolol, Pindolol.

1.4 Ziel dieser Arbeit

Nachdem es gelang, radioaktiv markierte β-Rezeptorenblocker mit hoher Affinität zu synthetisieren, wurde die Pharmakonrezeptorbindung experimentell zugänglich. Die spezifische Bindung von β-Rezeptorenblockern an ihre Rezeptoren ließ sich kinetisch und quantitativ erfassen, so daß die Zahl und die Eigenschaften der Rezeptoren meßbar wurden (Lefkowitz 1979). Außerdem ist es möglich, durch derartige Bindungsstudien den β-Rezeptorenblocker selbst zu charakterisieren, also etwas über seine Affinität oder mit Hilfe der Adenylatzyklase, etwas über seine intrinsisch sympathomimetische Eigenaktivität auszusagen.

In der vorliegenden Arbeit haben wir die spezifische Bindung einiger β-Rezeptorenblocker an ihre Rezeptoren und ihre Wirkung auf die Adenylatzyklaseaktivität untersucht.

2 Methodik und Materialien

2.1 Methodik

2.1.1 Membranpräparation zur Durchführung der Bindungsexperimente

Aus Kaninchenlungen: Junge Kaninchen beiderlei Geschlechts, 2–3 kg KG, wurden durch Genickschlag getötet, beide Lungenflügel rasch entfernt und in physiologischer Kochsalzlösung bei 4° C von großen Blutgefäßen, Bronchialästen und Blut gereinigt. Anschließend wurden 9,0 g Organfeuchtgewicht in 90 ml 10 mM Tris/HCl pH 7,45 homogenisiert und durch 4 Lagen Mull (Bonlinetuch) die für Bindungsexperimente geeignete Membransuspension abgefiltert.

Aus Meerschweinchenherz: wie zuvor beschrieben (Krawietz u.Mitarb. 1979).

Aus menschlicher Lunge: Das bei diagnostischen oder therapeutischen Thoraxeingriffen gewonnene menschliche Gewebe wurde verwendet, wenn makroskopisch oder mikroskopisch kein Hinweis für pathologische Veränderungen bestand. Nach Reinigung von Blut, großen Gefäßen und Bronchialästen in physiologischer Kochsalzlösung wurden 3 g Organfeuchtgewicht in 30 ml 10 mM Tris/ HCl pH 7,45 homogenisiert und durch 4 Lagen Mull (Bonlinetuch) wurde die für die Bindungsexperimente geeignete Membransuspension abgefiltert.

Zur Messung der Adenylatzyklaseaktivität wurden die Membranen wie bereits früher beschrieben bereitet (Krawietz u.Mitarb. 1976).

2.1.2 Durchführung der Bindungsexperimente

Eine frisch präparierte Membransuspension (0,4–0,8 mg Protein) wurde, wenn nicht anders angegeben, bei 37° C in 5,0 mM Tris/HCl pH 7,45, 2.5 mM $MgCl_2$ mit ^{3}H-DHA (^{3}H-(−)-Dihydroalprenolol, 1,6 pmole/ml) oder mit ^{3}H-(−)-Bupranolol (15 pmole/ml) und verschiedenen β-adrenergen Antagonisten inkubiert. Nach 15 min wurden gebundener und nicht gebundener Ligand durch rasche Filtration über Whatman Fiberglasfilter (GF/C) und anschließender 2maliger Spülung mit 10 mM Tris/HCl pH 7,45 (jeweils 10 ml) getrennt. Die Radioaktivität auf den Filtern wurde nach der Trocknung (60 min bei 90° C) durch Flüssigkeitszintillation bestimmt (Insta Fluor, Fa. Packard). Die unspezifische Bindung wurde in Anwesenheit von nicht markierten (−)- und (+)-Alprenolol 10^{-5} M bestimmt und entsprach 50% der Maximalbindung (Details siehe Krawietz u. Erdmann 1979). Messung der Adenylatzyklaseaktivität (s. Krawietz u.Mitarb. 1976).

2.2 Materialien

Die verwendeten Chemikalien waren von analytischem Reinheitsgrad und wurden von E. Merck, Darmstadt, oder Boehringer, Mannheim, bezogen.

^{3}H-(−)-Dihydroalprenolol, spez. Akt.: 32 Ci/mmol war von NEN, Dreieich; ^{3}H-(−)-Bupranolol, spez. Akt.: 17,7 Ci/mmol war ein Geschenk der Fa. Sanol Schwarz-Monheim, Monheim, ebenso wie (−)- und (+)-Bupranolol. Die übrigen Substanzen (β-Blocker) erhielten wir freundlicherweise von den Herstellerfirmen.

Berechnungen: alle Kurvenpunkte sind das Ergebnis gemittelter Dreifachbestimmungen. Jedes Versuchsergebnis wurde wenigstens dreimal mit verschiedenen Membranpräparationen erzielt. Die Berechnung der K_D und K_I sind im Detail früher beschrieben (Krawietz u. Mitarb. 1976).

3 Ergebnisse

Die Bindung von radioaktiv markierten β-Rezeptorenblockern an Zellmembranen verläuft sehr rasch und bleibt mehrere Minuten stabil. In der Abb. 1 ist die Bindung von ^{3}H-Dihydroalprenolol an menschliche Lungenzellmembranen zeitabhängig gemessen worden. Dabei wurde nur die Bindung berücksichtigt, die sich durch unmarkiertes Dihydroalprenolol (10^{-5} M) aus der Membranbindung verdrängen ließ. Es kann davon ausgegangen werden, daß es sich nur bei dieser verdrängbaren Membranbindung des β-Blockers um die spezifische, reversible β-Rezeptorbindung handelt (Krawietz u. Erdmann 1979). Ein weiteres Kriterium der spezifischen Rezeptorbindung ist die Stereospezifität der Bindung. In Abb. 2 wird ein hochaffiner β-Rezeptorblocker, ^{3}H-($-$)-Bupranolol, gleichzeitig mit steigenden Konzentrationen ($-$)- und ($+$)-Bupranolol sowie den Lungenmembranen inkubiert.

Dabei zeigt sich, daß ($-$)-Bupranolol aufgrund seiner deutlich höheren Affinität das radioaktiv markierte ^{3}H-($-$)-Bupranolol schon bei niedrigeren Konzentrationen aus der Rezeptorbindung verdrängt als ($+$)-Bupranolol. Auch bei pharmakologischen Untersuchungen ist ($+$)-Bupranolol erst bei sehr viel höheren Konzentrationen als ($-$)-Bupranolol effektiv.

Mit dieser Methode gelingt es, die Affinität und auch die Reihenfolge der Affinitäten verschiedener β-Rezeptorenblocker zum β-Rezeptor zu messen.

In Abb. 3 wurden derartige Messungen mit ^{3}H-Dihydroalprenolol durchgeführt. An der Kaninchenlunge haben Alprenolol, Bupranolol, Pindolol und

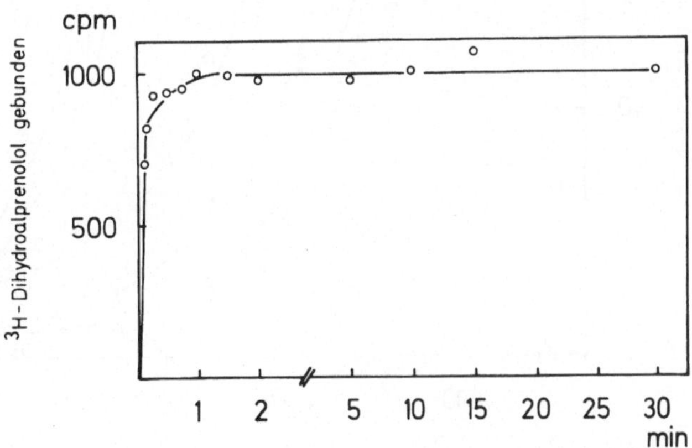

Abb. 1. Die Bindung von ^{3}H-($-$)-Dihydroalprenolol an menschliche Lungenzellmembranen. 0,1 mg Protein der Membransuspension aus menschlichem Lungenhomogenat wurden inkubiert bei 37° C in 50 mM Tris/HCl-Puffer, pH 7,45, 25 mM $MgCl_2$ und 1,6 nM ^{3}H-($-$)-Dihydroalprenolol in einem Gesamtvolumen von 1,0 ml. Die unspezifische ^{3}H-($-$)-Dihydroalprenololbindung in Gegenwart von 10^{-5} M Alprenolol wurde subtrahiert. Nähere Einzelheiten s. Methodik

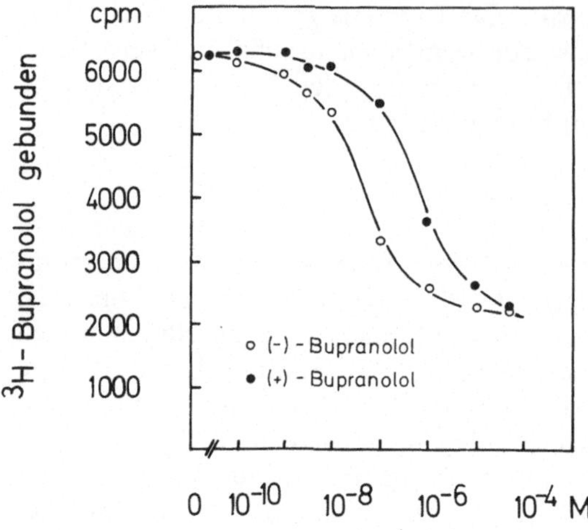

Abb. 2. ^{3}H-(−)-Bupranolol wird stereospezifisch durch (−)- und (+)-Bupranolol aus der Bindung verdrängt. 0,1 mg Lungenmembranprotein (Kaninchenlunge) wurden inkubiert in 50 mM Tris/HCl pH 7,4, 25 mM $MgCl_2$, 15 nM ^{3}H-(−)-Bupranolol und steigenden (−)- und (+)-Bupranololkonzentrationen. Inkubationszeit 3 min, 37° C

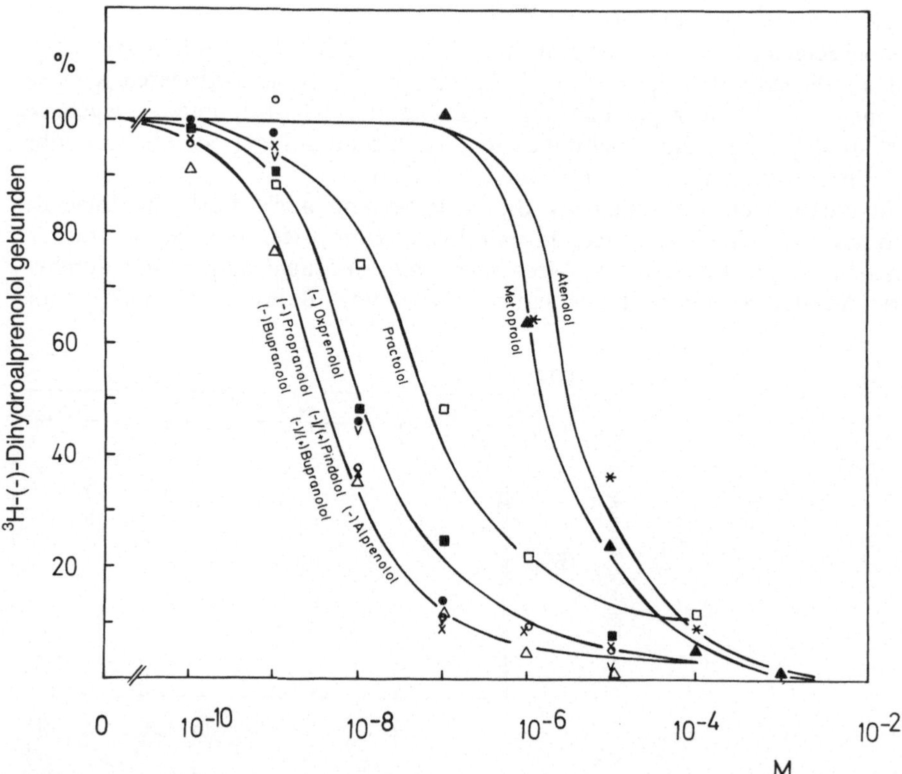

Abb. 3. Verdrängung von ^{3}H-(−)-Dihydroalprenolol aus seiner Rezeptorbindung durch verschiedene β-Rezeptorenblocker. Experimentelles Vorgehen wie bei Abb. 2. Zusätzlich wurden steigende Konzentrationen von Alprenolol, Bupranolol, Pindolol, Propranolol, Oxprenolol, Practolol, Metoprolol und Atenolol dem Inkubationsmedium zugesetzt. Die unspezifische ^{3}H-(−)-Dihydroalprenololbindung wurde abgezogen

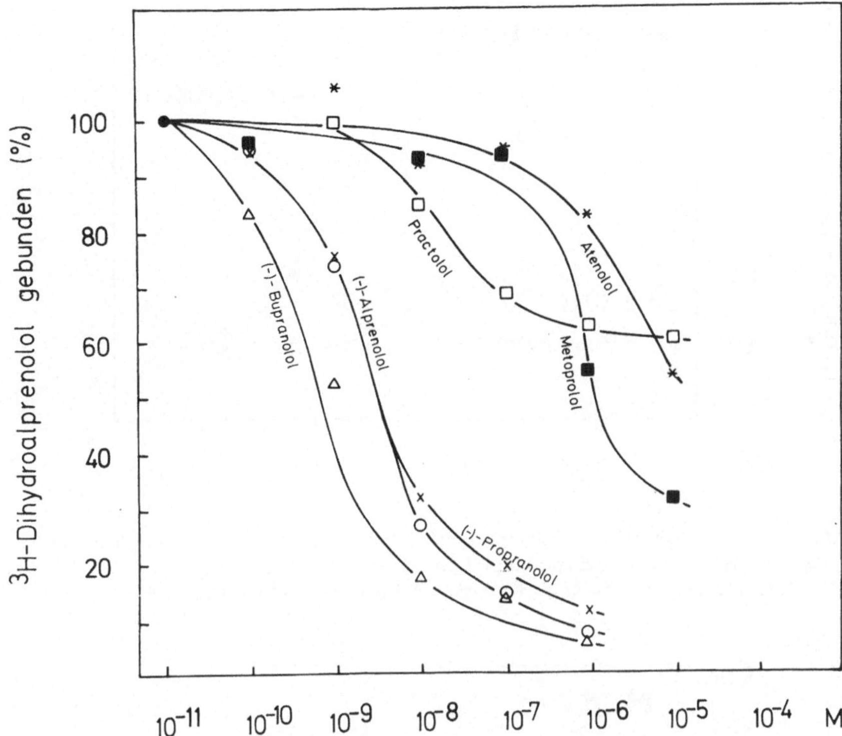

Abb. 4. Verdrängung von ³H-(−)-Dihydroalprenolol aus seiner Rezeptorbindung an menschlichen Lungenmembranen. Gleiches experimentelles Vorgehen wie bei Abb. 3, aber Inkubation mit 0,1 mg Protein menschlicher Lungenmembransuspension

Propranolol etwa gleiche Affinität vor Oxprenolol, Practolol sowie Metroprolol und Atenolol, die nur geringe Affinität zum β-Rezeptor in Lungenzellmembranen haben. Die Kurven liegen über etwa 4 Zehnerpotenzen voneinander getrennt! An menschlichen Lungenmembranen ergibt sich ein ähnliches Bild (Abb. 4), allerdings scheint (−)-Bupranolol hier der β-Blocker mit der höchsten Affinität zu den β-Rezeptoren zu sein, gefolgt von Alprenolol und Propranolol.

Ein ähnliches Verhalten zeigt sich auch bei Meerschweinchenherzmuskelzellmembranen.

Zusammenfaßend läßt sich also bei der Wertbestimmung der verschiedenen β-Rezeptorenblocker hinsichtlich ihrer Rezeptoraffinität durch derartige direkte Messungen zeigen, daß Alprenolol, Bupranolol, Propranolol an Meerschweinchenherz und Kaninchenlunge eine höhere Affinität haben als z.B. Oxprenolol, Metoprolol und Atenolol. Bupranolol ist von den untersuchten Antagonisten beim Menschen der β-Rezeptorenblocker mit der höchsten Rezeptoraffinität.

In den Abb. 5 und 6 wurde jeweils ³H-(−)-Dihydroalprenolol oder ³H-(−)-Bupranolol an Meerschweinchenlungenhomogenat gebunden und sodann mit (−)-Alprenolol und (+)-Alprenolol sowie (−)-Bupranolol und (+)-Bupranolol eine konzentrationsabhängige Verdrängungskurve registriert. Es zeigt sich, daß die Affinität der beiden (−)-β-Blocker zum β-Rezeptor etwa gleich ist, die

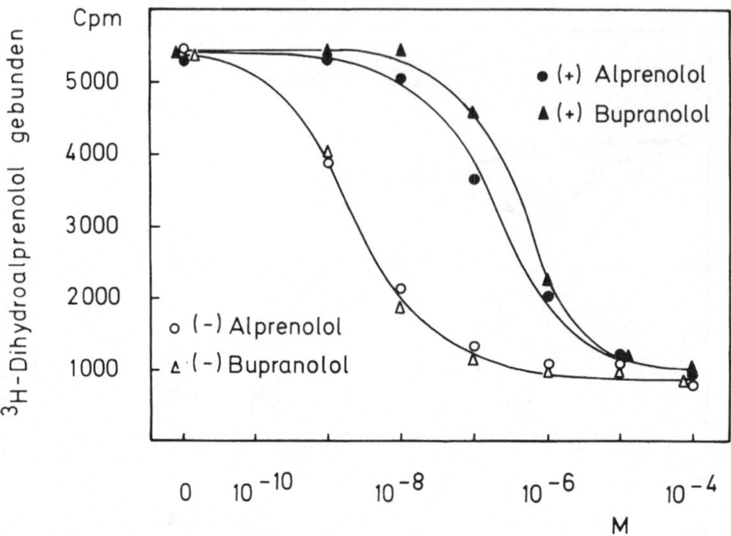

Abb. 5. Bindung von ³H-(−)-Dihydroalprenolol an Meerschweinchenlungenmembranen, Verdrängung durch Alprenolol und Bupranolol. Experimentelles Vorgehen wie bei Abb. 2. Die stereospezifische Verdrängung von (−)- und (+)-Alprenolol und Bupranolol wird deutlich

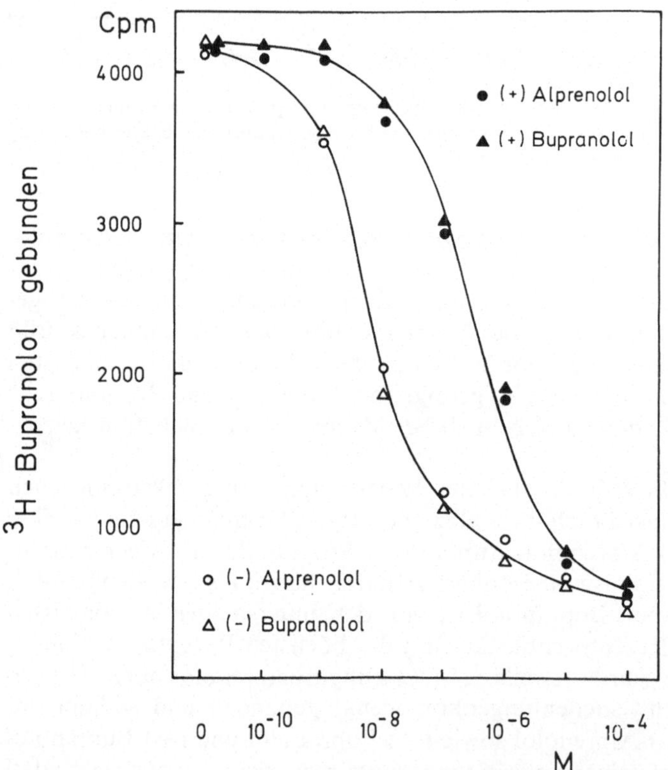

Abb. 6. Bindung von ³H-(−)-Bupranolol an Meerschweinchenlungenmembranen, Verdrängung durch (−)- und (+)-Alprenolol und Bupranolol. Experimentelles Vorgehen wie bei Abb. 2. Siehe zum Vergleich Abb. 5

der beiden (+)-β-Blocker etwa um den Faktor 100 niedriger liegt und weiterhin, daß praktisch identische Kurvenverläufe resultieren unabhängig vom verwendeten Liganden. Dieses Ergebnis unterstreicht noch einmal die Spezifität der β-Rezeptorbindung. Die unspezifische Membranbindung spielt in diesem Bereich nur eine geringe Rolle.

3.1 Bestimmung der β-Rezeptoraffinität und β-Rezeptorkapazität

An Meerschweinchenherzmembranen wurde durch konzentrationsabhängige Bindungsversuche (Abb. 7) eine sättigbare spezifische Bindung der Liganden festgestellt. Die experimentellen Daten der Abb. 7A wurden in Abb. 7B nach Scatchard (1949) umgerechnet. Die dann ermittelte Dissoziationskonstante (aus dem Anstieg der Bindungsgeraden) ergibt für beide β-Blocker einen Wert von etwa 1.8 nM. Dies bedeutet, daß bei dieser niedrigen freien Alprenolol- bzw. Bupranololkonzentration bereits die Hälfte der kardialen β-Rezeptoren mit einem Pharmakonmolekül besetzt ist. Aus dem geraden Verlauf der Bindungsdaten (nach Scatchard 1949, Abb. 7B) folgt, daß es zumindest im untersuchten Konzentrationsbereich für diese beiden β-Blocker nur eine Rezeptorart gibt. Die Kapazität der Herzmuskelzellmembranen wurde mit etwa 0,150 pmol/mg Protein gemessen.

Bei diesen Messungen wurde (−)-Alprenolol bzw. (−)-Bupranolol verwendet. Zur Kontrolle wurden diese Messungen noch mit (+)-Alprenolol und (+)-Bupranolol durchgeführt (Abb. 8). Dabei ergaben sich entsprechend der niedrigen Affinität der beiden (+)-β-Blocker zum β-Rezeptor völlig andere Kurven mit etwa um den Faktor 100 höheren Dissoziationskonstanten. Außerdem konnte innerhalb des Meßbereichs keine Sättigung der Membranbindung gefunden werden. Dieses Ergebnis ist interessant, da es einmal zeigt, daß die Bindungskapazität der Zellmembranen für β-Blocker mit niedriger Rezeptoraffinität sehr

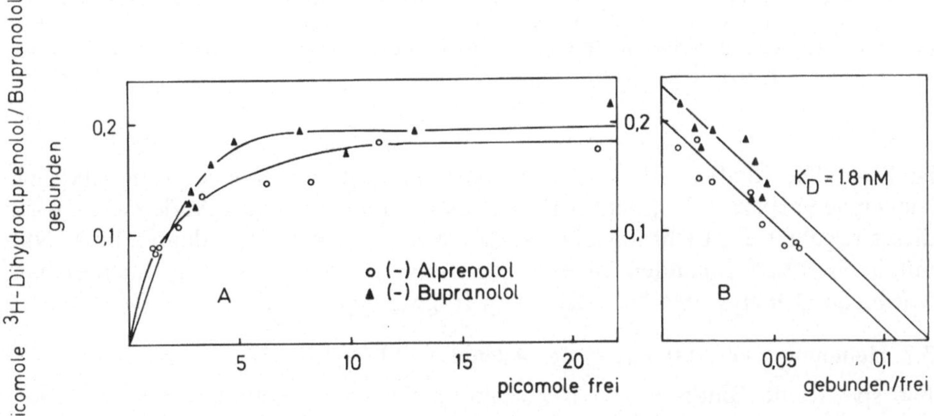

Abb. 7 A, B. Die quantitative spezifische Bindung von ^{3}H-(−)-Dihydroalprenolol und ^{3}H-(−)-Bupranolol an Herzmuskelzellmembranen des Meerschweinchens. **A** Mit steigenden Ligandenkonzentrationen wird bis zur Sättigung Alprenolol bzw. Bupranolol gebunden. **B** Aus der Auftragung der experimentellen Bindungsdaten aus **A** nach Scatchard (1949) läßt sich die Dissoziationskonstante (K_D=1,8 nM) und die maximale Anzahl der Bindungsstellen (=β-Rezeptoren) berechnen (∼0,150 Picomole/mg Protein)

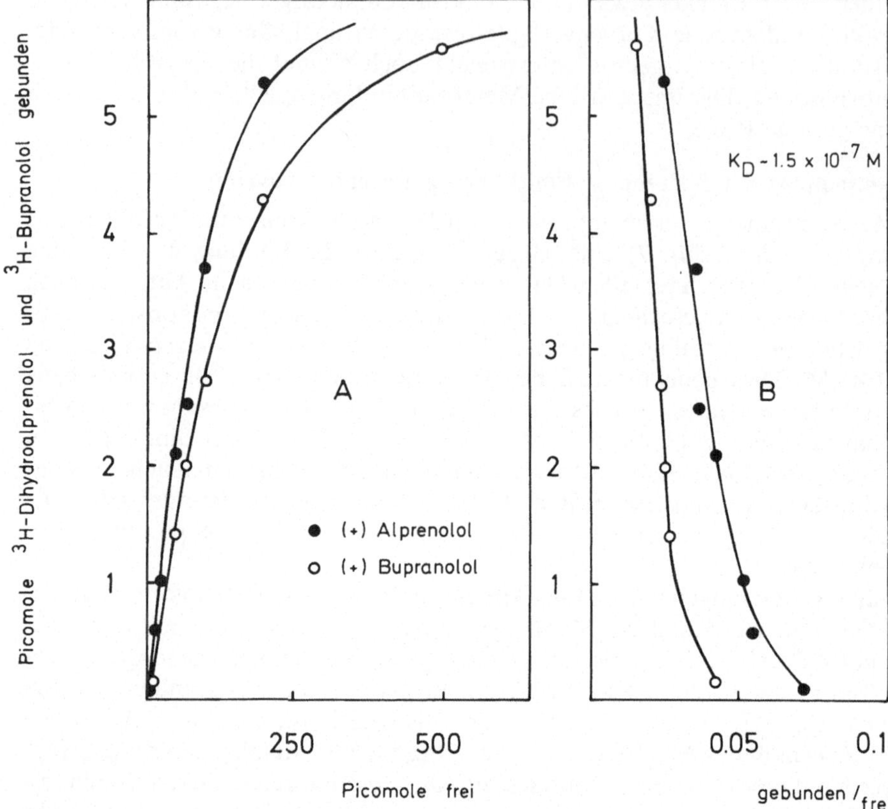

Abb. 8 A, B. Die Membranbindung von (+)-Alprenolol und (+)-Bupranolol. **A** Trotz steigender Ligandenkonzentrationen zeigt sich keine sichere Sättigungskinetik mit (+)-Alprenolol und (+)-Bupranolol. **B** In der Auftragung nach Scatchard (1949) der experimentellen Daten aus **A** ergibt sich eine etwa 100fach geringere Affinität der (+)-Liganden zum β-Rezeptor und eine extrem hohe Bindungskapazität. Einzelheiten s. Text

hoch ist. Dies heißt auch, daß β-Blocker im höheren Konzentrationsbereich leicht eine unspezifische (nicht β-Rezeptor-)Bindung eingehen. Andererseits wirft dieses Ergebnis ein Licht auf die Validität von Rezeptor-Ligandenbindung. Nur mit hochaffinen Liganden ist eine spezifische Rezeptorbindung nachweisbar. Mit niederaffinen Liganden erhält man fragwürdige Resultate.

3.2 Hemmung und Aktivierung der Adenylatzyklaseaktivität

Die spezifische Bindung von β-Rezeptorenblockern verhindert die Katecholamin-induzierte Stimulation der Adenylatzyklase. Deshalb ist für den Nachweis einer β-Rezeptorbindung eines β-Blockers auch die Beeinflussung des Rezeptorenzyms nachzuweisen. In der Abb. 9 wurde die Isoprenalin- und GppNHp-bedingte Adenylatzyklasestimulation durch steigende Konzentrationen verschiedener β-Blocker gehemmt. Es wird deutlich, daß an Meerschweinchenherzmembranen Alprenolol und Bupranolol die Enzymaktivität in den geringsten Konzen-

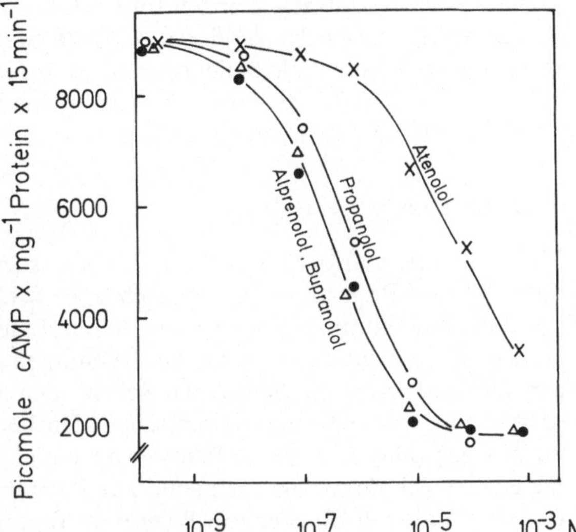

Abb. 9. Die Hemmung der Adenylatzyklaseaktivität durch (−)-Alprenolol, (−)-Bupranolol, (−)-Propranolol und Atenolol. Wie bei der Rezeptorbindungsaffinität werden bei der Hemmung der Isoprenalin- und GppNHp-stiumulierten Adenylatzyklase übereinstimmende Wirkstärken an Meerschweinchenherzmembranen gemessen. Einzelheiten s. Methodik

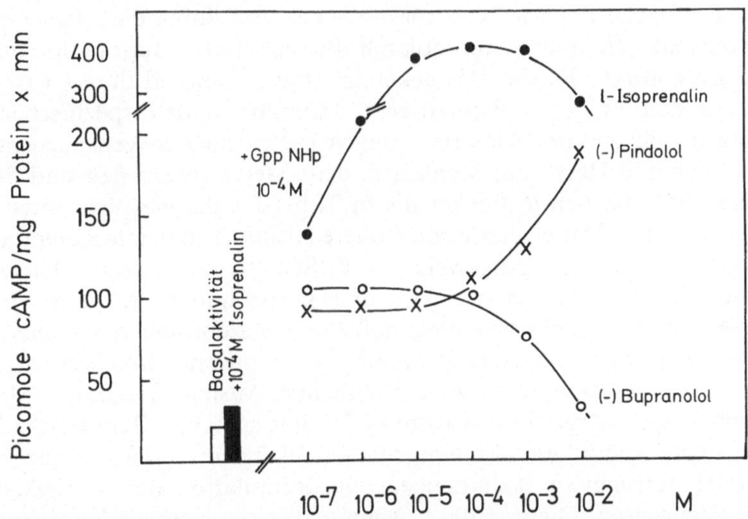

Abb. 10. Hemmung und Stimulierung der Adenylatzyklaseaktivität durch β-Rezeptorenblocker. Während Isoprenalin die GppNHp-stimulierte Adenylatzyklase weiter stimuliert, führt (−)-Bupranolol zu einer konzentrationsabhängigen Hemmung. (−)-Pindolol stimuliert das Enzym im hohen Konzentrationsbereich. Dieser Effekt könnte mit der partiell agonistischen Wirkung (intrinsisch sympathomimetische Eigenaktivität = ISA) des Pindolol zusammenhängen

trationen bereits hemmen, während Propranolol in geringfügig höherer aber Atenolol in deutlich höherer Konzentration erst eine Wirkung zeigt.

Unter bestimmten Bedingungen gelingt es, eine Stimulation der Adenylatzyklaseaktivität durch hohe Konzentrationen einiger β-Blocker nachzuweisen (Abb. 10). Während Pindolol die Enzymaktivität in Gegenwart sehr hoher Isoprenalin- und GppNHp-Konzentrationen anfangs hemmt, führt es in höheren Konzentrationen wieder zu einem Aktivitätsanstieg. Bupranolol hat diesen Stimulationseffekt nicht. Möglicherweise ist diese Adenylatzyklasestimulation im höheren Konzentrationsbereich für die intrinsische sympathomimetische Eigenwirkung des Pindolols verantwortlich.

4 Diskussion

Mit radioaktiv markierten β-Rezeptorenblockern wie ^{3}H-$(-)$-Dihydroalprenolol oder ^{3}H-$(-)$-Bupranolol lassen sich spezifische β-Rezeptoren in Herz- und Lungenzellmembranen nachweisen, deren Eigenschaften untersuchen und die Wirkstärke verschiedener β-Blocker bestimmen (Lefkowitz 1979). Diese Messungen an den primären Wirkorten selbst, den spezifischen β-Rezeptoren, sind unabhängig von pharmakokinetischen Einflüssen wie Resorption, Verteilung im Körper oder Gewebe, Metabolismus und Ausscheidung (Erdmann 1980). Sie eignen sich damit hervorragend zur Bestimmung pharmakodynamischer Eigenschaften der β-Blocker wie Rezeptoraffinität, β_1- oder β_2-Selektivität, sowie zur Testung auf eine mögliche β-Rezeptorwirkung, wenn diese vorher nur vermutet wurde.

Die hochaffinen β-Rezeptorenblocker sind durch eine niedrige Dissoziationskonstante (K_D) im nanomolaren Bereich (z.B. Bupranolol an menschlichen β-Rezeptoren: $K_d = 1$ nM) gekennzeichnet, während die $(+)$-Isomeren eine um etwa den Faktor 100 niedrigere Affinität zu den spezifischen β-Rezeptoren haben. Bei unseren Untersuchungen hatten an den verschiedenen Membranen (Lunge und Herz vom Menschen, dem Meerschweinchen und dem Kaninchen) die verschiedenen β-Blocker die in Tabelle 1 dargelegten, unterschiedlichen Eigenschaften. Dabei wurde eine höhere Affinität an den β-Rezeptoren des Herzens verglichen mit Lungengewebe für β_1-Selektivität gewertet. Hierzu sollte jedoch klar festgehalten werden, daß diese etwas höhere Affinität zu den kardialen β-Rezeptoren nicht bedeutet, daß die β-Rezeptoren des Lungengewebes nicht besetzt werden. Bei einer Erhöhung der Konzentration werden diese β-Blocker auch von β_2-Rezeptoren in beträchtlichem Ausmaß gebunden. Man sollte eigentlich von einer relativen Kardioselektivität sprechen (Krawietz u.Mitarb. 1977).

Auch gelingt es, mit einigen β-Blockern im hohen Konzentrationsbereich unter bestimmten Bedingungen eine Stimulation der Adenylatzyklaseaktivität nachzuweisen. Dieser Effekt, wenn er für die intrinsische sympathomimetische Eigenaktivität (ISA) dieser β-Blocker verantwortlich ist, tritt allerdings — ebenso wie am Tier — unter experimentellen Bedingungen nur bei extrem hohen Konzentrationen auf. Wahrscheinlich ist er damit klinisch bedeutungslos (Kaumann u. Blinks 1980a).

In Übereinstimmung mit Ergebnissen anderer Untersucher (Williams u. Lefkowitz 1977; Lefkowitz 1979) fanden wir etwa 0,150 pmole/mg Membranprotein β-Rezeptoren im Herzen. Überschlagsmäßig ergeben sich damit etwa 10^{17} β-Rezeptoren pro g Feuchtgewicht oder etwa 10^6 β-Rezeptoren pro μm^2 Zelloberfläche. Im menschlichen Herzen wurden etwa 1000 Glykosidrezeptoren pro μm^2 Zelloberfläche zum Vergleich nachgewiesen (Erdmann 1977). Sicherlich sind genauere Messungen notwendig, diese Zahlen werden aber zumindest grö-

Tabelle 1. Einige Eigenschaften der untersuchten β-Rezeptorenblocker

	K_D (nM)[a]	β_1-Selektivität[b]	ISA[c]
Alprenolol (Aptin)	1,8	–	+
Atenolol (Tenormin)	170	+	–
Bupranolol (Betradrenol)	1–1,8	–	–
Metoprolol (Beloc)	150	+	–
Oxprenolol (Trasicor)	2	–	+
Pindolol (Visken)	2	–	+ +
Propranolol (Dociton)	2	–	–

[a] Die Berechnung der Dissoziationskonstanten (K_D) erfolgte nach Krawietz u. Mitarb. 1976. Hier wurden die jeweils höchsten Affinitäten zugrundegelegt

[b] Eine höhere Affinität zu kardialen β-Rezeptoren als zu den des Lungengewebes wurde als β_1-Selektivität gewertet

[c] Eine Stimulation der Adenylatzyklaseaktivität bis in Konzentrationsbereiche von 10^{-2} M wurde untersucht und als ISA gewertet

ßenordnungsmäßig stimmen. Damit ergibt sich eine relativ hohe β-Rezeptorendichte im Herzen. Die große Zahl der Rezeptoren mit hoher Affinität zu den Liganden ist wohl auch für die unmittelbar nach Applikation einsetzende Wirkung verantwortlich.

Wenn bei etwa 1 nM bereits die Hälfte der β-Rezeptoren mit einem Pharmakonmolekül besetzt sind, dann ist zu verstehen, daß β-Blocker nach therapeutischer Gabe in sehr geringen Konzentrationen im Blut vorkommen. Die Serumkonzentrationen wurden im Bereich 10–200 µg/ml (0,03–0,6 µM) gemessen (Shand u. Mitarb. 1970; Johnson u. Mitarb. 1971; McAllister 1976). Dies sagt aber noch wenig über die am Rezeptor in vivo bestehende Konzentration aus. Serumkonzentrationen müssen nicht auch den Gewebskonzentrationen von Pharmaka an den Rezeptoren entsprechen. So wissen wir, daß z.B. die Digoxinkonzentrationen im Herzmuskel etwa 40mal höher als im Serum gemessen wurden (Haasis u. Mitarb. 1977; Malcolm u. Coltartt 1977; Weinmann u. Mitarb. 1979).

Andererseits bedeutet die Gewebskonzentration nicht unbedingt auch eine Bindung an spezifische Rezeptoren. Wie die Untersuchungen mit (+)-Alprenolol und (+)-Bupranolol an den Membransuspensionen (Abb. 8) gezeigt haben, ist die niederaffine Bindungskapazität des Gewebes, also die Bindung an andere Bindungsstellen als die β-Rezeptoren, sehr hoch. Sie war in dem untersuchten Bereich nicht zu sättigen. Möglicherweise ist diese unspezifische Bindung an die Membranen, die mit etwa 100fach niedrigerer Affinität erfolgt als die β-Rezeptorbindung, die mit der Lipophilität dieser Pharmaka verknüpfte Membraneinlagerung und im Zusammenhang mit der lokalanästhetischen Wirkung der β-Blocker zu sehen (Kaumann u. Blinks 1980a).

Weitere Untersuchungen, insbesondere über die Eigenschaften der membrangebundenen spezifischen β-Rezeptoren im intakten Gewebe werden zur Analyse der Wirkungen der β-Rezeptorenblocker beitragen.

Krankheits- oder altersbedingte Änderungen der Membran- und Rezeptoreigenschaften sowie der Rezeptorzahl mit konsekutiv veränderter Ansprechbarkeit auf diese Pharmaka wurden bereits beschrieben (Kenson u.Mitarb. 1978; Schokken u. Roth 1977; Grinna 1977; Krawietz u.Mitarb. 1977).

Literatur

Ahlquist RP (1948) A study of the adrenotropic receptors. Am J Physiol 153:586–600

Berthelsen S, Pettinger WA (1977) A functional basis for classification of α-adrenergic receptors. Life Sci 21:595–606

Cassel D, Selinger Z (1977) Mechanism of adenylate cyclase activation by cholera toxin: Inhibition of GTP hydrolysis at the regulatory site. Proc Natl Acad Sci USA 74:3307–3311

Engel G (1980) Identifizierung verschiedener Betarezeptoren — Untergruppen mittels Bindungsstudien an Lungengewebe von Meerschweinchen und Menschen. Triangel 19:69–76

Erdmann E (1977) Cell membrane receptors for cardiac glycosides in the heart. Basic Res Cardiol 72:315–325

Erdmann E (1980) Klinische Pharmakologie der β-Rezeptorenblocker. In: H-D Bolte (Hrsg) Therapie mit β-Rezeptorenblockern. Springer, Berlin Heidelberg New York, pp 1–17

Grinna LS (1977) Changes in cell membranes during ageing. Circ Res 23:452–464

Haasis R, Larbig D, Stunkat R, Bader H, Seboldt H (1977) Radioimmunologische Bestimmung der Glykosidkonzentration im menschlichen Gewebe. Klin Wochenschr 55:23–30

Johnson G, Sjögren J, Sölvell L (1971) Beta-blocking effect and serum levels of alprenolol in man after administration of ordinary and sustained release tablets. Eur J Clin Pharmacol 3:74–81

Kaumann AJ, Blinks JR (1980a) Stimulant and depressant effects of β-adrenoceptor blocking agents on isolated heart muscle. Naunyn Schmiedebergs Arch Pharmacol 311:205–218

Kaumann JJ, Blinks JR (1980b) β-Adrenoceptor blocking agents as partial agonists in isolated heart muscle. Naunyn Schmiedebergs Arch Pharmacol 311:237–248

Kenson S, Marinetti G, Shaw A (1978) Stimulation of dihydroalprenolol binding to betaadrenergic receptors in isolated rat heart ventricle slices by triiodothyronine and thyroxine. Biochim Biophys Acta 540:320–329

Krawietz W, Erdmann E (1979) Specific and unspecific binding of ^{3}H-(−)-dihydroalprenolol to cardiac tissue. Biochem Pharmacol 28:1283–1288

Krawietz W, Poppert D, Erdmann E, Glossmann H, Struck CJ, Konrad C (1976) β-Adrenergic receptors in Guinea pig myocardial tissue. Naunyn Schmiedebergs Arch Pharmacol 295:215–224

Krawietz W, Weinsteiger M, Pruchniewski M, Erdmann E (1977) Eigenschaften des β-adrenergen Rezeptors von Herz und Lunge. Untersuchungen mit „kardioselektiven" β-Rezeptor-blockierenden Substanzen. Verh Dtsch Ges Kreislaufforsch 43:414–415

Krawietz W, Weinsteiger M, Pruchniewski M, Erdmann E (1979) Evidence for negative cooperativity among β-adrenergic receptors in cardiac and lung tissue of Guinea pig. Biochem Pharmacol 28:2999–3007

Lefkowitz RJ (1979) Direct binding studies of adrenergic receptors: Biochemical, physiological and clinical implications. Ann Intern Med 91:450–458

Malcolm A, Coltart J (1977) Relation between concentrations of digoxin in the myocardium and in the plasma. Br Heart J 39:935–938

McAllister RG (1976) Intravenous propranolol administration: A method for rapidly achieving and sustaining desired plasma levels. Clin Pharmacol Ther 20:517–523

Orly J, Schramm M (1976) Coupling of catecholamine receptor from one cell with adenylate cyclase from another cell by cell fusion. Proc Natl Acad Sci USA 73:4410–4414

Palm D (1977) Adrenerge β-Rezeptoren und β-Rezeptorenblocker. In: Hierholzer K, Rietbrock N (Hrsg) Berliner Seminar. Perimed, Erlangen, S 1–27

Scatchard G (1949) The attraction of proteins for small molecules and ions. Ann NY Acad Sci 51:660–672

Schocken D, Roth G (1977) Reduced β-adrenergic receptor concentrations in ageing man. Nature 267:856–858

Shand DG, Nuckolls EM, Oates JA (1970) Plasma propranolol levels in adults. Clin Pharmacol Ther 11:112–120
Simon B, Rieser P, Kather H (1976) Adenylatzyklase und Dünndarmsekretion. Inn Med 3:276–282
Smythies JR, Bradley RJ (eds) (1978) Receptors in pharmakology. Dekker, New York Basel
Straub RW, Bolis L (eds) (1978) Cell membrane receptors for drugs and hormones. Raven, New York
Weinmann J, Hasford J, Kuhlmann J, Bippus PH, Lichey J, Rietbrock N (1979) Digoxinkonzentrationen in Plasma und Gewebe. Med Klin 74:613–619
Williams LT, Lefkowitz RJ (1977) Thyroid hormone regulation of β-adrenergic receptor number. J Biol Chem 252:2787–2789

Beta Blockade and Myocardial Growth

E.G.J. Olsen, C. Symons, Ch. Hawkey

1 Introduction

Several years ago the association of hyperthyroidism and hypertrophic cardio-myopathy was documented in man [1, 2]. It has also been shown that triiodo-thyroacetic acid (triac) and tetraoiodothyroacetic acid (tetrac) are present in the circulation of patients with overt hyperthyroidism. These facts, together with the well-known effect of hyperthyroidism producing myocardial hypertrophy [3–6], have led to a series of experiments. When triac is injected into adult rats, compared to thyroxine more severe hypertrophy without alteration of the normal arrangement has been obtained [7]. In a preliminary study triac was administered to pregnant rats and the effect of triac showed severe disarray, in the offspring similar to that seen in man in hypertrophic cardiomyopathy [8].

The experiment presented here deals with the effect of triac alone and in combination with propranolol. The beta-blocking agent was also administered alone.

2 Material and Methods

Twenty virgin Wistar rats were divided into four groups. Group I received glycine buffer only and served as control, Group II received 60 µg triac, group III 60 µg triac and 500 µg propranolol and group IV 500 µg propranolol only.

Daily intramuscular injections up to the 19th day were administered. Triac and propranolol were injected separately into opposite legs. The offspring, receiving no further treatment, were killed at intervals after birth at 2, 6, 14, 28, 56, 98 and 490 days.

The hearts were immediately removed after killing and prepared for histological, histochemical and ultrastructural analysis [7].

3 Results

The most striking features were noted on day 2 in group II. At the ultrastructural level severe disarray with frequent crossover were noted in all fields examined. By contrast, in group III (the group whose mother had received triac and propranolol in combination) the myocardial fibrils were, for the most part, regularly arranged but similar to group I, a very occasional focus of disarray was noted. The disarray induced by triac persisted till day 28.

Evidence of hypertrophy was observed in groups II and III and although the disarray and crossover were severely reduced or abolished by propranolol, hypertrophy was not influenced by this therapy. When used alone, propranolol had no effect on the myocardium in the developing rat in the doses used in this experiment.

Histologically, apart from hypertrophy, no significant changes were observed.

4 Discussion

Hypertrophic cardiomyopathy is a clinically recognisable disease entity and doubt has recently been cast on the morphological diagnostic features in this condition. There is no doubt that if morphology is considered at all levels of investigation a diagnosis can be achieved [9].

Overlap between hypertrophic cardiomyopathy and hypertrophy due to known causes exists at the electron microscopic level. If the disarray and crossover are widespread, then the diagnosis is highly suggestive of hypertrophic cardiomyopathy [10].

In this study no significant changes regarding the arrangement of myocardial fibres has been produced. This is not altogether surprising as the earliest changes in the myocardial cell are observed at the ultrastructural level.

The aetiology of hypertrophic cardiomyopathy is not known. Various suggestions have been made and these have been reviewed by Olsen [11].

It is suggested that an endogenous endocrine cause may be the underlying aetiology in some cases of hypertrophic cardiomyopathy.

The reasons for the disarray are not known. Extra isometric contraction has been suggested as a possible cause [12]. Exactly how triac produces disarray is not yet fully known but this experimental work has shown that it is prevented by the addition of a beta-blocking agent during the development of the myocardium. The disarray induced when triac is administered alone decreases in the early phases of postnatal life.

5 Summary

Triac in the early postnatal period causes severe disarray of myocardial fibrils. Propranolol used in combination with triac prevents this disarray. At 14 days the disarray has virtually disappeared. Hypertrophy was evident up to 56 days, showing no difference between the group receiving triac alone and in combination with the beta-blocking agent. Propranolol in the doses administered to pregnant rats has no effect on the myocardium of the young animals.

References

1. Symons C, Richardson PJ, Feizo O (1974) Hypertrophic cardiomyopathy and hyperthyroidism: A report of three cases. Thorax 29:713
2. Bell R, Barber PV, Bray C, Beton DC (1978) Incidence of thyroid disease in cases of hypertrophic cardiomyopathy. Br Heart J 40:1306
3. McEarchern D, Rake G (1931) Study of the morbid anatomy of hearts from patients dying with hyperthyroidism. Bull John Hopkins Hosp 48:273

4. Sandler G, Wilson GM (1959) The nature and prognosis of heart disease in thyrotoxicosis. QJ Med 28:347
5. Sandler G, Wilson GM (1959) The production of cardiac hypertrophy by thyroxine in the rat. QJ Exp Physiol 44:282
6. Cohen J, Aroesty JM, Rosenfeld MG (1966) Determinants of thyroxine-induced cardiac hypertrophy in mice. Circ Res 18:388
7. Symons C, Olsen EGJ, Hawkey CM (1975) The production of cardiac hypertrophy by triiodothyroacetic acid. J Endocrinol 65:341
8. Olsen EGJ, Symons C, Hawkey CM (1977) The effect of triac on the developing heart. Lancet II:221
9. Olsen EGJ (1980) The pathology of idiopathic hypertrophic subaortic stenosis (hypertrophic cardiomyopathy). Am Heart J 100 4:553
10. Van Noorden S, Olsen EGJ, Pearse AGE (1971) Hypertrophic obstructive cardiomyopathy: A histological, histochemical and ultrastructural study of biopsy material. Cardiovasc Res 5:118
11. Olsen EGJ (1980) The pathology of the heart, 2nd edn. Macmillan Press, London Basingstoke, p 324
12. Bulkley BH, Weisfeldt ML, Hutchins GM (1979) Isometric cardiac contraction, a possible cause of the disorganised pattern of idiopathic hypertrophic sub-aortic stenosis. N Engl J Med 295:135

Pharmakokinetische Unterschiede zwischen β-Rezeptorenblockern

R. Gugler

Neben den Unterschieden in den pharmakologischen Eigenschaften der β-Rezeptorenblocker gibt es mehrere, bedeutsame Unterschiede in der Pharmakokinetik dieser Medikamente. Die Kenntnis der pharmakokinetischen Eigenschaften kann von Nutzen sein, den geeigneten β-Blocker für die jeweilige Therapiesituation und die geeignete Dosis auszuwählen. Eine solche Differentialtherapie unter pharmakokinetischen Gesichtspunkten ist von besonderer Bedeutung bei Erkrankungen der Leber und der Niere. Die pharmakokinetischen Eigenschaften lassen sich insofern auf die praktische Therapie übertragen, als gerade bei den β-Rezeptorenblockern beim individuellen Patienten eine gute Korrelation zwischen der Plasmakonzentration und dem pharmakodynamischen Effekt besteht, wie dies für Pindolol gezeigt wurde [1].

Die wesentlichen pharmakokinetischen Daten zum Resorptionsverhalten der gebräuchlichen β-Rezeptorenblocker sind in Tabelle 1 aufgelistet. Zur besseren Orientierung sind die Handelsnamen zusätzlich zu den freien Namen aufgeführt. Aus der Tabelle wird ersichtlich, daß β-Rezeptorenblocker i.allg. sehr rasch resorbiert werden, entsprechend ihren physikochemischen Eigenschaften. Maximale Plasmakonzentrationen sind in der Regel 1–2 h nach Verabreichung zu verzeichnen, eine leicht verzögerte Resorption findet sich bei Acebutolol, Atenolol und Sotalol. Die Resorption ist bei der Mehrzahl der hier beschriebenen β-Rezeptorenblocker vollständig. Ausnahmen hiervon sind Acebutolol, Atenolol

Tabelle 1. Resorptionsverhalten der β-Rezeptorenblocker

β-Blocker	Handelsname	Maximale Plasmaspiegel [h]	Bio-verfügbarkeit [%]	First-Pass-Effekt
Acebutolol	Prent	3–4	60[a]	–
Alprenolol	Aptin	1–2	20–50	+
Atenolol	Tenormin	2–4	30–50[a]	–
Bupranolol	Batadrenol	1–4	20–30	+
Metoprolol	Beloc/Lopresor	1–2	30–50	+
Methypranolol	Disorat	1	30[a]	+
Oxprenolol	Trasicor	1–2	75	(+)
Pindolol	Visken	1–2	90	–
Propranolol	Dociton	1–2	20–50	+
Sotalol	Sotalex	2–3	90	–

[a] Resorption unvollständig

und Methypranolol. Bei den zuletzt genannten 3 Substanzen beträgt die Resorption nur zwischen 30 und 60%. Trotz ausgezeichneter Resorption ist die systemische Bioverfügbarkeit bei einer Reihe von β-Rezeptorenblockern deutlich eingeschränkt (Alprenolol, Bupranolol, Metoprolol, Methypranolol, Propranolol). Diese Medikamente sind durch einen unterschiedlich ausgeprägten First-Pass-Effekt gekennzeichnet. Methypranolol wird unvollständig resorbiert und besitzt gleichzeitig einen First-Pass-Effekt. Durch die Kombination dieser beiden Mechanismen ist seine systemische Bioverfügbarkeit auf 30% bei oraler Dosis reduziert.

Das Phänomen des First-Pass-Effekts (First-Pass-Elimination) ist durch Studien von Shand u.Mitarb. mit Propranolol als Modellsubstanz eingehend untersucht worden [2]. Medikamente mit First-Pass-Effekt besitzen eine hohe hepatische Extraktionsrate, womit ausgedrückt wird, daß das Medikament zu einem großen Teil bei seiner Passage durch die Leber dem Blut entzogen und verstoffwechselt wird, so daß es zur systemischen Wirkung nicht mehr zur Verfügung steht. Dies wirkt sich unterschiedlich aus, je nachdem ob das Medikament intravenös oder oral verabreicht worden ist. Nach intravenöser Gabe von Propranolol verteilt sich die gesamte injizierte Dosis über den ganzen Körper, und nur derjenige Teil der Dosis, der jeweils die Leber erreicht (Leberdurchblutung beim Gesunden 1,5 l/min), kann eliminiert werden. Dagegen erreicht nach oraler Verabreichung von Propanolol die gesamte resorbierte Menge des Medikaments über das Pfortadersystem zuerst die Leber, bevor eine Verteilung im Körper erfolgen kann. Folglich wird bei Medikamenten mit First-Pass-Effekt bereits während der ersten Passage durch die Leber ein entsprechend großer Teil der Dosis eliminiert, und nur der Rest erreicht den systemischen Kreislauf, wodurch die systemische Verfügbarkeit eingeschränkt ist.

Durch First-Pass-Effekt wird eine kleine orale Propranololdosis nahezu vollständig eliminiert, während wenige mg einer intravenösen Dosis bereits eine große pharmakologische Wirkung zeigen können. Als Ausdruck der eingeschränkten systemischen Verfügbarkeit ist die Fläche unter der Plasmaspiegelkurve nach oraler Gabe von Propranolol immer deutlich kleiner als die Fläche nach intravenöser Gabe. Da dieser First-Pass-Effekt interindividuell sehr großen Schwankungen unterworfen ist, finden sich nach oraler Propranololgabe große Schwankungen der Plasmaspiegel [3]. Die Plasmakonzentrationen von Medikamenten mit First-Pass-Effekt sind von der verabreichten Dosis nicht vorhersagbar, ebenso variabel ist die pharmakologische Wirkung. Nach Propranolol und Alprenolol sind bis zu 20fache Schwankungen der Plasmaspiegel beobachtet worden, während andere β-Rezeptorenblocker ohne First-pass-Effekt deutlich geringere Schwankungen aufweisen (Tabelle 2). Die First-pass-Elimination zeigt unter chronischer Therapie eine Sättigung, obgleich auch mit höchsten Propranololdosen die systemische Verfügbarkeit kaum über 50% ansteigt [4].

Pindolol und Sotalol sind aus dieser Medikamentengruppe die einzigen Substanzen, die vollständig resorbiert werden und keinen First-pass-Effekt aufweisen. Die systemische Verfügbarkeit dieser β-Rezeptorenblocker ist deshalb nahezu vollständig.

Acebutolol, Alprenolol, Bupranolol, Metoprolol, Methypranolol, Oxprenolol, Pindolol und Propranolol haben eine relativ kurze Plasmahalbwertzeit zwischen

Tabelle 2. Elimination der β-Rezeptorenblocker

β-Blocker	Halbwert-zeit (h)	Variation Plasmaspiegel (x)	Renale Elimination (%)	Aktiver Metabolit
Acebutolol	2–4	?	30	+
Alprenolol	2–5	20	5	–
Atenolol	6–7	?	90	–
Bupranolol	2–3	?	5	?
Metoprolol	3–4	?	5	–
Methypranolol	2–3	4–8	5	+
Oxprenolol	2–3	5	5	–
Pindolol	3–4	2–4	40	–
Propranolol	2–6	20	5	+
Sotalol	12	2–4	95	–

2 und 4 h. Die Halbwertzeit von Atenolol ist länger (ca. 6 h), Sotalol hat von allen β-Rezeptorenblockern die längste Halbwertzeit von 10–12 h. Wegen der relativ kurzen Halbwertzeit müssen die meisten β-Rezeptorenblocker 3mal täglich verabreicht werden, wenn Plasmakonzentrationen in einem therapeutischen Bereich angestrebt werden. Während jedoch zwischen Plasmakonzentration und Wirkung bei der Behandlung von Herzrhythmusstörung und der Angina pectoris eine enge Korrelation besteht, ist eine solche Beziehung in der Hochdrucktherapie nicht gegeben. Klinische Studien mit nahezu allen β-Rezeptorenblockern haben bisher gezeigt, daß sie mit gutem Erfolg in einer täglichen Einzeldosis verabreicht werden können, bei anhaltender Blutdrucksenkung. Gerade bei Hochdruckpatienten ist die Compliance mit einer täglichen Einzeldosis wesentlich höher als bei Gabe verteilter Dosen.

Die Elimination von Medikamenten mit First-Pass-Effekt ist von der Leberdurchblutung abhängig. Bei reduzierter Leberdurchblutung (Zirrhose, Herzinsuffizienz) ist die Elimination dieser Medikamente herabgesetzt. Entsprechend ist bei solchen Patienten die Plasmahalbwertzeit von Medikamenten wie Propranolol verlängert. Unter dem Einfluß solcher Variablen kann sich die Halbwertzeit von Propranolol zwischen 2 und 6 h bewegen. Zusätzlich zum First-Pass-Effekt selbst ergibt sich mit einer variablen Halbwertzeit ein weiterer Faktor, der die Ermittlung einer therapeutischen Dosis von Propranolol und anderen Medikamenten mit First-Pass-Effekt erschwert.

Die Halbwertzeiten von Pindolol und Sotalol sind relativ konstant und ändern sich nicht unter chronischer Therapie. Dadurch wird verständlich, warum sich bei diesen β-Rezeptorenblockern die Plasmaspiegel konstant verhalten.

Atenolol und Sotalol werden im menschlichen Körper nicht metabolisiert, sondern in unveränderter Form über die Nieren eliminiert. Die Ausscheidung dieser Medikamente hängt demnach von der Nierenfunktion ab (Tabelle 2). Für das Beispiel des Atenolol ist dieser Vorgang von Zech u. Mitarb. untersucht worden [5]. Die Autoren unterteilten ihre Patienten in 3 Gruppen: Gruppe 1 mit einer glomerulären Filtrationsrate über 80 ml/min, Gruppe 2 mit einer GFR zwischen 35 und 80 ml/min, Gruppe 3 mit einer GFR unter

35 ml/min. Die Halbwertzeit von Atenolol betrug 6 h in Gruppe 1, 14 h in Gruppe 2, und 22 h in Gruppe 3. Gleichzeitig war die Plasmaclearance des Atenolol von 100 ml/min in Gruppe 1 auf 55 ml/min (Gruppe 2) bzw. 38 ml/min (Gruppe 3) reduziert. Bei solcher Eliminationseinschränkung muß auch die Dosis entsprechend reduziert werden. Zwei der beschriebenen β-Rezeptorenblocker (Acebutolol, Pindolol) werden z.T. renal, zum anderen Teil durch die Leber eliminiert. Für die Ausscheidung dieser Substanzen ist die Nierenfunktion nur von untergeordneter Bedeutung. Alle übrigen β-Rezeptorenblocker werden nahezu vollständig metabolisiert.

Einige β-Rezeptorenblocker (Acebutolol, Methypranolol, Propranolol) werden zu Metaboliten abgebaut, die eine eigene pharmakologische Aktivität besitzen. Das Wirkungsspektrum dieser Metabolite muß nicht mit dem der Muttersubstanz identisch sein, so daß Kardioselektivität oder sympathomimetische Eigenwirkung der Ursprungssubstanz durch den Metaboliten teilweise wieder aufgehoben sein können.

Die Auswahl eines β-Rezeptorenblockers für eine spezielle therapeutische Indikation erfolgt in erster Linie unter dem Gesichtspunkt seiner pharmakodynamischen Eigenschaften. Der therapeutische Erfolg kann in der Regel relativ leicht durch physiologische Methoden (Blutdruck, Herzfrequenz) ermittelt werden. Pharmakokinetische Methoden bzw. die Ermittlung der Plasmakonzentration sind zur Therapiebeurteilung dieser Medikamentengruppe primär nicht geeignet. Dennoch sind Kenntnisse zur Pharmakokinetik auch für die β-Rezeptorenblocker von Bedeutung, da für einzelne Substanzen unter bestimmten Bedingungen relevante Unterschiede bestehen.

Literatur

1. Gugler R, Höbel W, Bodem G, Dengler HJ (1975) The effect of pindolol on exercise-induced cardiac acceleration in relation to plasma lavels in man. Clin Pharmacol Ther 17:127–133
2. Shand DG, Kornhauser DM, Wilkinson GR (1975) Effects of route of administration and blood flow on hepatic drug elimination. J Pharmacol Exp Ther 195:424–432
3. Evans GH, Shand DG (1973) Disposition of propranolol. V. Drug accumulation and steady state concentrations during chronic oral administration in man. Clin Pharmacol Ther 14:497–493
4. Nies AS, Shand DG (1975) Clinical pharmacology of propranolol. Circulation 52:6–15
5. Zech P, Sassard J, McAinsh J, Pozet N, Legheand J (1977) Pharmacokinetics of atenolol in patients with renal impairment. Eur J Clin Pharmacol 12:123–128

Clinically Significant Drug Interactions with Beta Adrenoceptors

H. R. Ochs

1 Introduction

In the clinical situation of cardiac arrhythmias, angina, hypertension, and myocardial infarction, beta-blockers are commonly coadministered with other pharmacologic agents, but there is still scant information available on possible pharmacokinetic interactions between betablockers and other drugs used to treat these disease states. Such interactions could be of considerable clinical importance if they lead to decreased efficacy or enhanced toxicity of other coadministered drugs. Betablockers in therapeutic doses can reduce cardiac output and hepatic blood flow and thus might reduce the total metabolic clearance rate of drugs whose systemic clearance is hepatic blood flow dependent.

We therefore investigated possible interactions of propranolol with lidocaine, a drug with a high systemic clearance rate and therefore liver blood flow dependent clearance, and with quinidine, a drug with a hepatic extraction ratio of considerably less than 50% [1, 2].

2 Methods

2.1 Lidocaine

Eleven healthy volunteers, eight male and three female, participated after giving informed consent. Their ages ranged from 18 to 25 years. All were free of any identifiable medical disease. Seven subjects participated in the single dose study, and seven in the continous infusion study (three participated in both).

2.1.1 Single Dose Pharmacokinetic Study

Each subject participated on two occasions separated by at least 2 weeks (Table 1). One trial was a "control", without drug coadministration. For the second trial, subjects ingested propranolol (Dociton, ICI[1]), 80 mg every 8 h beginning 3 days prior to the study and continuing for the 8-h duration of the lidocaine trial. Just prior to each lidocaine exposure, the degree of beta blockade was assessed by determination of ventricular rate following incremental intravenous bolus doses of metaproterenol (Alupent, Boehringer Ingelheim[2]). Doses were: 0.5; 1.0; 2.0; 5.0; 7.5; 10; 25; 50; 75; 100, and 150 µg. The effective dose (ED-30) was defined as the lowest dose producing an increment in ventricular rate of at least 30 beats per minute over the baseline value.

---

1 Frankfurt am Main, W. Germany
2 Ingelheim, W. Germany

Table 1. Single-dose kinetics of lidocaine

Sub-jects	Age/Sex	Wt (kg)	Kinetic variables for lidocaine					
			Volume of distribution (liters/kg		Elimination half-life (minutes)		Clearance (ml/min/kg)	
			Control	with Propranolol	Control	with Propanolol	Control	with Propranolol
1	22/F	53	1.85	1.58	67.2	84.6	19.1	13.0
2	25/F	50	1.12	1.17	88.2	129.0	8.8	6.3
3	29/M	79	1.38	2.07	75.9	167.0	12.6	8.5
4	18/M	68	1.51	1.66	85.8	104.4	12.2	11.1
5[a]	22/F	63	1.71	1.30	68.5	72.6	17.3	12.4
11[a]	21/M	70	1.48	0.87	36.8	70.3	27.9	8.6
12[a]	23/M	73	1.30	1.68	32.4	76.9	27.8	15.1
	Mean		1.48	1.48	65.0	100.7	18.0	10.7
	($\pm$SD)		($\pm$0.25)	($\pm$0.39)	($\pm$22.2)	($\pm$35.9)	($\pm$7.6)	($\pm$3.1)
	Students' paired-t		0.02 (N.S.)		3.34 ($P<0.02$)		2.95 ($P<0.05$)	

[a] These subjects also participated in continuous infusion study

Subjects received 150–300 mg lidocaine hydrochloride (Xylocain, Astra[3]) by continuous infusion over 4 min. Venous blood samples were drawn into additive-free tubes prior to the infusion, and at the following postinfusion times: 5, 15, 30, 45, and 60 min; and 1.5, 2.0, 2.5, 3.0, 3.5, 4, 5, 6, 7, and 8 h. Samples were allowed to clot, and the serum was separated and frozen until the time of assay.

2.1.2 Continous Infusion Study

Seven subjects, including three who were in the single dose trials, participated in the continuous infusion study (Table 2). Subjects received a loading dose of lidocaine hydrochloride (100 mg over a period of 3 min), followed by a constant rate infusion of 2 mg/min, which was continued for 35–36 h. Blood sampling commenced 11–12 h after the start of the infusion, and continued hourly for the next 24 h until the termination of the infusion. In two subjects, multiple samples were drawn during the washout period after the end of the infusion.

As in the single dose study, the infusion study was performed on two occasions: once in the drug-free control state, and on a second occasion during coadministration of propranolol. Subjects ingested 80 mg propranolol every 8 h beginning 3 days prior to the lidocaine infusion and continuing for the duration of the study. The degree of beta blockade was assessed as described above prior to the beginning of each lidocaine infusion. To minimize possible alterations in hepatic blood flow attributable to meals, subjects remained fasting

3 Wedel, Holstein, W. Germany

Table 2. Lidocaine kinetics during continuous-infusion

Sub-ject	Age/Sex	Wt (kg)	Mean ($\pm$SD) steady-state serum concentration		Steady-state clearance (ml/min/kg)		Washout half-life (min)	
			Control	with Propranolol	Cntrol	with Propranolol	Control	with Propranolol
5[a]	22/F	63	2.86 ($\pm$0.20)	3.41 ($\pm$0.34)	9.6	8.0		
7	25/M	72	4.07 ($\pm$0.35)	4.54 ($\pm$0.22)	5.9	5.3		
8	24/M	68	3.54 ($\pm$0.38)	4.25 ($\pm$0.25)	7.2	6.0		
9	23/M	84	2.56 ($\pm$0.32)	2.87 ($\pm$0.37)	8.0	7.2		
10	23/M	70	3.70 ($\pm$0.39)	5.52 ($\pm$0.37)	6.7	4.5		
11[a]	21/M	70	2.36 ($\pm$0.20)	3.73 ($\pm$0.36)	10.5	6.6	107	111
12[a]	23/M	70	2.07 ($\pm$0.25)	3.16 ($\pm$0.27)	11.5	7.5	84.6	123
	Mean ($\pm$SD)		3.02 ($\pm$0.75)	3.93 ($\pm$0.92)	8.5 ($\pm$2.1)	6.4 ($\pm$1.3)		
	Students' paired-t		4.37 ($P<0.01$)		3.85 ($P<0.02$)			

[a] These subjects also participated in single-dose study

for the entire duration of both lidocaine infusions. A total of 400–800 kcal carbohydrate were provided by continous infusions of 10% dextrose in water.

2.1.3 Analysis of Samples

Lidocaine concentrations were determined in duplicate in all serum samples using an enzyme immunoassay [3, 4] (EMIT, Merck and Co.[4]). The sensitivity limits for the techniques are approximately 0.1–0.2 µg/ml, and the coefficient of variation for identical samples does not exceed 5%. The specifity of the EMIT assay was verified by analysis of 23 randomly selected serum samples from the pharmacokinetic study by both EMIT and gas chromatography [3]. The interassay correlation coefficient was 0.98, with a regression line slope of 1.04.

2.2 Quinidine

2.2.1 Subjects

Five healthy volunteers (four male and one female), aged 27–34 years, participated after giving informed consent. All were free of identifiable medical disease and had normal values of creatinine clearance.

4 Darmstadt, W. Germany

2.2.2 Design

Quinidine infusion was performed on each subject on two occasions in random sequence, with at least 1 week separating the trials. The first infusion was a "control" administration, with no concurrent drug therapy. For the second quinidine infusion, subjects ingested propranolol, 40 mg orally every 4–6 h starting 12–15 h prior to the infusion and continuing for the duration of the study. Prior to each quinidine infusion, isoproterenol sensitivity (the degree of beta-adrenergic sensivity or blockade) was determined using incremental intravenous bolus doses of isoproterenol [5]. Under continuous electrocardiographic (ECG) monitoring, increasing doses of intravenous isoproterenol were administered every 2–3 min until a transient increase in heart rate of at least 30 beats/min was achieved, at which point no further doeses were given. The following dose increments of isoproterenol were administered: 0.5, 1.0, 2.0, 5.0, 10, 25, 50, 75, 100, and 400 µg. Isoproterenol sensitivity was determined from a plot of the logarithm of isoproterenol dose versus increase in heart rate over pretreatment control. The slope of this line was used to determine the 30-beat chronotropic dose (ED-30).

2.2.3 Procedure

Quinidine for parenteral injection was supplied as an aqueous solution of the lactate salt (pH 4.4) with a labeled concentration of 150 mg quinidine base/ml. The actual concentration was verified by quantitative analysis; when differences from the labeled concentration were documènted, calculation of the administered dose was corrected.

A quantity of 2.0–2.2 ml of this solution was diluted to 50 ml with 5% dextrose in water and infused into an antecubital vein over a period of 15 min using a constant rate infusion pump. Subjects remained supine for 30 min after the start of the infusion but otherwise were ambulatory throughout the rest of the study.

Venous blood samples were drawn from the contralateral arm from an indwelling butterfly cannula, or by separate venipuncture, prior to the infusion, at the end of the infusion, and at 0.375, 0.5, 0.75, 1.0, 1.5, 2.0, 2.5, 3, 4, 6, 8, 12, 18, 24, and 30 h after the start of the infusion. All urine was collected for 48 h after the start of the infusion in intervals divided as follows: 0–4, 4–8, 8–24, 24–48 h.

Lead II ECG rhythm strips (paper speed 25 and 50 mm/s) were taken prior to each quinidine infusion, midway through the infusion, at the end of the infusion, and at 7.5 and 15 min after the infusion to determine the following ECG variables: PR interval, T-wave amplitude, corrected QT interval (QTc), and ventricular rate. QRS duration was also determined insofar as possible at these paper speeds.

2.2.4 Analysis of Body Fluids

Quinidine concentrations in all serum and urine samples were determined by modification [6] of the double extraction spectrophotofluorometric technique [7], the sensitivity of which is described in detail elsewhere [6]. The extent of quinidine binding to plasma protein in each serum sample was determined by a modification of the equilibrium dialysis technique of Hughes et al. [8].

2.3 Analysis of Data

Plasma lidocaine concentrations following single doses were subjected to least squares regression analysis of logarithm of serum concentration versus time. The slope and intercept of the fitted line were used to calculate volume of distribution, elimination half-life, and total clearance, using methods described previously [9]. Differences in lidocaine kinetics between control and propranolol treatment conditions were assessed by Student's two-tailed paired t-test.

During continous infusion of lidocaine, the mean lidocaine serum concentration after attainement of steady state was calculated. Steady state clearance of lidocaine was determined as the quotient of infusion rate and steady state concentration [9]. Differences between control and propranolol treatment periods were compared by the student's paired t-test. Additional comparisons were made between lidocaine clearance following single doses and during continous intravenous infusion, both with and without propranolol.

Serum and urinary quinidine concentrations were also analyzed by nonlinear least squares regression analysis.

3 Results

3.1 Lidocaine

3.1.1 Degree of Beta Blockade

Propranolol administration achieved a high degree of beta blockade in all subjects. The mean ED-30 in the control state was 1.5 µg, as compared to 78 µg during propranolol administration (paired $t = 5.4$; $P < 0.001$).

3.1.2 Single Dose Study

All subjects experienced dysphoric sensations following single doses of lidocaine. These included: drowsiness, lethargy, paresthesias of the hands and mouth, and hyperacusis. These effects were transient and disappeared shortly after the termination of the infusion. No serious side effects were encountered.

Propranolol coadministration significantly influenced lidocaine half-life and clearance (Table 1, Fig. 1). The mean elimination half-life was prolonged from 65 min in the control state to 101 min during propranolol coadministration ($P < 0.02$). Mean lidocaine clearance was likewise reduced from 18.0 to 10.7 ml/min/kg ($P < 0.05$). There was no change in lidocaine volume of distribution.

3.1.3 Continous Infusion Study

Subjects experienced dysphoric sensations as described above, as well as generalized malaise and lethargy, during lidocaine infusion. Again, these effects were transient and disappeared shortly after the termination of the infusion. No serious side effects were encountered. Propranolol coadministration again significantly influenced lidocaine kinetics during continous infusion (Table 2, Fig. 2). In all subjects, within-individual mean steady-state lidocain concentrations were significantly higher in the propranolol coadministration trial than in the control state. The across-subject mean level in the control state was 3.02 µg/ml, which increased by a significant 30% to 3.93 µg/ml during propranolol coadmin-

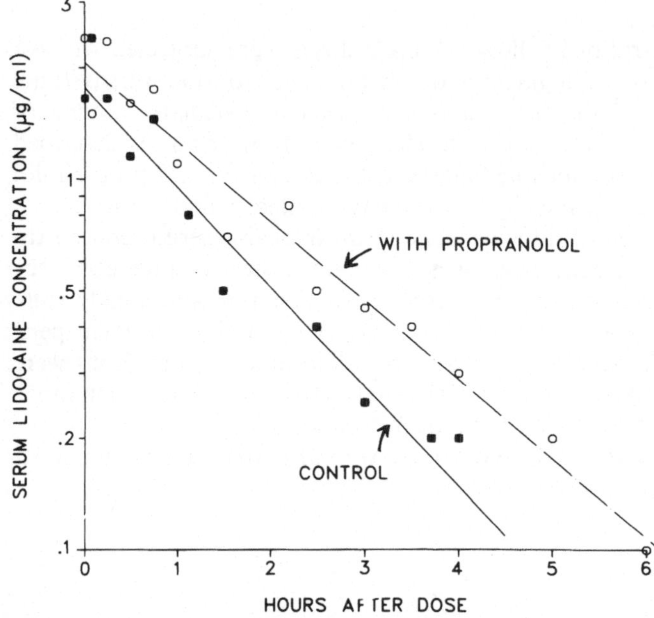

Fig. 1. Serum lidocaine concentrations in subject 1 following single doses of lidocaine hydrochloride in the drug-free state and during coadministration of propranolol. See Table 1 for kinetic analysis

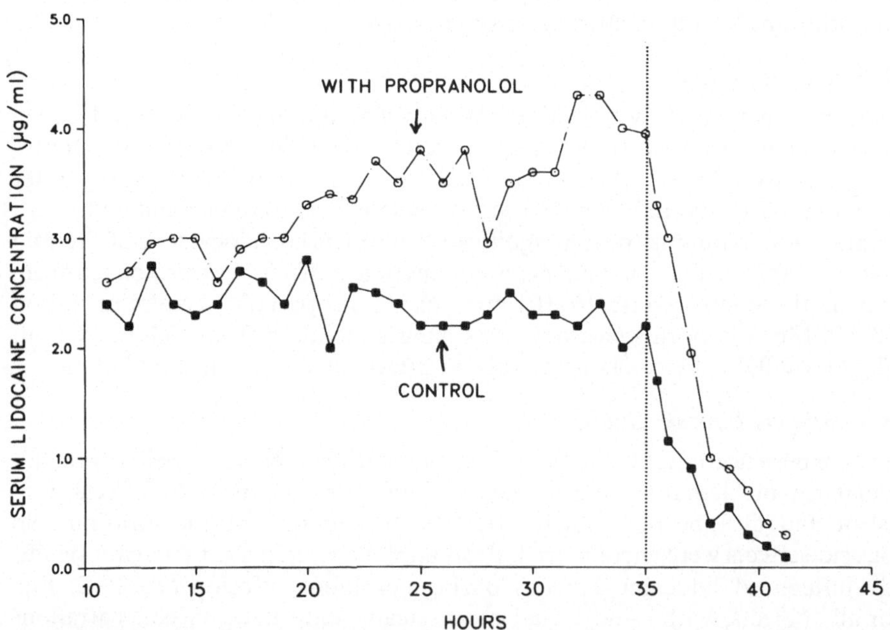

Fig. 2. Serum lidocaine concentrations in subject 11 during and after continuous infusion of lidocaine in the control state (*vertical dotted line* indicates termination of infusion) and with coadministration of propranolol. See Table 2 for kinetic analysis

istration ($P<0.01$). This elevation of lidocaine levels was attributable to a reduction in steady state clearance of lidocaine, from a mean of 8.5 to 6.4 ml/min/kg ($P<0.02$).

3.1.4 Single Dose Versus Continuous Infusion Kinetics

Clearance of lidocaine during continuous infusion was considerably reduced from the values observed following single doses (Tables 1, 2), both in the propranolol-free control state (t=3.19, $P<0.01$) and during propranolol coadministration (t=3.38, $P<0.01$). This was clearly evident in the three subjects (numbers 5, 11, and 12) who participated in both studies. In the two individuals in whom postinfusion washout lidocaine data were available, the washout half-life was greatly prolonged over the half-life observed following single doses.

3.2 Quinidine

Propranolol administration in the doses used achieved a high degree of beta blockade in all subjects. The beta blockade index, calculated as the ratio of ED-30 during propranolol and control conditions, averaged 16,5 (range: 7.2–22.9).

In both treatment conditions, quinidine infusion produced tachycardia, reduction of the T-wave amplitude, and prolongation of QTc (Fig. 3). No significant changes were observed in PR intervals or QRS duration. Propranolol coadministration had no effect upon these ECG changes, although ventricular rates were lower and T-wave amplitudes were higher during propranolol as compared to the control treatment period (Fig. 3).

Table 3 shows kinetic variables for quinidine in control and propranolol treatment conditions (see also Fig. 4). There were no significant differences

Table 3. Effects of propranolol coadministration on quinidine pharmacokinetics

Subject	Kinetic variables										
	V_d (1/kg)		$t^{1}/_2\beta,$ (h)		Total clearance (ml/min/kg)		Cumulative urinary excretion of quinidine (% dose)		Renal clearance (ml/min/kg)		Mean % unbound	
	Control	Propranolol	Control	Propranolol	Control	Propranolol	Control	Propranolol	Control	Propranolol	Control	Propranolol
	1.79	3.38	4.75	7.27	4.34	5.36	38.32	41.37	1.66	2.22	24.3	26.6
	3.72	4.14	8.92	10.09	4.81	4.74	33.95	36.09	1.63	1.71	22.1	24.7
	1.72	1.84	6.71	7.04	2.96	3.01	46.72	43.76	1.38	1.32	19.2	21.7
	3.82	1.62	11.50	6.68	3.85	2.80	30.36	35.46	1.17	0.96	24.1	19.7
	4.06	3.26	7.25	6.66	6.48	5.65	32.12	29.29	2.08	1.66	25.3	25.3
Mean	3.02	2.85	7.83	7.55	4.49	4.31	36.29	37.23	1.58	1.57	1.57	23.0
±SE	±0.52	±0.48	±1.13	±0.65	±0.58	±0.59	±2.92	±2.49	±0.15	±0.15	±0.21	±1.1
Student's paired t test	0.27		0.22		0.48		0.59		0.06		0.46	

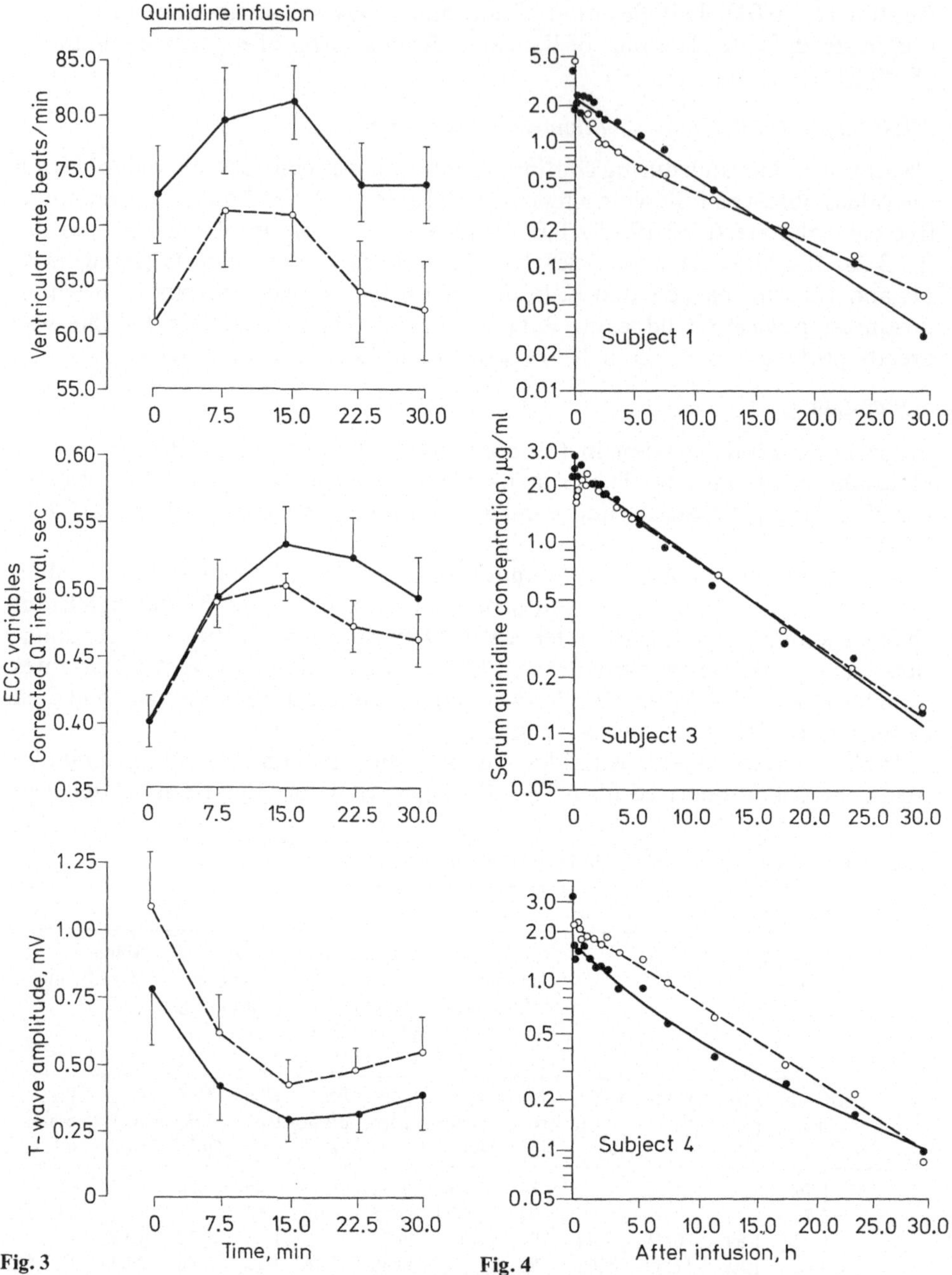

Fig. 3. Electrocardiographic (ECG) variables before, during, and after quinidine infusion in the control condition (●—●) and during propranolol (○—○) coadministration. Each point is the mean (±SE) for all five subjects at the point of time

Fig. 4. Serum quinidine concentrations following intravenous quinidine infusion to three subjects in the control condition (●—●) and during propranolol (○—○) coadministration. Also shown are pharmacokinetic functions

in $t_{1/2\beta}$, V_d, total clearance, urinary recovery of quinidine, renal clearance of quinidine, or the extent of quinidine binding to plasma protein.

4 Discussion

The present study identified two factors significantly reducing lidocaine clearance in healthy humans. Consistent with previous animal studies [10], propranolol coadministration substantially impaired clearance of lidocaine. This is probably attributable to reduction in cardiac output and hepatic blood flow due to propranolol-induced beta blockade [11]. Hepatic clearance of lidocaine is high and therefore flow dependent [12, 13], such that reduction of hepatic blood flow would impair its clearance [14, 15]. It is also possible that propranolol could directly influence hepatic drug-metabolizing capacity, since one study indicated that propranolol coadministration impaired the clearance of antipyrine, a drug with flow-independent clearance [16].

The consequences of the lidocaine-propranolol interaction were demonstrated during continuous infusion of lidocaine. Coadministration of propranolol resulted in a highly significant 30% increase of mean steady-state lidocaine concentrations. This difference may well be of clinical importance, since the therapeutic index of lidocaine is narrow [17]. Physicians should therefore anticipate the need for reduced lidocaine dosage in clinical situations requiring coadministration of propranolol. Continuous infusion of lidocaine also led to considerable reduction of lidocaine clearance. Steady state concentrations exceeded those predicted based on the single dose kinetic profile. This is consistent with previous observations [18, 19]. Reduction in cardiac output or hepatic blood flow probably does not explain this, since infusion of lidocaine to healthy individuals if anything has the opposite effect [20]. In clinical situations requiring prolonged lidocaine infusion, clinicians should frequently evaluate clinical status and anticipate the need for reducing the infusion rate. The apparent additive effects of propranolol and prolonged infusion should be emphasized. The lowest values of lidocaine clearance, and the highest steady-state lidocaine concentrations, were observed in volunteers receiving continuous infusions with simultaneous administration of propranolol.

In our studies on propranolol effects on quinidine clearance no interaction was observed because hepatic clearance of quinidine is relatively low and therefore flow independent. Furthermore, there was no evidence that propranolol influenced the binding of quinidine to plasma protein. About 23% of the total serum quinidine concentration was unbound during both control and propranolol treatment conditions.

Quinidine infusion produced ECG changes similar to those reported previously [6]. During the propranolol treatment condition, ventricular rates were lower and T-wave amplitudes were higher than in the control state; however, changes over baseline in these two variables produced by quinidine administration were similar in both cases. QTc prolongation attributable to quinidine tended to be greater during control than during propranolol treatment periods, but the difference was small and probably not of clinical significance. Conversely, PR prolongation was slightly longer during the propranolol treatment period, but in no case did the PR interval exceed the normal range.

The findings suggest that propranolol coadministration has no effect upon the pharmacokinetics or acute ECG effects of intravenous quinidine in healthy humans. This does not necessarily imply that the drug combination is safe for patients with cardiovascular disease. The safety and potential clinical value of the quinidine-propranolol combination would require very cautious investigation in such patients.

References

1. Ochs HR, Greenblatt DJ, Woo E, Franke K, Smith TW (1978) Effect of propranolol on pharmacokinetics and acute electrocardiographic changes following intravenous quinidine in humans. Pharmacology 17:301–306
2. Ochs HR, Carstens G, Greenblatt DJ, Dengler HJ (1980) Reduction in lidocaine clearance in humans during continous infusion and by coadministration of propranolol. N Engl J Med 303:373–377
3. Walberg CB (1978) Lidocaine by enzyme immunoassay. J Anal Toxicol 2:121
4. Cobb ME, Buckley N, Hu MW, Miller JG, Singh P, Schneider RS (1977) Homogenous enzyme immunoassay for lidocaine in serum. Clin Chem 23:1161
5. Cleaveland CR, Rangno RE, Shand DG (1972) A standardized isoproterenol sensitivity test. Arch Intern Med 130:47
6. Greenblatt DJ, Pfeifer HJ, Ochs HR, Franke K, MacLaughlin DS, Smith TW, Koch-Weser J (1977) Pharmacokinetics of quinidine in humans after intravenous, intramuscular and oral administration. J Pharmacol Exp Ther 202:365
7. Cramer G, Isaakson B (1963) Quantitative determination of quinidine in plasma. Scand J Clin Lab Invest 15:553
8. Hughes IE, Hett KG, Jellet LB (1975) The distribution of quinidine in human blood. Br J Clin Pharmacol 2:521
9. Greenblatt DJ, Koch-Weser J (1975) Drug therapy: Clinical pharmacokinetics. N Engl J Med 293:702
10. Branch RA, Shand DG, Wilkinson GR, Nies AS (1973) The reduction of lidocaine clearance by dl-propranolol: An example of hemodynamic drug interaction. J Pharmacol Exp Ther 184:515
11. Gibson DG (1974) Pharmacodynamic properties of β-adrenergic receptor blocking drugs in man. Drugs 7:8
12. Benowitz N, Forsyth RP, Melmon KL, Rowland M (1974) Lidocaine disposition kinetics in monkey and man. II. Effects of hemorrhage and sympathomimetic drug administration. Clin Pharmacol Ther 16:99
13. Boyes RN, Scott DB, Jebson PJ, Godman MJ, Julian DG (1971) Pharmacokinetics of lidocaine in man. Clin Pharmacol Ther 12:105
14. Wilkinson GR, Shand DG (1975) A physiological approach to hepatic drug clearance. Clin Pharmacol Ther 18:377
15. Thompson PD, Melmon KL, Richardson JA, Cohn K, Steinbrunn W, Cudihee R, Rowland M (1973) Lidocain pharmacokinetics in advanced heart failure, liver disease and renal failure in humans. Ann Intern Med 78:499
16. Greenblatt DJ, Franke K, Huffmann DH (1978) Impairment of antipyrine clearance in humans by propranolol. Circulation 57:1161
17. Collinsworth KA, Kalma SM, Harrison DC (1974) The clinical pharmacology of lidocaine as an antiarrhythmic drug. Circulation 50:1217
18. LeLorier J, Moisan R, Gagne J, Caille G (1977) Effect of duration of infusion on the disposition of lidocaine in dogs. J Pharmacol Exp Ther 203:507
19. LeLorier J, Grenon D, Latour Y, Caille G, Dumont G, Brosseau A, Solignac A (1977) Pharmacokinetics of lidocaine after prolong infusions in uncomplicated myocardial infarction. Ann Intern Med 87:700
20. Wilklund L (1977) Human hepatic blood flow and its relation to systemis circulation during intravenous infusion of lidocaine. Acta Anaesthesiol Scand 21:148

Biorhythmik der Arzneimittelwirkung unter besonderer Berücksichtigung der β-Rezeptorenblocker

B. Lemmer

β-Blocker sind von großer therapeutischer Bedeutung bei der Behandlung verschiedener kardio-vaskulärer Erkrankungen wie Angina pectoris und Hypertonie. Will der Arzt einen Bluthochdruck diagnostizieren, muß er den Blutdruck so genau wie möglich bei dem Patienten messen. Auch unter der Therapie ist eine ständige Blutdruckmessung zur Erfassung des Therapieeffekts notwendig. Bei solchen Selbstverständlichkeiten wird jedoch viel zu wenig berücksichtigt, daß der Blutdruck keine konstante Größe, sondern eine kontinuierliche Variable ist. Schon vor über 80 Jahren beschrieb Hill (1898) beim Menschen den nächtlichen Blutdruckabfall während des Schlafes. Spätere Untersuchungen konnten seine Beobachtungen einer von der Tageszeit abhängigen Variation der Blutdruckwerte beim Menschen bestätigen. In Abb. 1 sind die zirkadianen Variationen im systolischen und diastolischen Blutdruck von 11 normotensiven Probanden dargestellt. Wie aus dieser Abb. hervorgeht, sind die tageszeitlichen Unterschiede (z.B. 40 mm Hg im systolischen Blutdruck) so stark ausgeprägt, daß sich die Kontrolle des Blutdrucks ohne Berücksichtigung der Tageszeit verbietet.

Wir wissen heute, daß nicht nur der Blutdruck, sondern fast alle bisher untersuchten physiologischen Parameter bei Mensch und Tier zirkadiane (Tag-Nachtrhythmische) Variationen aufweisen. Zirkadiane Rhythmen sind als Ausdruck der periodischen Organisation des Organismus anzusehen, die sich auf subzellu-

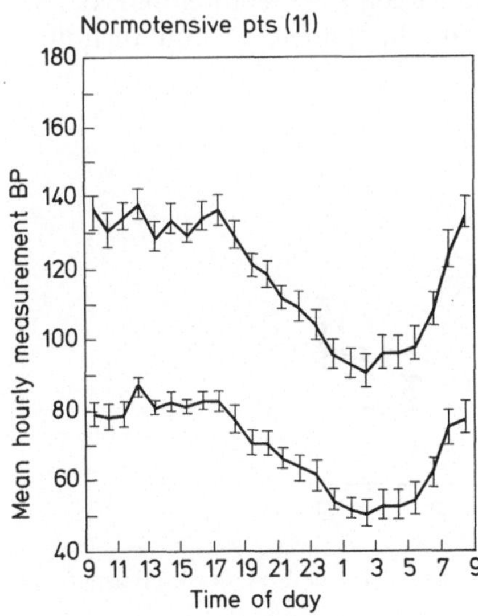

Abb. 1. Zirkadianer Rhythmus im systolischen und diastolischen Blutdruck (blutige Messung) bei 11 normotensiven Probanden. (Aus Raftery 1979)

lärer und zellulärer Ebene abspielt bis hin zu komplexen periodischen Regulationsmechanismen des Gesamtorganismus. Offensichtlich ist der 24-h-Rhythmus (circa diem) in der Erdrotation ein wichtiger Synchronisator bzw. Zeitgeber für die verschiedensten physiologischen Funktionen der Lebewesen; auf biologische Rhythmen in anderen Frequenzbereichen (z.B. EEG, Herzfrequenz, Atmung, etc.) soll im folgenden nicht eingegangen werden.

Aufgrund dieser periodischen Organisation des Organismus ist es daher nicht erstaunlich, ja sogar zu erwarten, daß der Applikationszeitpunkt eines Arzneimittels zu verschiedenen Zeiten innerhalb von 24 h, d.h. zu verschiedener zirkadianer Phasenlage, vor allem quantitative, möglicherweise aber auch qualitative Auswirkungen auf den pharmakologischen Effekt haben muß. Einige Beispiele sollen auf diese Tatsache hinweisen, da in der Medizin i.allg. von der homöostatischen Hypothese ausgegangen wird, die annimmt, daß die pharmakologischen, therapeutischen, aber auch toxischen Wirkungen eines bestimmten Arzneimittels zu jedem beliebigen Zeitpunkt der Applikation konstant seien. So konnten beim Menschen tagesrhythmische Variationen in der Schmerzempfindung als auch in der Wirksamkeit von Lokalanästhetika und kleinen Analgetika nachgewiesen werden (Abb. 2–4). Diese Befunde stimmen sehr gut mit einer alten medizinischen Beobachtung überein, daß Zahnschmerzen vor allem dann gehäuft auftzutreten pflegen, wenn die ärztlichen Praxen geschlossen sind, d.h. in den späten Abend- bzw. frühen Morgenstunden (Abb. 5). Auch für eine Vielzahl anderer Arzneimittel, wie z.B. Hormone, Hypnotika, Psychopharmaka, Zytostatika, Antihistaminika, Anticholinergika, antiadrenerge Pharmaka, etc. konnte nachgewiesen werden, daß der Applikationszeitpunkt signifikant den pharmakologischen Effekt eines Arzneimittels bei Mensch und Tier zu beeinflussen vermag (s. z.B. Lemmer 1980).

Solche chronopharmakologischen Befunde liegen auch für β-Blocker vor, wie am Beispiel von Propranolol gezeigt werden soll. Um die verschiedenen Wirkungsqualitäten von Propranolol abschätzen zu können, sollte daran erinnert werden, daß Propranolol neben seiner, die adrenergen β-Rezeptoren blockierenden Eigenschaft (stereo-selektiv) auf Grund seiner lipophilen Struktur auch über

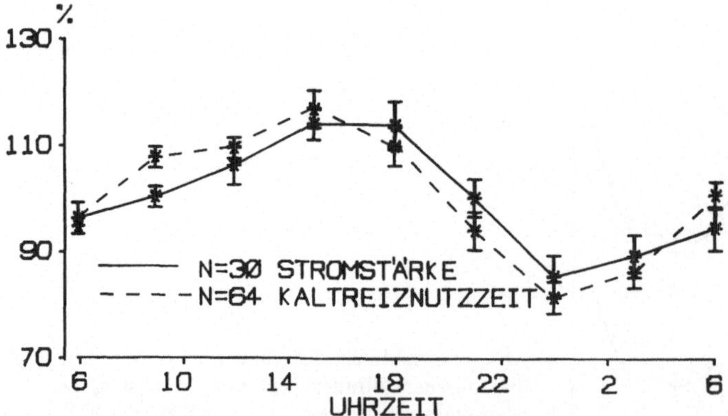

Abb. 2. Schmerzschwelle als mittlerer Tagesgang der Reizstromschwelle bzw. der Kaltreiznutzzeit am menschlichen Vorderzahn. (Nach Pöllmann 1978)

unspezifische (nicht stereo-selektive) Wirkungen verfügt, die als membranstabilisierender, lokalanästhetischer oder kardiodepressiver Effekt in Erscheinung treten kann. Allerdings sind die unspezifischen Wirkungen von Propranolol erst
bei wesentlich höheren Konzentrationen zu beobachten, als sie für eine spezifische Blockade adrenerger β-Rezeptoren notwendig sind. Wie die folgenden Beispiele zeigen, sind für spezifische und unspezifische Wirkungen von Propranolol
tageszeitabhängige Wirkungen nachzuweisen: Toxititätsuntersuchungen gehören
zum essentiellen Bestandteil der Bewertung eines Arzneimittels. Wie aus Abb. 6
hervorgeht, bestehen tagesrhythmische Unterschiede in der Mortalität von Propranolol bei Mäusen, wobei die Mortalität auf die unspezifischen Wirkungsquali-

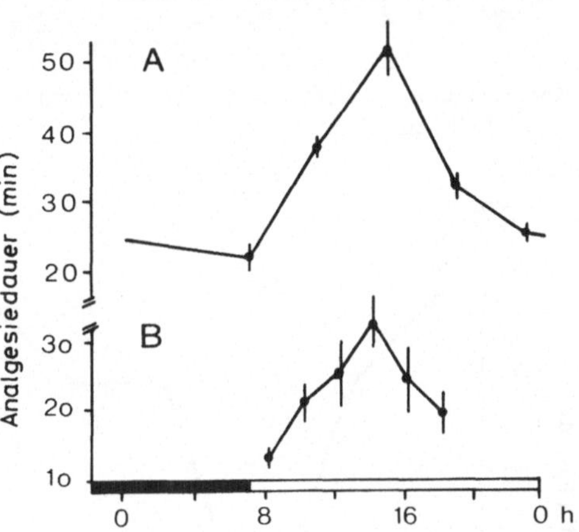

Abb. 3A, B. Zirkadiane Änderungen in der Dauer der Lokalanästhesie (min) durch Lidocain. **A**: Hautanästhesie nach intradermaler Injektion (2 mg in 0,1 ml), **B**: Anästhesie am einwurzeligen Schneidezahn nach paraapikaler Injektion (40 mg in 2 ml). (Nach Reinberg u. Reinberg 1977)

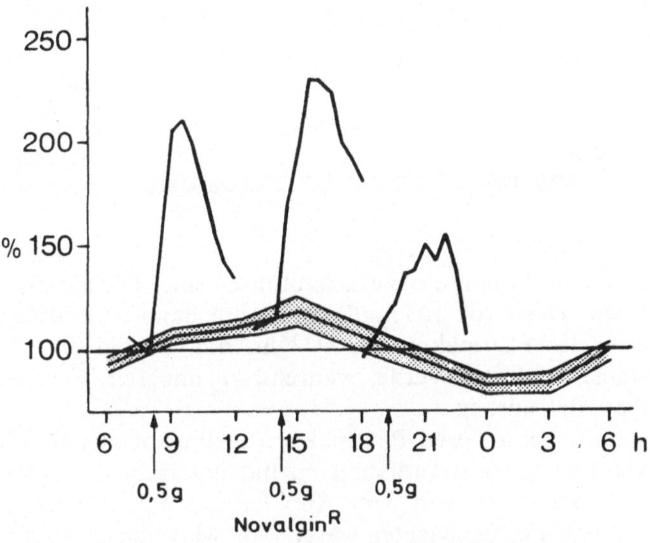

Abb. 4. Mittlerer Verlauf der Kaltreiznutzzeit an einem gesunden mittleren Schneidezahn bei 22
Versuchspersonen vor und nach Gabe eines Analgetikums (0,5 g Novalgin®) um 8, 14 u. 19 h.
Der analgetische Effekt ist angegeben als Prozent des Tagesmittelwerts **(Ordinate)**. Der **punktierte
Bereich** gibt den mittleren spontanen tagesrhythmischen Gang der Kaltreiznutzzeit bei denselben
Versuchspersonen an. (Nach Pöllmann 1976)

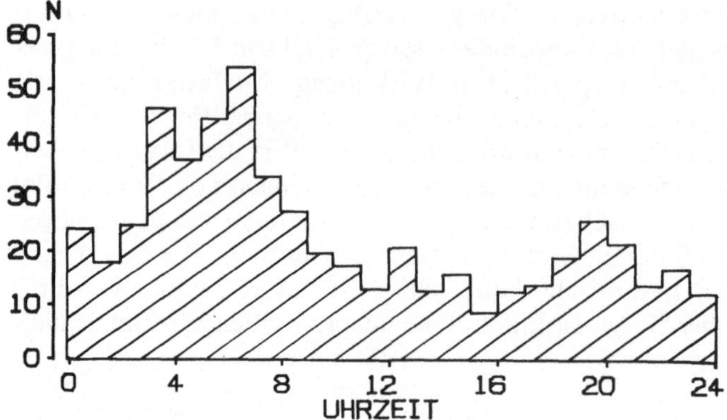

Abb. 5. Häufigkeitsverteilung des Schmerzbeginns auf Grund von Caries profunda bei 543 Patienten. (Nach Pöllmann 1978)

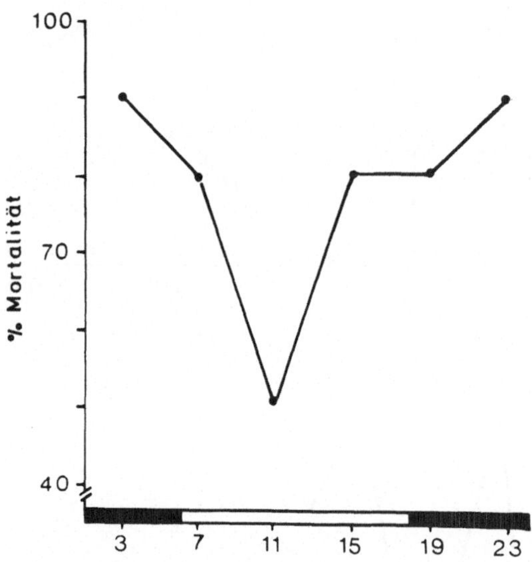

Abb. 6. Zeitliche Unterschiede in der Mortalität nach i.p. Injektion von Propranolol (LD_{50}, 125 mg/kg) bei Mäusen. (Nach Smolensky u.Mitarb. 1979, Lemmer u.Mitarb. 1980)

täten von Propranolol zurückzuführen sind. Die als LD_{50} für Propranolol angegebene Dosis von 125 mg/kg hatte nur dann eine 50%ige Mortalität zur Folge, wenn das Pharmakon um 11 Uhr, d.h. also in der Mitte der Ruhephase der Mäuse appliziert wurde, während zu anderen Tageszeiten die Mortalität auf über 90% anstieg.

Auch bei anderen Pharmaka, wie Phenobarbital, E 600, Antimycin A und Nikotin wurden zirkadiane Toxizitätsunterschiede bei Ratten beschrieben, wobei in Abhängigkeit von dem Applikationszeitpunkt Mortalitätsraten zwischen 0 und 100% zu beobachten waren (von Mayersbach 1976). Solche Befunde weisen darauf hin, daß LD_{50}-Werte ohne Angabe der untersuchten Spezies und der Tageszeit wenig aussagekräftig sind.

Nicht nur die toxischen, sondern auch die pharmakologischen Wirkungen von Propranolol an der Ratte sind von dem Applikationszeitpunkt abhängig

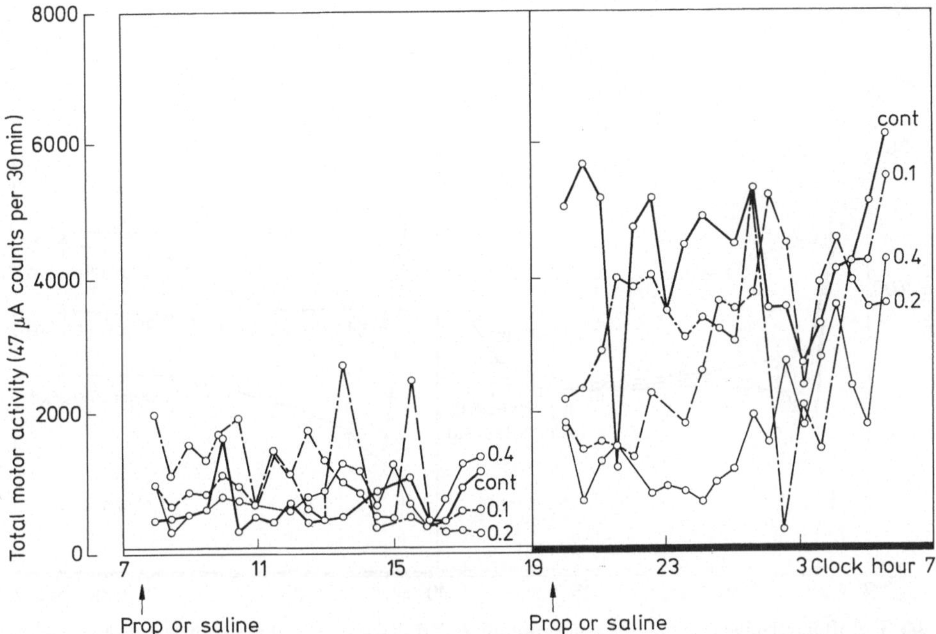

Abb. 7. Motorische Aktivität von Gruppen von 5 synchronisierten Ratten, gemessen mit einem Animex-Motimeter nach subkutaner Gabe von physiologischer Kochsalzlösung (cont) bzw. verschiedener Dosen von Propranolol (0,1, 0,2, 0,4 mMol/kg, s.c.). Die Injektionen erfolgten entweder um 7.30 h oder um 19.30 h. (Aus Lemmer u.Mitarb. 1980)

(Lemmer u.Mitarb. 1980). Dabei konnten in Untersuchungen über die zentral sedierenden Wirkungen von Propranolol bei Ratten im Gegensatz zu den bisher geschilderten quantitativen Wirkungsunterschieden auch qualitativ unterschiedliche Wirkungen in Abhängigkeit von der Tageszeit festgestellt werden.

In Abb. 7 ist die motorische Aktivität von Ratten dargestellt, die im Gegensatz zu dem tagaktiven Menschen nachtaktive Lebewesen sind. In diesen tierexperimentellen Untersuchungen war der zentralsedierende Effekt von Propranolol nur dann zu beobachten, wenn diese Substanz zu Beginn der Aktivitätsperiode der Ratte, d.h. um 19.30 h, appliziert wurde (Abb. 7). Ausmaß und Dauer der zentralsedierenden Wirkung von Propranolol war in der Dunkelperiode ausgesprochen dosisabhängig. Wurden die gleichen Dosen von Propranolol hingegen zu Beginn der Ruheperiode, d.h. um 7.30 h, den Ratten appliziert, wurde die physiologischerweise niedrige motorische Aktivität der Ratten nicht vermindert sondern gesteigert, und zwar war die Steigerung reziprok mit der Dosis korreliert (Abb. 7).

Eine spezifische Wirkung von Propranolol ist die Senkung der Herzfrequenz durch Blockade kardialer β-Rezeptoren. Wie aus der Abb. 8 hervorgeht, wurde die frequenzsenkende Wirkung von Propranolol bei wachen, nichtnarkotisierten Ratten, ebenfalls durch den Applikationszeitpunkt beeinflußt. Wurde Propranolol zu Beginn der Ruheperiode injiziert, verminderte sich die Herzfrequenz — abgesehen von einem initialen unspezifischen kardio-depressiven Effekt —

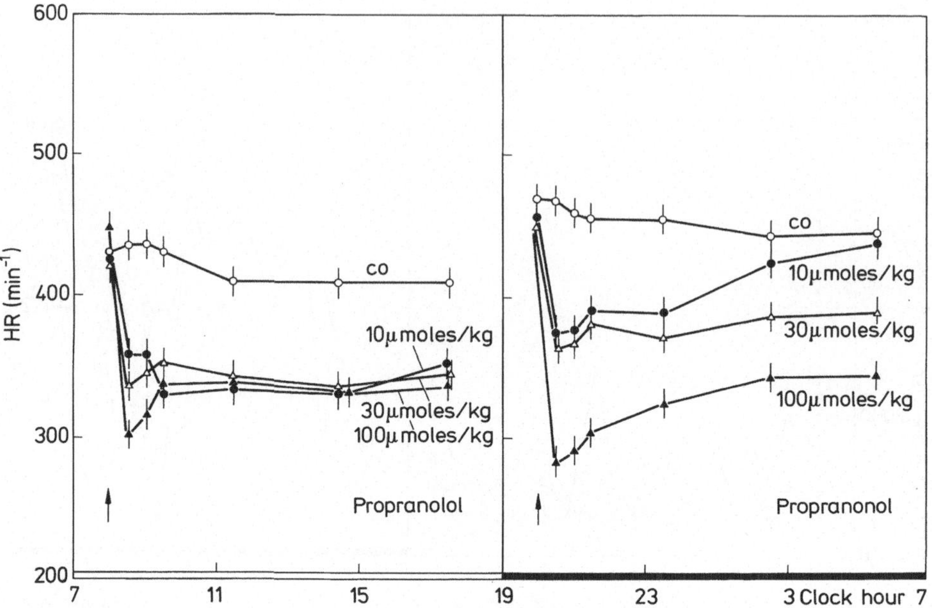

Abb. 8. Einfluß verschiedener Dosen von Propranolol (10, 30, 100 µMol/kg, s.c.) bzw. physiologischer Kochsalzlösung auf die Herzfrequenz der wachen, nicht narkotisierten, synchronisierten Ratte. Der **Pfeil** gibt den Zeitpunkt der Applikation an. (Aus Lemmer u.Mitarb. 1980)

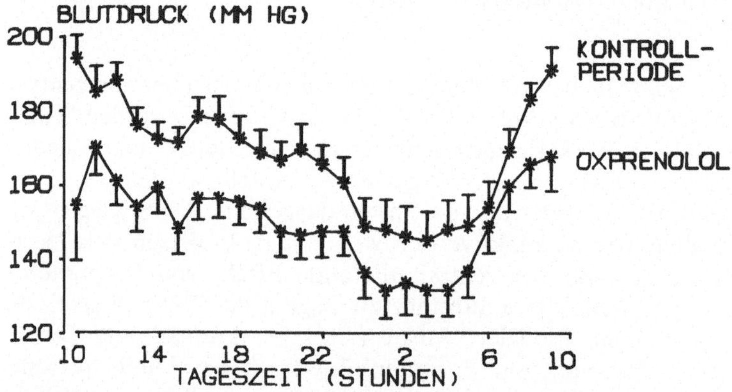

Abb. 9. Stündlicher mittlerer systolischer Blutdruck bei 20 Patienten vor bzw. 6 Wochen nach Einnahme von Oxprenolol (3 × tgl., mittlere Tagesdosis 344 mg). Signifikanz im Zeitraum 12–22 h p < 0,01 oder kleiner, Zeitraum 24–8 h p < 0,05 oder > 0,05. (Nach Craig u.Mitarb. 1978)

gleichmäßig, ohne Hinweis auf eine Dosisabhängigkeit. Injektionen von Propranolol zu Beginn der Aktivitätsperiode führten hingegen zu einer eindeutig dosisabhängigen Verminderung der Herzfrequenz. Somit zeigen die in den Abb. 6–8 dargestellten Befunde, daß unspezifische als auch spezifische Wirkungen von Propranolol bei der nachtaktiven Ratte in deren Aktivitätsperiode stärker ausgeprägt waren, als in deren Ruheperiode. Hier ergeben sich interessante

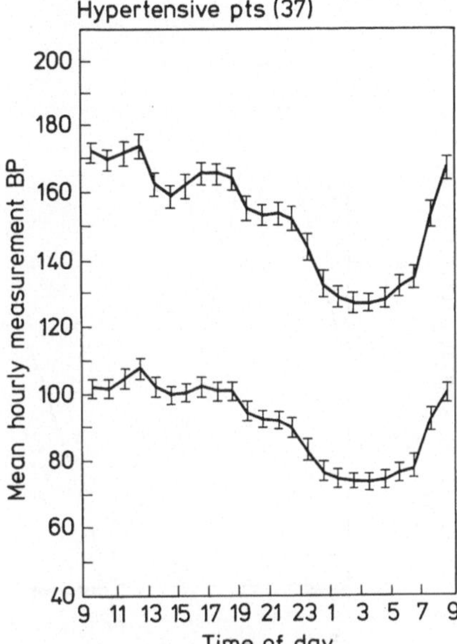

Abb. 10. Zirkadianer Rhythmus im systolischen und diastolischen Blutdruck bei 37 Patienten mit unkomplizierter Hypertension. (Aus Raftery 1979)

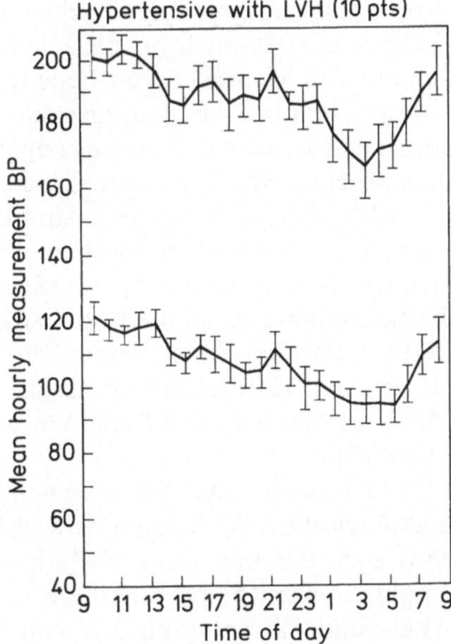

Abb. 11. Zirkadianer Rhythmus im systolischen und diastolischen Blutdruck bei 10 Patienten mit schwerer Hypertension und links-ventrikulärer Hypertrophie. (Aus Raftery 1979)

Analogien zu Befunden, die unter der Therapie mit β-Blockern beim Menschen erhalten wurden: Eine 6wöchentliche Behandlung mit dem β-Blocker Oxprenolol veränderte stärker den Blutdruck dieser Patienten am Tage als in der Nacht oder den frühen Morgenstunden (Abb. 9). Somit zeigt sich, daß, die unterschiedliche zirkadiane Phasenlage zwischen Ratte und Mensch berücksichtigend, in der Aktivitätsperiode beider Spezies die pharmakologischen Wirkungen von

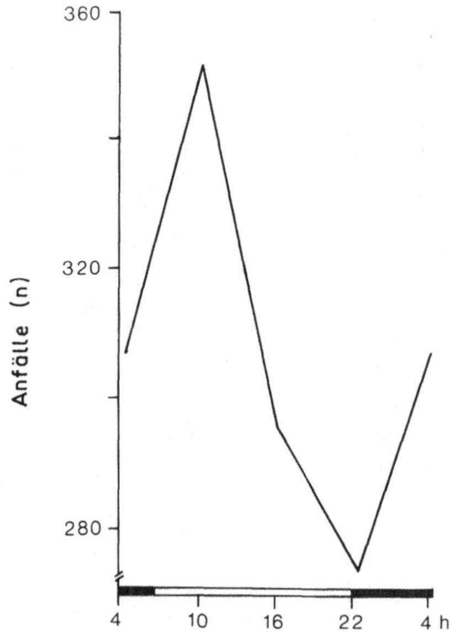

Abb. 12. Tageszeitliche Unterschiede in der kardialen Morbidität (Herzinfarktanfälle, durch EKG und Enzymtest verifiziert) bei 1 229 Patienten mit koronarer Herzerkrankung. (Nach Master 1960)

Propranolol ausgeprägter nachweisbar waren als in der Ruheperiode. Solche Befunde dürften auch für die Übertragbarkeit tierexperimenteller Untersuchungen auf den Menschen von Bedeutung sein.

Wie schon in Abb. 1 dargestellt, weist der Blutdruck beim Menschen ausgesprochen zirkadiane Schwankungen auf, wobei die höchsten systolischen und diastolischen Blutdruckwerte in den Morgenstunden erreicht werden. Wie aus den Abb. 10 u. 11 hervorgeht, sind bei der Hypertonie nicht nur diese Blutdruckwerte absolut erhöht, sondern auch die zirkadianen Rhythmen verändert. Offensichtlich ist der nächtliche Blutdruckabfall mit zunehmendem Maße der Blutdruckerhöhung vermindert oder sogar bei schweren Fällen aufgehoben (Raftery 1979). Interessant ist in diesem Zusammenhang, daß auch die kardiale Morbidität in ihrer Häufigkeitsverteilung einen zirkadianen Rhythmus aufweist, wie Master (1960) bei 1 229 Patienten mit koronarer Herzerkrankung zeigen konnte (Abb. 12).

Neben diesen tagesrhythmischen Unterschieden in den verschiedensten pharmakologischen Wirkungen von β-Blockern wie Propranolol und Oxprenolol wird auch das kinetische Verhalten von Propranolol bei der Ratte durch den Applikationszeitpunkt innerhalb von 24 h beeinflußt. Untersuchungen über die Akut- und Sättigungskinetik von Propranolol in Plasma, Herz, Gehirn und Lunge der Licht-Dunkel-synchronisierten Ratte zeigten in allen Organen jeweils kürzere Halbwertzeiten von Propranolol in der Aktivitätsperiode als in der Ruheperiode der Ratten (Lemmer u. Bathe 1979; unveröffentlichte Befunde). In Abb. 13 sind repräsentativ die Plasmahalbwertzeiten von racemischem Propranolol in der Ruhe- bzw. der Aktivitätsperiode der Ratten dargestellt.

Zusammenfassend läßt sich folgendes festhalten: nicht nur physiologische Parameter bei Mensch und Tier weisen tagesrhythmische Schwankungen auf, auch die Wirkungen von Arzneimitteln werden durch den Applikationszeitpunkt

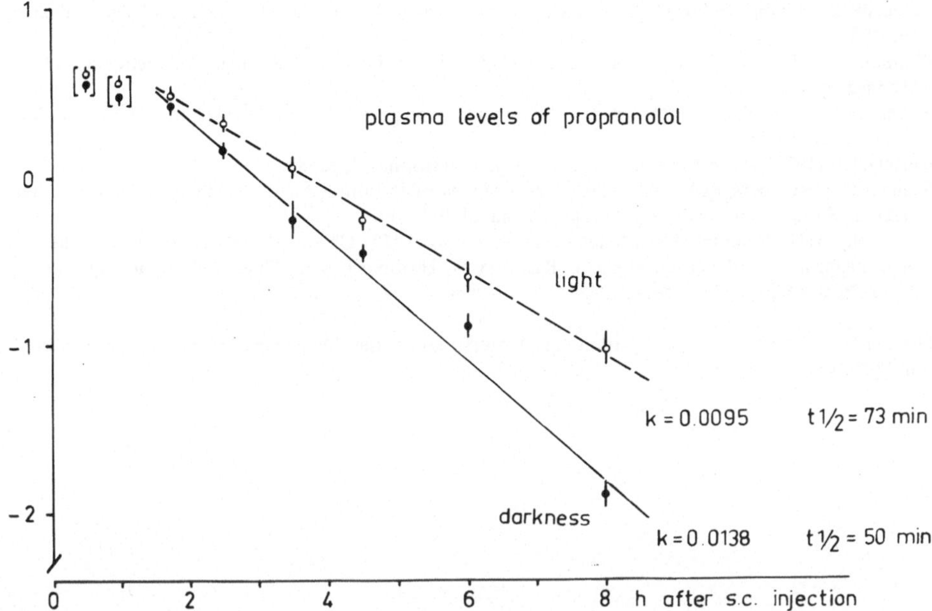

Abb. 13. Tageszeitliche Unterschiede in den Plasmahalbwertzeiten von Propranolol (26 mg/kg, s.c.) bei synchronisierten Ratten. Propranolol wurde jeweils eine Stunde nach Beginn der Licht- bzw. Dunkelperiode appliziert. (Aus Lemmer u.Mitarb. 1980)

innerhalb von 24 h beeinflußt. In Diagnostik und Therapie der Hypertension sind z.B. zirkadiane Variationen im systolischen und diastolischen Blutdruck und der Herzfrequenz als auch zirkadiane Wirkungsunterschiede der β-Blocker zu berücksichtigen und damit in die Beurteilung eines therapeutischen Effekts mit einzubeziehen. Es erscheint somit unabdingbar, als weiteren Parameter zur Beurteilung eines Arzneimittels bei Mensch und Tier die zirkadiane Phasenlage, bzw. den Applikationszeitpunkt eines Arzneimittels, schon bei der Planung einer Untersuchung zu berücksichtigen.

Literatur

Craig MW, Mann S, Balasubramanian V, Raftery EB (1978) Blood pressure variation in ambulatory hypertensive patient. Clin Sci Mol Med 55:391

Hill L (1898) On rest, sleep, and work and the concomitant changes in the circulation of the blood. Lancet I:282

Lemmer B (1980) Biorhythmik der Arzneimittelwirkung. Schriftenr Bundesapothekerkammer Wiss Fortb 10:111

Lemmer B, Bathe K (1979) Differences in acute and steady-state kinetics of racemic propranolol and its enantiomers in plasma, heart and brain of the light-dark synchronized rat. Naunyn Schmiedebergs Arch Pharmacol 307:R 61

Lemmer B, Simrock R, Hellenbrecht D, Smolensky MH (1980) Chronopharmacological studies with propranolol in rodents: Implications for the management of COPD patients with cardiovascular disease. In: Smolensky MH, Reinberg A, McGovern JP (eds) Recent advances in the chronobiology of allergy and immunology. Pergamon Press, Oxford New York, p 195

Master AM (1960) The role of effort and occupation in coronary occlusion. JAMA 174:942

Mayersbach H von (1976) Time — a key in experimental and practical medicine. Arch Toxicol 36:185

Pöllmann L (1976) Über tageszeitliche Unterschiede der Wirksamkeit eines Analgeticums. Dtsch Zahnaerztl Z 31:812

Pöllmann L (1978) Spontanrhythmische Schwankungen der Funktionen der Zähne. Wehrmed Monatsschr 22:16

Raftery EB (1979) Hypertension — day by day. Practitioner 223:166

Reinberg A, Reinberg MA (1977) Circadian changes of the duration of action of local anaesthetic agents. Naunyn Schmiedebergs Arch Pharmacol 297:149

Smolensky MH, Jonovich JA, Maxey Kyle G, Hsi B (1979) Chronotoxicity in rodents challenged with propranolol HCl (Inderal®). In: Reinberg A, Halberg F (eds) Chronopharmacology. Pergamon Press, Oxford New York, p 263

Die eigenen Untersuchungen wurden mit Unterstützung der Deutschen Forschungsgemeinschaft durchgeführt.

β-Rezeptorenblocker oder Kalziumantagonisten bei supraventrikulären Tachykardien

B. Brisse, F. Bender

Die Anwendung hochwirksamer antiarrhythmischer Pharmaka, wie sie in der Gruppe der β-Rezeptorenblocker und Kalziumantagonisten zur Verfügung stehen, erfordert außer der Kenntnis des Wirkungsspektrums die Feststellung der Therapiepflichtigkeit tachykarder Rhythmusstörungen sowie der Kontraindikationen. Bei einer akuten Rhythmusstörung mit hämodynamischer Komplikation ist die Indikation zur Therapie meist unstrittig, chronische oder intermittierende Tachykardien und Tachyarrhythmien erfordern oft eine umfangreiche und aufwendige Diagnostik unter Einbeziehung klinischer und hämodynamischer Messungen [3, 8]. Es ist bekannt, daß paroxysmale supraventrikuläre Tachykardien selbst bei sehr hoher AV-Überleitung vom gesunden Myokard erstaunlich gut toleriert werden und in vielen Fällen keine medikamentöse Therapie benötigen. Bei vorgeschädigtem Myokard können aber bereits geringgradige Extrasystolen zu bedrohlichen hämodynamischen Situationen führen [12, 13]. Supraventrikuläre tachykarde Rhythmusstörungen können Symptome einer primären oder sekundären Erkrankung des Myokards unter Einbeziehung des Reizbildungs- und Erregungsleitungssystems sein. Sie können damit auf akute und chronisch entzündliche Veränderungen des Herzens hinweisen, z.B. eine Myokarditis, eine Endomyokarditis oder einen Herzklappenfehler in der Folge entzündlicher Veränderungen. Ebenso sind degenerative Prozesse am koronaren Gefäßsystem und Myokard mit ihren Komplikationen oft an der Auslösung tachykarder Rhythmusstörungen beteiligt. Bei endokrinen Störungen und metabolisch toxischen Prozessen wird häufig eine Rhythmusstörung, vorwiegend eine Sinustachykardie ausgelöst.

1 Medikamentöse Therapie supraventrikulärer, ausschließlich tachykarder Rhythmusstörungen

1.1 Grundlagen

Nach elektrokardiographischen Kriterien kann der Ursprungsort verschiedener Tachykardien im Herzen genauer lokalisiert werden [12, 14]. Dieses Kriterium besitzt über die deskriptive systematische Zuordnung der Rhythmusstörungen hinaus für die Auswahl des geeigneten Antiarrhythmikums entscheidendes Interesse. β-Rezeptorenblocker und Kalziumantagonisten mit ihrem unterschiedlichen Wirkungsspektrum können daher bei tachykarden Rhythmusstörungen gezielt eingesetzt werden (Abb. 1). Pathologisch anatomische und pharmakologische sowie biochemische Untersuchungen haben gezeigt, daß eine sympathische

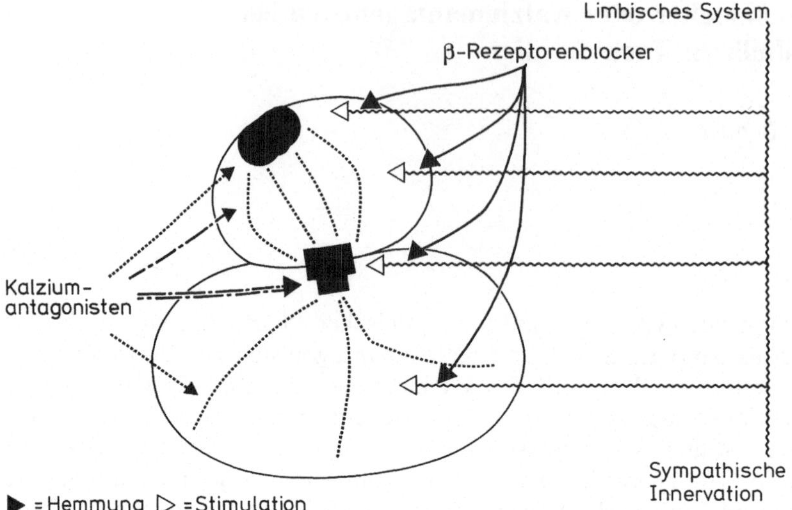

Abb. 1. Schematische Darstellung des Reizbildungs- und Erregungsleitungssystems und der antiarrhythmischen Wirkpunkte der Kalziumantagonisten und der β-Rezeptorenblocker

Innervierung sämtlicher Abschnitte des Reizbildungs- und Erregungsleitungssystems sowie des Vorhof- und Ventrikelmyokards gegeben ist. Die Wirkung von β-Rezeptorenblockern beschränkt sich daher auch nicht auf einen einzelnen Abschnitt dieses Systems, sondern vermindert, allerdings mit unterschiedlicher Ausprägung, die sympathische Stimulation elektrischer Aktivität des Herzens [7]. Unter den Kalziumantagonisten sind bisher nur wenige Präparate bekannt, die auch antiarrhythmische Eigenschaften aufweisen. Es wird angenommen, daß diese Pharmaka eine Reduzierung des langsamen Kalziumeinstroms bewirken [21]. Unter klinischer Anwendung hat sich eine bevorzugte Reduzierung der AV-Überleitungszeit bei relativ geringgradiger Beeinflussung von Sinusknoten, Vorhof- und Ventrikelektopie gezeigt. Die daraus resultierende Indikation zur Anwendung der Kalziumantagonisten und der β-Rezeptorenblocker sowie einige wichtige Gesichtspunkte des Wirkungsmechanismus sollen anhand der folgenden Beispiele und experimentellen Daten erläutert werden.

1.2 β-Rezeptorenblocker

1.2.1 Sinustachykardien

Sinustachykardien treten bei unterschiedlichen physischen und psychischen Belastungen auf; sie werden von Gesunden gut toleriert, nicht jedoch von Patienten mit eingeschränkter kardialer Leistungsbreite oder Koronarreserve. Dies gilt z.B. für Patienten mit einer frequenzabhängigen, belastungsinduzierten Angina pectoris. Eine Prophylaxe streßinduzierter Tachykardien kann daher für diese Patientengruppe erforderlich sein. Systematische Eigenuntersuchungen an Patienten, die sich einem kieferchirurgischen Eingriff in Lokalanästhesie unterziehen mußten, wiesen nach, daß bereits in der präoperativen Phase erhebliche

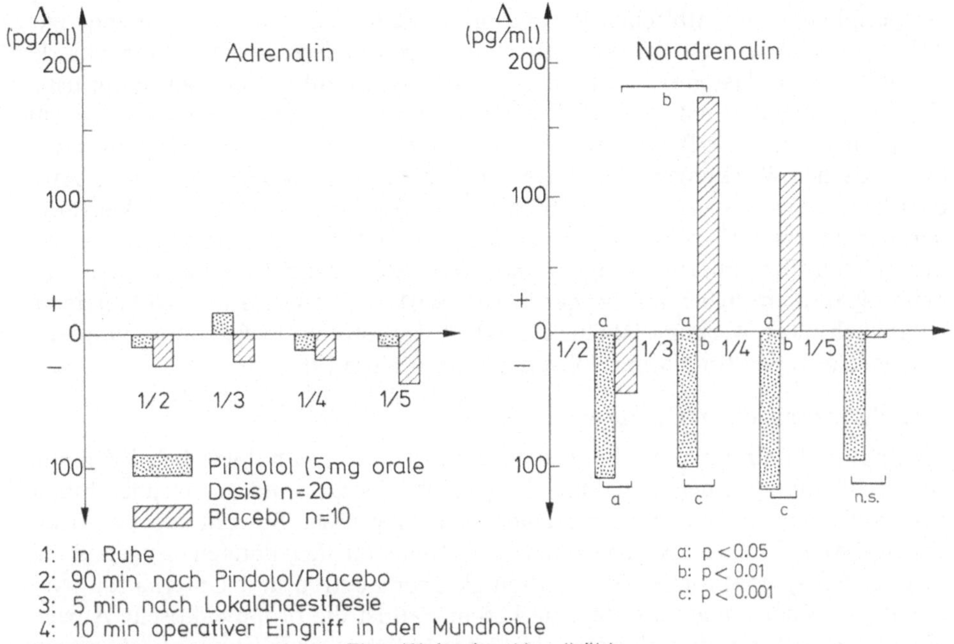

Abb. 2. Änderungen der Noradrenalin- und Adrenalinspiegel im Plasma während Lokalanästhesie und oraler Chirurgie unter Placebo bzw. β-Rezeptorenblockade

Frequenzanstiege von Normfrequenz auf über 100/min auftreten, die während des operativen Eingriffs noch zunehmen [5]. Gleichzeitig kommt es zu einem Anstieg des systolischen Blutdrucks und des Blutzuckers und der nicht veresterten Fettsäuren im Plasma als Ausdruck der sympathischen Stimulation, die sich direkt an einer Zunahme des Noradrenalin- und Adrenalinspiegels im peripheren Blut nachweisen läßt. Eine vorangehende Anwendung eines β-Rezeptorenblockers ist geeignet, diesen Frequenzanstieg und die Steigerung des Blutdrucks sowie der metabolischen Parameter zu verhindern. Es wird hierbei nicht nur die Wirkung des freigesetzten Noradrenalins und Adrenalins an den peripheren Rezeptoren verhindert, sondern gleichzeitig der belastungsabhängige Anstieg des Noradrenalinspiegels im Blut deutlich reduziert (Abb. 2). Die erhöhte Noradrenalinfreisetzung in der Placebogruppe während Lokalanästhesie und kieferchirurgischer Therapie wurde nach Applikation des β-Rezeptorenblockers nicht mehr nachgewiesen [5]. Zu sämtlichen Zeitpunkten lag der Noradrenalinspiegel in der Gruppe der Patienten unter β-Blockertherapie signifikant niedriger. Aus diesen Untersuchungen geht hervor, daß neben der pharmakologisch bekannten Reduzierung der Noradrenalinwirkung am Rezeptor auch eine Verminderung der am Rezeptor zur Verfügung stehenden Noradrenalinkonzentration vorhanden ist. Inwieweit eine vermehrte Ausscheidung von Noradrenalin über die sympathomimetische Eigenstimulation des untersuchten β-Rezeptorenblockers von Bedeutung ist, muß vorerst noch offen bleiben. Eine vermehrte Stimulation der peripheren sympathischen Rezeptoren besteht auch unter den Bedingungen der Hyperthyreose. Die hierbei auftretende Sinustachykardie oder tachykardes Vorhofflimmern lassen sich mit Hilfe von β-Rezeptorenblockern gut beeinflussen [11, 15]. Es werden naturgemäß Präparate ohne sympathomimetische Eigenstimulation gewählt wie Betadrenol und Sotalol. Eine vollständige Antagonisierung der toxischen Wirkungen des Thyroxin scheint jedoch nicht möglich: Auch nach deutlicher Reduzierung der Sinusfrequenz können sich Endstreckenveränderungen ausbilden, die als Ausdruck myokardialer Schädigung angesehen werden müssen. Eine pharmakologisch induzierte Steigerung der Sinusfrequenz tritt beim Zigarettenrauchen infolge der Nikotinwirkung konzentrationsabhängig auf [19]. Auch diese Wirkung läßt sich durch β-Rezeptorenblocker ohne sympathomimetische Eigenstimulation vollständig verhindern [9].

1.2.2 Supraventrikuläre Ektopien

Eine physische und psychische Belastung führt unter pathologischen Bedingungen nicht nur zu einer Zunahme der Sinusfrequenz, sondern darüber hinaus zum Auftreten von Ektopien verschiedenen Ursprungs. Sowohl supraventrikuläre wie ventrikuläre Extrasystolien und Tachykardien können aufgrund der gesteigerten sympathischen Stimulation ektoper Zentren und Unterhaltung von Reentry-Mechanismen auftreten. In diesem Fall ist die prophylaktische Anwendung eines β-Rezeptorenblockers evtl. erforderlich. Der Wirkungsmechanismus der β-Rezeptorenblocker bezieht sich nicht nur auf die bislang dargestellten Mechanismen einer gesteigerten nomotopen und ektopen Reizbildung und Erregungsleitung. Es werden vielmehr sämtliche Mechanismen einbezogen, die primär oder sekundär auf einer vermehrten sympathischen Stimulation beruhen. Jede zentrale und adrenerge Aktivitätssteigerung bewirkt eine vermehrte Katecholaminfreisetzung. Diese kann bereits durch β-Rezeptorenblocker reduziert werden. Auch an der nachgeordneten Stufe der Katecholaminwirkung, an der peripheren Zelle des Effektororgans, wird ein wesentlicher Anteil der Wirkungen über einen vermehrten Kalziumflux bewerkstelligt. Hierzu zählt der Einfluß auf myokardiale Kontraktilität und Metabolismus, insbesondere Lipolyse und Glykolyse. Es ist zu bedenken, daß eine Verminderung der peripheren Rezeptorstimulation neben einer Reduzierung der Reizbildung und Erregungsleitung stets diese Faktoren mitbeeinflußt [16]. Es ist darüber hinaus zu berücksichtigen, daß einige β-Rezeptorenblocker eine sympathomimetische Eigenstimulation aufweisen. Unter Anwendung therapeutischer Dosen läßt sich im Tierexperiment nachweisen, daß diese ISA durchaus zu einer Verkürzung der PQ-Zeit führt im Gegensatz zur Anwendung von Propranolol. Mit der Wirkung auf die AV-Überleitung ist eine Steigerung der Kontraktilität verbunden, die sich ebenfalls bei Präparaten mit ISA tierexperimentell nachweisen läßt. Es ist daher im Einzelfall abzuwägen, ob die Anwendung eines β-Rezeptorenblockers ausschließlich der Verminderung chronotroper sympathomimetischer Wirkungen dienen soll, oder ob bei vorrangig anderer Indikation eine ISA erwünscht ist.

1.3 Kalziumantagonisten

Die antiarrhythmische Anwendung einiger Kalziumantagonisten beruht darauf, daß Pharmaka dieser Gruppe zur Beeinflussung des langsamen Kalziumstroms führen, evtl. aber auch eine Wirkung auf den schnellen Natrium- und Kaliumflux ausüben wie die Substanzen der Gruppe I nach Williams. Langsame Kalziumströme sind bevorzugt für die Erregung des Sinusknoten, des AV-Knoten und des geschädigten Gewebes nach Verlust des initialen Natriumeinstroms verantwortlich. Es ist daher zu erwarten, daß Kalziumantagonisten mit antiarrhythmischer Wirkung vorzugsweise an diesen Strukturen angreifen. Verapamil ist der älteste Kalziumantagonist mit antiarrhythmischer Wirkung, mit dem auch die umfangreichsten klinischen Erfahrungen dieser Art vorliegen [2, 17, 18]. Es reduziert bevorzugt die AV-Überleitungszeit. Eine Kammertachykardie infolge Vorhofflimmerns mit schneller Überleitung kann daher erfolgreich durch eine intravenöse Injektion behoben werden. Bei der supraventrikulären paroxysmalen Tachykardie kann praktisch stets ein Umschlag in Sinusrhythmus erzielt werden. Bei Zunahme der AV-Überleitungszeit infolge körperlicher Belastung wird durch Anwendung des Kalziumantagonisten Verapamil diese belastungsabhängige Frequenzzunahme reduziert, während sich die Ruhefrequenz nicht nennenswert ändert [1, 6]. Ähnlich ist die Wirkung des neuen Kalziumantagonisten Ro 11-1781 zu beurteilen [4]: es läßt sich durchschnittlich bei i.v.-Injektion eine Frequenzminderung von 20–30% erzielen, die auch über eine halbe Stunde hinaus noch deutlich nachweisbar ist. Im Einzelfall ist die Abnahme der Frequenz jedoch sehr unterschiedlich. Das Maximum tritt, zum Unterschied von Verapamil, nicht bereits nach 1–2 min, sondern nach ca. 10 min ein. Es läßt sich zeigen, daß die Wirkungsstärke abhängt von der Höhe der Ausgangsfrequenz, ähnlich wie dies auch beim Verapamil bekannt ist. Die maximale prozentuale Frequenzabnahme nach i.v.-Injektion ist bei hoher Ausgangsfrequenz stärker ausgeprägt als bei niedriger. Die Korrelation zwischen den Veränderungen beider Parameter ist mit r=0,76 statistisch gesichert. Auch dieser Zunahme der atrioventrikulären Überleitung unter Belastung liegt eine vermehrte sympathische Stimulation zugrunde. Dies läßt sich ebenfalls an einer Zunahme der Noradrenalin- und Adrenalinspiegel im peripheren Blut nachweisen. Eine Veränderung des Katecholaminoverflow als Ursache der kalziumantagonistischen Wirkung ist daher zu diskutieren. Tierexperimentelle und klinische Untersuchungen liefern hierfür weitere Anhaltspunkte. Unsere Tierexperimente zeigten zu einem weiteren interessanten Ergebnis: die Hemmung der Noradrenalinaufnahme in die verschiedenen Herzabschnitte zeigte sich unter dem Kalziumantagonisten Verapamil bei alten Tieren deutlicher ausgeprägt als bei jungen. Gezielte klinische Untersuchungen liegen zu diesem Problem bislang nicht vor. Eventuell können abhängige Einflüsse auf den Herzrhythmus auftreten, dafür gibt es durchaus auch klinische Hinweise. Die Kombination von Verapamil mit einem unspezifischen Antiarrhythmikum, mit Chinidin, hat sich in der Behandlung des chronischen Vorhofflimmerns bewährt [10]. Die antiarrhythmischen Eigenschaften einer Digitalisierung bringen nach ersten Erfahrungen evtl. hier einen zusätzlichen Fortschritt (Abb. 3). In etwa 70% der Fälle kann chronisches Vorhofflimmern durch die alleinige medikamentöse Behandlung mit schneller Überleitung in SR konvertiert werden. Hierbei kommt folgendes Therapieschema zur Anwendung: Nach einer mindestens 14tägigen Digitalisierung und Marcumarisierung wird in achtstündigen Abständen die kombinierte antiarrhythmische Therapie von Chinidin und Verapamil verabreicht bis zu einer

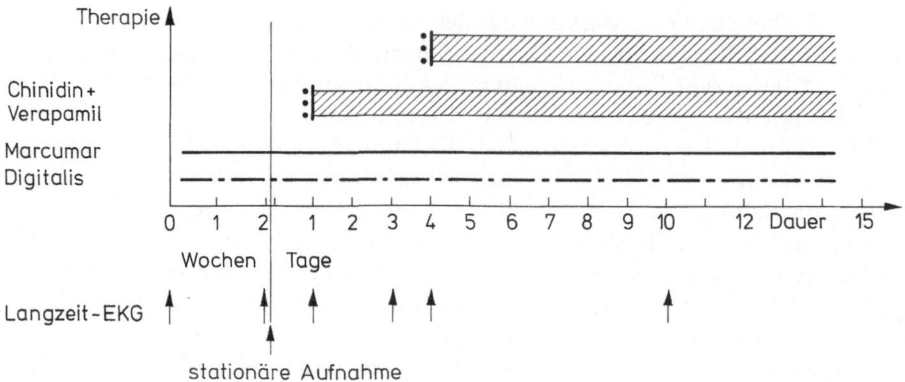

Abb. 3. Therapieschema zur medikamentösen Rhythmisierung bei Patienten mit chronischem Vorhofflimmern

Dosis von 3×400 mg Chinidinbisulfat und 3×160 mg Verapamil. Der Therapieeffekt ist innerhalb einer einwöchigen konsequenten Anwendung zu erwarten. Seit $1^1/_2$ Jahren wurden an unserer Klinik 30 Fälle ohne Therapieversagen nach diesem Schema behandelt. Unerwünschte Wirkungen auf die Sinusknotenfunktion werden nach Kalziumantagonisten bei intaktem Sinusknoten nicht beobachtet. Es konnte jedoch gezeigt werden, daß bei krankem Sinusknoten die Anwendung von Kalziumantagonisten zu einer Verminderung der Spontanautomatie und der SA-Leitung führt [20].

2 Therapie des Bradykardie-Tachykardie-Syndroms

Vor Anwendung eines Kalziumantagonisten oder eines β-Rezeptorenblockers ist zunächst zu prüfen, ob die tachykarden Rhythmusstörungen nicht mit intermittierenden Bradykardien kombiniert sind, so daß es sich um ein Bradykardie-Tachykardie-Syndrom handelt. Zum Nachweis dieses Syndroms reichen oft schon EKG-Registrierungen über etwa $^1/_2$ Std, bei stark wechselndem Beschwerdebild ein Langzeit-EKG über 24 Std oder ein Pocket-EKG aus (Abb. 4). Bei Nachweis eines kombinierten Vorkommens von Tachykardien und Bradykariden steht selbstverständlich am Beginn der Behandlung die Implantation eines Herzschrittmachers, der häufig schon zur Kupierung auch der tachykarden Phasen ausreicht, da diese Folge vorangehender Bradykardien gewesen sein können. Langzeit-EKG sind auch in diesem Fall erforderlich, um eine noch bestehende Tachykardie zeitig aufzudecken und die zusätzliche Anwendung von β-Rezeptorenblockern oder Kalziumantagonisten zu initiieren.

3 Therapie der supraventrikulären Rhythmusstörungen bei hypertropher Kardiomyopathie

Die negativ inotrope Begleitwirkung beider Substanzgruppen gilt häufig als erwünscht, so bei Angina pectoris, andererseits bei Herzinsuffizienz als unerwünscht. Bei der hypertrophen Kardiomyopathie führt Verapamil neben einer symptomatischen Behandlung verschiedener Tachyarrhythmien zur Verminde-

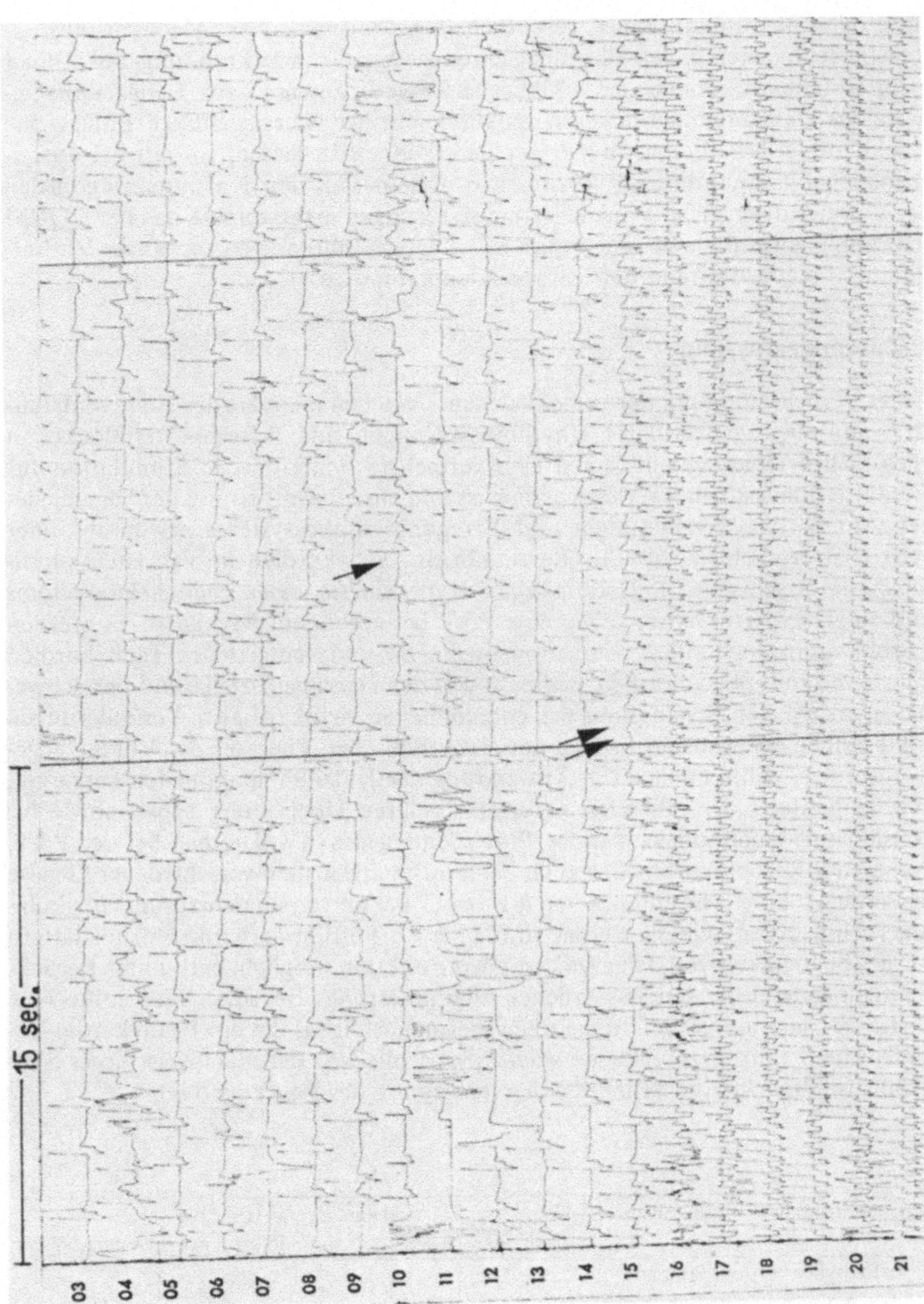

Abb. 4. Nachweis eines Bradykardie-Tachykardie-Syndroms mit Hilfe einer Registrierung des Pocket-EKG bei Beschwerden: Primäre Versorgung mit einem Schrittmacher, anschließend antiarrhythmische medikamentöse Therapie

rung oder Beseitigung eines wesentlichen pathogenetischen Mechanismus. β-Rezeptorenblocker haben das Fortschreiten der Grunderkrankung auf Dauer nicht verhindern können; erste klinische Untersuchungen nach Langzeitanwendung des Kalziumantagonisten Verapamil scheinen hier in einigen Fällen eine Rückbildung der Myokardhypertrophie erkennen zu lassen, so daß bei ausreichender antiarrhythmischer Wirkung in diesem Fall den Kalziumantagonisten der Vorzug zu geben ist. Vorhofrhythmusstörungen insbesondere das bei HOCM sehr ungünstige und evtl. sogar zum exitus letalis führende paroxysmale Vorhofflimmern bleibt während der Verapamileinnahme aus.

4 Zusammenfassung

Unter Berücksichtigung der verschiedenen Ursachen tachykarder supraventrikulärer und auch ventrikulärer Rhythmusstörungen sind β-Rezeptorenblocker in allen Fällen angezeigt, in denen eine vermehrte sympathische Stimulation für diese Rhythmusstörung verantwortlich ist und eine Beeinflussung der verschiedenen Anteile des Reizbildungs- und Erregungsleitungssystems erwünscht oder vertretbar erscheint (Abb. 5). Hierzu zählen Tachykardien infolge einer physischen und psychischen Belastung, einer Hyperkinesie, eines Phäochromozytoms und einer Hyperthyreose, sowie eine PAT bei gesundem Myokard. Es werden sowohl supraventrikuläre wie atrioventrikuläre und ventrikuläre Tachykardien günstig beeinflußt. Unter den Bedingungen der Herzinsuffizienz und der schweren myokardialen Schädigung bei entzündlichen myokardialen Veränderungen sollte jedoch einer unspezifischen antiarrhythmischen Therapie der Vorzug gegeben werden. Während sich die Anwendung der Kalziumantagonisten bevorzugt zur Behandlung der schnellen atrioventrikulären Überleitung eignet sowie bei Wiedereintrittsphänomenen unter Einbeziehung des AV-Knotens bei der PAT, kommen β-Rezeptorenblocker auch bei Sinustachykardien verschiedener Genese in Betracht. Eine Anwendung der β-Blocker bei paroxysmalen supraventrikulären Tachykardien, schneller Überleitung bei Vorhofflimmern und Vorhofflattern ist in Abhängigkeit von der myokardialen Funktion möglich, evtl. unter Berücksichtigung der ISA und zusätzlicher Digitalisierung. In jedem Fall sollte eine elektrokardiographische Langzeitregistrierung erfolgen, um ein Bradykardie-Tachykardie-Syndrom zu erfassen oder auszuschließen. Bei Nachweis dieses Syndroms ist zunächst die Schrittmacherversorgung des Pat. angezeigt.

Supraventrikuläre Tachykardie	Medikamentöse Therapie		
	Digitalis	β - Rezeptorenblocker	Kalziumantagonisten
Sinustachykardie (über 90/min)		+ +	
Paroxysmale atriale Tachykardie (PAT)		+	+ +
Vorhoftachykardie (chron.)	+	+ (+Chinidin)	+
Vorhofflimmern/- flattern	+	+ (+Chinidin)	+
Bradykardie-Tachykardie-Syndrom	+	Schrittmacher, evtl. zusätzlich +	+

Abb. 5. Medikamentöse Therapie tachykarder Rhythmusstörungen: tabellarische Übersicht

Literatur

1. Bass O, Friedmann M (1971) Ein Beitrag zum antiarrhythmischen Wirkungsmechanismus von Verapamil (Isoptin). Schweiz Med Wochenschr 101:792–799
2. Bender F, Kojima N, Reploh HD, Oelmann G (1966) Behandlung tachykarder Rhythmusstörungen des Herzens durch Beta-Rezeptorenblockade des Atrioventrikulargewebes. Med Welt 17:1120–1123
3. Bolte HG (1979) Herzrhythmusstörungen. In: Bolte HD (Hrsg) Therapie mit Betarezeptorenblokkern. Springer, Berlin Heidelberg New York, S 35–52
4. Brisse B, Bender F, Gülker H, Niehues H (1977) Behandlung der absoluten Tachyarrhythmie bei Vorhofflimmern mit dem neuen Calciumantagonisten Ro 11-1781. Z Kardiol 66:609–611
5. Brisse B, Tetsch P, Toye A (1979) Vergleichende Untersuchungen zur streßabschirmenden Wirkung eines Tranquilizers und eines Beta-Rezeptorenblockers. Z Kardiol 68:653–657
6. Filias N (1974) Verapamil-Behandlung bei Herzrhythmusstörungen. Schweiz Rundsch Med (Praxis) 63:66–74
7. Fitzgerald JD (1975) The evaluation of beta adrenergic blocking drugs in man. In: Lydtin H, Meesmann W (Hrsg) Kardiale Sympathikolyse als therapeutisches Prinzip. Thieme, Stuttgart, S 31–56
8. Gleichmann U, Trieb G (1978) Therapie der paroxysmalen Tachykardien. Intern Welt 3:69–76
9. Gülker H, Brisse B, Brinkhoff D (1979) Untersuchungen zur Wirkung von Nikotin auf Hämodynamik und Sauerstoffverbrauch des Herzens vor und nach β-Sympathikolyse und nach Atropin. Verh Dtsch Ges Inn Med 85:835–838
10. Gülker H, Bramann HU, Brisse B, Kuhs H (1980) Kombinierte Behandlung chronischer Vorhof-Rhythmusstörungen mit Chinidin-Verapamil. Med Klin 75:196–198
11. Kerber RE, Harrison DC (1971) Beta adrenergic blocking drugs in the treatment and prophylaxis of cardiac arrhythmias. In: Harrison DC (ed) Circulatory effects and clinical uses of beta-adrenergic blocking drugs. Excerpta Medica, Amsterdam, pp 49–66
12. Lüderitz B (1979) Tachykarde Rhythmusstörungen: Therapie und Prophylaxe. Diagn Intensivther 1:1–5
13. Lütold BE, Burckhardt O (1980) Tachykarde Rhythmusstörungen. Medica 1:739–742
14. Michel D, Alber G (1977) Differentialtherapie kardialer Rhythmusstörungen. Perimed, Erlangen
15. Pasquel R (1979) Pharmacologic considerations in determining efficacy of oncedaily sotalol administration to hypertensive patients. D Clin Pharmacol 19:523–532
16. Prichard BNC (1978) Beta adrenergic blocking drugs and the treatment of high blood pressure. In: Rahn KH, Schrey A (Hrsg) Betablocker. Urban & Schwarzenberg, München Wien Baltimore, S 126–146
17. Schamroth L (1971) Unmittelbare Wirkungen von intravenös verabreichtem Verapamil bei Vorhofflimmern. Cardiovasc Res 5:419–424
18. Schamroth L, Krikler DM, Garrett C (1972) Unmittelbare Wirkungen von intravenös verabreichtem Verapamil bei Arrhythmien. Br Med J I:660–662
19. Schettler G, Brisse B (1979) Heart and circulatory diseases. Newsletters, Council on arteriosclerosis, p 15–17
20. Seipel L, Breithardt G (1980) Effects of calcium-antagonists on automaticity and cooduction in man. In: Fleckenstein A, Roskamm H (eds) Calcium-antagonismus. Springer, Berlin Heidelberg New York, pp 87–96
21. Tritthart HA (1980) Effekte antidysrhythmischer Pharmaka auf die Na^+- und Ca^{2+}-Permeabilität der Myokardmembran. In: Fleckenstein A, Roskamm H (Hrsg) Calciumantagonismus. Springer, Berlin Heidelberg New York, S 44–54

β-Blockade bei Angina pectoris

K. Bachmann

Die Angina pectoris signalisiert eine zeitlich und örtlich begrenzte Bilanzstörung zwischen myokardialem Sauerstoffbedarf und Sauerstoffangebot, der in der überwiegenden Mehrzahl der Fälle eine organisch fixierte, druck- und durchflußmindernde Stenose der großen Koronargefäße oder ein kollateral überbrückter Koronarverschluß zugrunde liegen. Abgesehen von der seltenen Form der erstmals von Prinzmetal [17] beschriebenen vasospastischen Angina und der funktionellen Koronarinsuffizienz bei kritischer Widerstandshypertrophie des linken Ventrikels infolge maligner arterieller Hypertonie, hypertropher Kardiomyopathie oder Aortenklappenfehlern ist die Koronarinsuffizienz ein gefäßmechanisches Problem.

Die Koronarreserve beträgt normalerweise 400% der Ruhedurchblutung [5]. Sie ist bei stenosierender Koronarerkrankung unter jene 300% reduziert, die bei schwerer körperlicher Arbeit beansprucht werden, so daß es unter Belastung zur Bilanzierungsstörung mit Angina pectoris kommen muß. Eine Normalisierung der Koronarreserve, d.h. des O_2-Angebots kann nur durch koronarchirurgische Maßnahmen wie den aortokoronaren Venenbypass oder die Anastomose der Arteria mammaria interna [7, 9], die perkutane transluminale koronare Dilatation [10] und in Ausnahmefällen durch die intrakoronare Lyse [18] erreicht werden. Im Gegensatz zu den Verfahren der Revaskularisation handelt es sich bei der medikamentösen Therapie um den Versuch, den myokardialen O_2-Bedarf durch Ökonomisierung des Myokardstoffwechsels und Verminderung der Herzarbeit auf die eingeschränkte Koronarreserve abzustimmen. Dies gelingt über die medikamentöse Beeinflussung der Determinanten des myokardialen O_2-Verbrauches wie Herzfrequenz, Kontraktilität und myokardiale Wandspannung (Abb. 1). In die myokardiale Wandspannung gehen nach dem Laplace-Gesetz die innere Druckbelastung des Ventrikels, über den Radius seine Größe und die Wanddicke ein. In der Diastole wird die Wandspannung über den venösen Rückstrom, das Füllungsvolumen und die Füllungsdrucke bestimmt, in der Systole reflektiert die Wandspannung, vor allem die arterielle Druckbelastung, die von dem peripheren Widerstand bestimmt wird, gegen die das Schlagvolumen ausgeworfen werden muß. Unter den Determinanten des myokardialen O_2-Verbrauchs kommt der Herzfrequenz in therapeutischer Sicht die größte Bedeutung zu, da sie als Zeitgeber die Periodizität der energieliefernden Prozesse, die diastolische Koronardurchblutung und die Austreibungszeit bestimmt.

Konservative Therapie der Koronarinsuffizienz bedeutet Minderung der inneren und äußeren Herzarbeit, so daß durch Ökonomisierung und Sparmaßnahmen im Myokardstoffwechsel der Sauerstoffverbrauch der reduzierten Koronar-

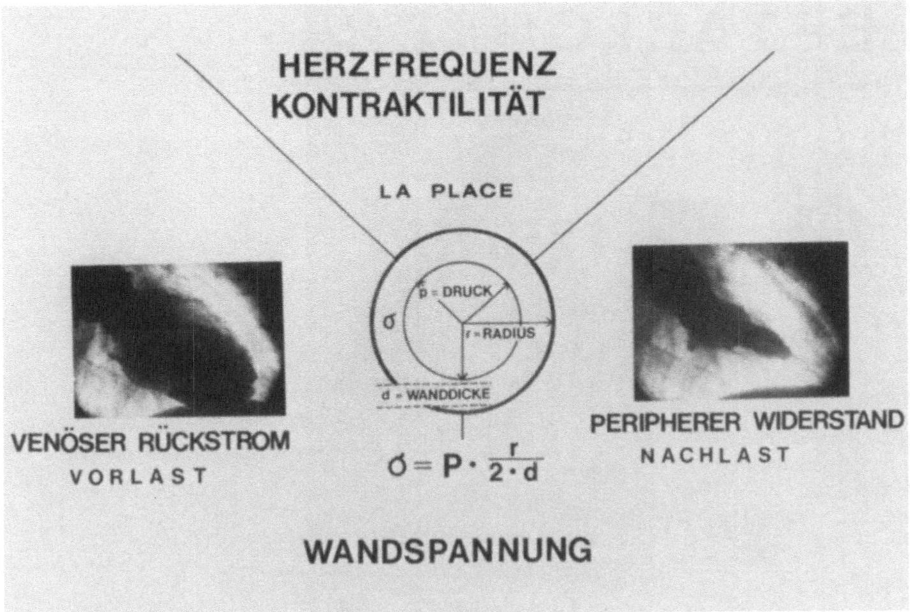

Abb. 1. Determinanten des myokardialen Sauerstoffverbrauchs

reserve angepaßt wird. Für eine medikamentöse Behandlung ergeben sich somit 3 Angriffspunkte:

1. Minderung der Vorlast des Herzens durch Reduktion des venösen Rückstroms und damit der diastolischen Füllung und Druckbelastung der linken Kammer durch vorwiegend im venösen Kreislaufschenkel wirksame Vasodilatatoren wie Nitroglycerin, Isosorbiddinitrat und Molsidomin.
2. Minderung der Nachlast des Herzens durch Reduktion des peripheren Widerstands und damit arterieller Drucksenkung, so daß bei geringerer Druckarbeit ein höheres Schlagvolumen ausgeworfen werden kann. Hierfür sind ausschließlich oder vorwiegend im arteriellen Kreislaufschenkel wirksame Vasodilatatoren wie Dihydralazin, Phentolamin und Prazosin geeignet. Auch von Kalziumantagonisten, wie Nifedipin, darf eine Erniedrigung der Nachlast erwartet werden.
3. Einschränkung oder Modulation des sympathischen Antriebs mit Frequenzverlangsamung und Abnahme der Kontraktilität.

Die β-sympathikolytische Behandlung der Angina pectoris darf jedoch nicht ausschließlich unter dem Gesichtspunkt der Frequenzverlangsamung mit Zunahme der diastolischen Koronarperfusion, Minderung der Kontraktilität und Minderung des arteriellen Blutdrucks gesehen werden. Es gibt im Hinblick auf die Koronarinsuffizienz auch unerwünschte Wirkungen von β-Blockern, die unabhängig von der Kardioselektivität den myokardialen O_2-Verbrauch erhöhen (Abb. 2). So resultiert aus der Frequenzverlangsamung nicht nur eine längere diastolische Koronardurchblutung, sondern zugleich auch eine Verlängerung der

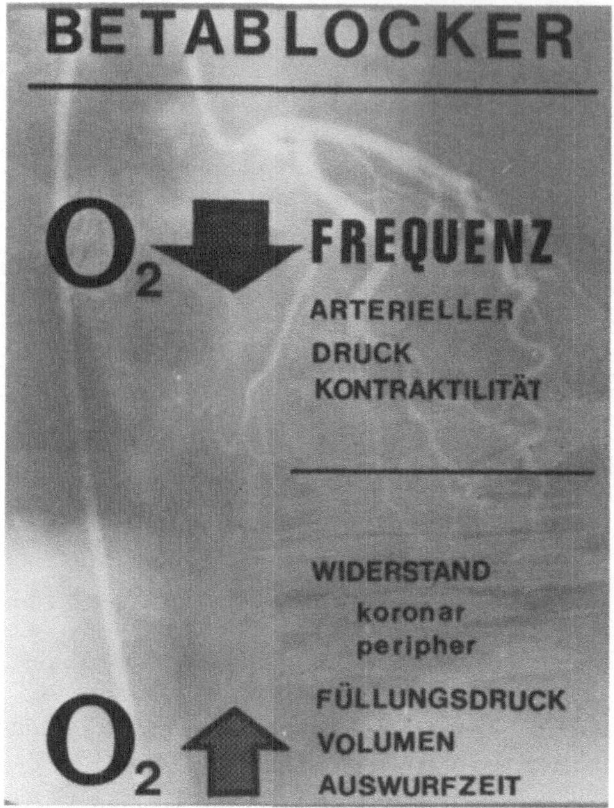

Abb. 2. Erwünschte und unerwünschte Wirkungen von β-Blockern bei Koronarinsuffizienz

energieverbrauchenden Auswurfzeit. Durch β-Blockade kann es zu einem Überwiegen der α-adrenergen Rezeptoren mit Erhöhung des Gefäßwiderstands sowohl im koronaren wie peripheren Kreislauf mit Begünstigung von Koronarspas-
men und Erhöhung der Nachlast kommen. Die Minderung der Koronarperfusion betrifft sowohl die globale wie auch die regionale Durchblutung
ischämischer Bezirke [12, 15, 23]. Insgesamt dominieren jedoch die Frequenzverlangsamung und arterielle Drucksenkung, so daß sich diese im Hinblick auf
den myokardialen O_2-Bedarf unerwünschten Wirkungen auf die globale Sauerstoffbilanz wenig auswirken.

Für die Therapiekontrolle in der Praxis hat die Abhängigkeit des β-sympathi-
kolytischen Effekts von der Frequenzverlangsamung und der arteriellen Drucksenkung den Vorteil, daß die Wirkung an dem Druck-Frequenzprodukt beurteilt
und überwacht werden kann [20].

Die antianginöse Wirkung von β-Rezeptorenblockern mit konsekutiver Zunahme der elektrokardiographisch dokumentierten Belastungstoleranz ist durch
zahlreiche Studien belegt (Lit. bei [4, 13]). Da β-Rezeptoren im Organismus
ubiquitär verteilt sind, müssen bei der Behandlung von Patienten mit koronarer

Herzerkrankung auch mit β_1, d.h. kardioselektiven Blockern, besonders kardiovaskuläre und pulmonale Nebenwirkungen bachtet werden. So zählt die hypo-
ton-bradykarde Ausgangslage zu den relativen Kontraindikationen, zumal in
dieser Situation von β-Blockern keine wesentliche Verbesserung der myokardialen Sauerstoffbilanz zu erwarten ist. Als absolute Kontraindikation gelten die
manifeste Herzinsuffizienz, der AV-Block II. und III. Grads, bifaszikuläre Block-
formen und das Syndrom des kranken Sinusknotens, während zu den vaskulären
Kontraindikationen das Raynaud-Phänomen und die periphere arterielle Ver-
schlußkrankheit mit Claudicatio intermittens zählen. Im kardio-pulmonalen
Funktionskreis gewinnt das Asthma bronchiale die Bedeutung einer absoluten
Kontraindikation. Aufgrund der vielfältigen Möglichkeiten des medikamentösen
Zugriffs im Bereich der Vorlast und Nachlast des Herzens und der Anwendung
von Kalziumantagonisten kann und muß im Zweifelsfall auf β-Rezeptorenblok-
ker verzichtet werden.

Als Langzeittherapie bietet die Kombination von Nitraten und β-Blockern
den Vorteil einer Potenzierung der antianginösen Wirkung und Verminderung
der Nebenwirkungen. Die unter Nitroglyzerin und Nitraten zu beobachtende
Frequenzbeschleunigung mit Minderung der diastolischen Perfusionszeit und
die Steigerung der Kontraktilität werden β-sympathikolytisch gehemmt, während
Nitrate der β-sympathikolytisch induzierten Erhöhung des koronaren und peripheren Widerstands und Erhöhung des linksventrikulären Füllungsdrucks entge-
gen wirken [3]. Im Gegensatz zur Anwendung von β-Blockern bei Hochdruckkranken und Patienten mit Rhythmusstörungen des Herzens kommt bei der
Behandlung von Koronarkranken die dosisabhängige Nebenwirkung sowohl
bei Beginn wie bei der Beendigung der β-Blockade hinzu. Beginn mit der niedrig-
sten Einzeldosis und kein abruptes Absetzen von β-Blockern sind zu fordern,
da sonst bei hypersensitiven Rezeptoren initial mit Bradykardie, Asystolie und
Hypotonie und bei abrupter Beendigung mit Crescendoangina, akutem Infarkt
und plötzlichem Herztod als potentieller Komplikation gerechnet werden muß
[2, 3, 6, 21].

Das Schema der Abb. 3 stellt unter Berücksichtigung der kardialen Kontraindikation den Versuch einer Differentialtherapie der koronaren Herzerkrankung
dar. Es berücksichtigt die in der Praxis und Klinik faßbaren Symptome der
Koronarinsuffizienz, Myokardinsuffizienz, elektrischen Instabilität und throm-
boembolischen Gefährdung, wobei das Spektrum der Koronarkranken mit Angina pectoris von der Eingefäßerkrankung mit normaler linksventrikulärer
Pumpfunktion und ohne Rhythmusstörung des Herzens bis hin zu Patienten
mit Mehrgefäßerkrankungen, Rezidivinfarkten, Aneurysma und erheblicher Einschränkung der linksventrikulären Pumpfunktion mit Ruheinsuffizienz, grenz-
wertig erniedrigten arteriellen Blutdruckwerten und Bradykardie oder Bradyar-
rhythmie reicht. Die medikamentöse Behandlung mit β-Rezeptorenblockern muß
somit zunächst auf die Art der koronaren Herzerkrankung abgestimmt werden.

Gruppe I/II: Patienten mit Koronarinsuffizienz ohne Infarktnarben sind unabhängig von einer belastungsinduzierten Pumpfunktionsstörung des linken Ventrikels Kandidaten für eine β-sympathikolytische Therapie, da auch die linksventrikuläre Belastungsinsuffizienz ischämisch bedingt ist und durch Minderung des
Druck-Frequenzprodukts gleich günstig wie die Angina pectoris beeinflußt wer-

56 K. Bachmann

KHK		PRAEINFARKT KORONARINSUFFIZIENZ — POSTINFARKT STADIUM					
		I	HERZINSUF. II	III	HERZINSUF. IV	HERZINSUF. KORONARINSUFFIZIENZ V	HERZINSUF. VI
		PHARMAKO THERAPIE					
KORONAR-INSUFFIZIENZ	ANGINA PECTORIS	NITRATE β-BLOCKER				NITRATE β-BLOCKER	
ELEKTRISCH INSTABIL	RHYTHMUS STÖRUNG	β-BLOCKER		β-BLOCKER	ANTI-ARRHYTHM.	β-BLOCKER	ANTI-ARRHYTHM.
MYOKARD-INSUFFIZIENZ	PUMPFUNKTION ISCHAEMIE HYPOKINESE		NITRATE DIGITALIS				NITRATE DIGITALIS
	AKINESIE ANEURYSMA EMBOLIE				DIGITALIS NITRATE CUMARIN		DIGITALIS NITRATE CUMARIN
THROMBO-EMBOLIE	KORONAR-THROMBOSE	THROMB. AGG. H. CUMARINDERIVATE				CUMARINDERIVATE THROMB. AGG. H.	
☐ SYMPTOMATISCH ▨ NICHT MANIFEST		VENENBYPASS KORONARE ANGIOPLASTIK			ANEURYSMA RESEKTION	VENENBYPASS ANGIOPLASTIK	ANEURYSM.
		INVASIVE/OPERATIVE THERAPIE					

Abb. 3. Differentialtherapie der koronaren Herzkrankheit

den kann. Sind Rhythmusstörungen manifest, so kommt gleichzeitig die antiarrhythmische Wirkung von β-Blockern zum Zuge.

Gruppe III: Die Gruppe III umfaßt asymptomatische Koronarkranke nach unkompliziertem Infarktverlauf ohne Angina pectoris und Belastungsdyspnoe. Bei ihnen besteht keine dringende Notwendigkeit für eine β-sympathikolytische Behandlung mit Ausnahme jener Kranken, bei denen vor allem belastungsinduzierte Rhythmusstörungen des Herzens bestehen. Die zahlreichen Langzeitstudien sind derzeit noch nicht so einheitlich positiv, daß in dieser für eine Langzeitbehandlung geeigneten Gruppe von Koronarkranken die lebensbegleitende Sympathikolyse als eine die Langzeitprognose günstig beeinflußende Maßnahme empfohlen werden kann [1, 9, 11, 19, 22].

Gruppe IV: Bei Patienten mit manifester oder belastungsinduzierter Linksinsuffizienz nach Myokardinfarkt muß immer von ausgedehnten Infarktnarben oder einem Ventrikelaneurysma ausgegangen werden. Diese Patientengruppe ist durch signifikante Rhythmusstörungen der Klassifikation III, bis VI nach Lown besonders gefährdet und durch eine ungünstige Langzeitprognose negativ etikettiert. Die antiarrhythmische Wirkung von β-Rezeptorenblockern kann jedoch wegen der kardiodepressiven Wirkung auf das vitale Restmyokard des linken Ventrikels und den rechten Ventrikel mit Verstärkung der bereits abnormen Vordehnung oder Überdehnung des Myokards durch zusätzliche Frequenzverlangsamung nicht verwendet werden. Vielfach ist gerade in dieser Gruppe eine kompensatorische Tachykardie anzutreffen, die nicht zu einer β-sympathikolytischen Frequenzkosmetik verleiten darf. Ventrikuläre Rhythmusstörungen bedürfen der antiarrhythmischen Therapie mit Ausschluß von β-Blockern.

Gruppe V: Anders verhält es sich mit der Indikation von β-Blockern bei Koronarkranken nach Myokardinfarkt persistierender oder neu aufgetretener Angina pectoris ohne Zeichen der Myokardinsuffizienz, wobei den β-Blockern die gleiche Bedeutung wie bei Koronarkranken mit Koronarinsuffizienz vor Myokardinfarkt zukommt.

Gruppe VI: β-Blocker sind nach Myokardinfarkt in dieser prognostisch ungünstigsten Patientengruppe absolut kontraindiziert. Bei diesen Koronarkranken ist eine Symptomentrias von Angina pectoris, Rhythmusstörungen und Herzinsuffizienz manifest.

Zusammenfassung

β-adrenerge Rezeptorenblocker sind heute in der Behandlung der koronaren Herzerkrankung als antianginös wirksame Substanzen ebenso unumstritten wie die Tatsache, daß geringe Wirkungsunterschiede wie sympathische Eigenwirkung und membranstabilisierender Effekt ohne differentialtherapeutische Bedeutung bleiben. Das immer größere Angebot an β-Blockern reflektiert den Wunsch nach idealer β-Sympathikolyse mit langer Halbwertzeit, Kardioselektivität ohne nachteilige Auswirkungen auf den koronaren und peripheren Widerstand und extrakardiale β-Rezeptoren, so daß auch eine hochdosierte Behandlung des Koronarkranken möglich wird, ohne kardiodepressive, vasospastische oder bronchospastische sowie metabolische Nebenwirkungen in Kauf nehmen zu müssen.

Die Kardioprotektion im akuten Infarkt und die Besserung der Langzeitprognose nach Infarkt gehen über den Anspruch antianginös wirksam zu sein weit hinaus und müssen derzeit aus der Sicht der Praxis noch als therapeutische Zielvorstellung einer künftig realisierbaren β-Rezeptorenblockade bewertet werden.

Literatur

1. Ahlmark G, Saltre H (1976) Long-term treatment with beta-blockers after myocardial infarction. Eur J Clin Pharmacol 10:77
2. Aldermann EL, Coltart DH, Wettlach GE, Harrison DC (1974) Coronary artery syndromes after sudden propranolol withdrawal. Ann Intern Med 31:625
3. Bachmann K, Zerzawy R (1977) Beta-Rezeptorenhemmer in der Therapie der Angina pectoris. In: Klein W (Hrsg) Betarezeptorenblockade in Klinik und Praxis. Witzstrock, Baden-Baden, S 23
4. Bolte H-D (1979) Koronare Herzkrankheit. In: Bolte H-D (Hrsg) Therapie mit Beta-Rezeptorenblockern. Springer, Berlin Heidelberg New York, pp 19–33
5. Bretschneider HJ (1962) Physiologie des Koronarkreislaufes in: Bad Nauheimer Fortbildungs-Lehrgänge 27:34–55
6. Diaz RG, Somberg JG, Freeman E, Levis B (1973) Withdrawal of propanolol and myocardial infarction. Lancet I:1068
7. Favoloro RG (1968) Saphenous vein autograft replacement of severe segmental coronary artery occlusion: Operative technique. Ann Thorac Surg 5:334
8. Gold HK (1976) Propranolol-induced reduction of signs of ischemic injury during acute myocardial infarction. Am J Cardiol 38:689
9. Green KG (1975) Improvement in prognosis of myocardial infarction by long-term beta-adrenoceptor blockade using practolol. Br Med J II:735
10. Grüntzig A (1978) Transluminal dilatation of coronary artery stenosis. Lancet I:263

11. Hjalmarson A, Wagstein F, Waldenström A (1979) Beneficial effect of betablockade in experimental and clinical myocardial infarction. In: Gross F (ed) Modulation of sympathetic tone in the treatment of cardiovascular disease. Huber, Bern
12. Lichtlen P, Albert H (1970) Zur Wirkung der Betarezeptorenblockade bei Koronarinsuffizienz. I. Koronare Dynamik unter Propranolol. Messung der Koronardurchblutung mit Xenon-133. Z Kreislaufforsch 59:193
13. Lydtin H, Lohmöller G (1977) Betarezeptorenblocker. Aesopus, Lugano München
14. Maroko PR, Kjekshus JK, Sobel BE, Watanabe T, Covell JW, Ross J, Braunwald E (1971) Factors influencing infarct size following experimental coronary artery occlusion. Circulation 43:67
15. Mocetti T, Halter J, Lichtlen P (1972) Koronare und linksventrikuläre Dynamik dreier Substanzen mit unterschiedlicher betablockierender Wirkung: Propranolol, Pindolol und Practolol. Schweiz Med Wochenschr 102:422
16. Pit B (1976) Reduction of myocardial infarction extention in man by propranolol (Abstr) Circulation [Suppl. 2] 54:29
17. Prinzmetal M, Kemnamer R, Merliss R, Wade T, Bor N (1959) Angina pectoris, I the variant form of angina pectoris. Am J Med 24:375
18. Rentrop P, Blanke M, Köstering H, Karsch KR (1980) Intrakoronare Streptokinaseapplikation beim akuten Infarkt und instabiler Angina pectoris. Dtsch Med Wochenschr 105:221
19. Reynolds JL, Whitlock RML (1972) Effects of beta-adrenergic receptor blocker in myocardial infarction treated for one year from onset. Br Heart J 34:252
20. Robinson BF (1967) Relation of heart rate and systolic blood pressure to the onset of pain in angina pectoris. Circulation 35:1073
21. Slome R (1973) Withdrawal of propranolol and myocardial infarction. Lancet I:1956
22. Wilhelmsson C, Vedin JA, Wilhelmsen L, Tibblin G, Werkö L (1974) Reduction of sudden death after myocardial infarction by treatment with alprenolol. Lancet II:1157
23. Wolfson W, Heinle RA, Herman HN, Kemp HG, Sullivan JM, Gorlin R (1966) Propranolol and angina pectoris. Am J Cardiol 18:346

β-Blockade und Ischämietoleranz am isolierten Warmblüterherzen

Th. von Arnim

1 Einleitung

Angina pectoris und Herzinfarkt stellen als Krankheits- und Todesursachen Probleme ersten Rangs in allen Industrieländern dar. In der Behandlung der koronaren Herzkrankheit kommt β-Blockern ganz überwiegend ein Platz in der Prophylaxe bei Risikoerkrankungen wie Hypertonie und der Dauertherapie bei stabiler Angina pectoris zu. Dennoch gibt es zahlreiche Hinweise [1, 2] auf mögliche günstige Einflüsse beim akuten Ereignis des Myokardinfarkts. Die isoliert arbeitende Herzperfusion nach Neely [3, 4] eignet sich zum Studium akuter Vorgänge bei Ischämie besonders gut, da unter kontrollierten Bedingungen über einen wählbaren Zeitraum eine homogene Ischämie im gesamten Myokard erzeugt werden kann und Erholungsvorgänge bei Reperfusion studiert werden können. Im Folgenden wird über eigene Experimente zur Wirkung von β-Blockern auf eine 30minütige Totalischämie am Rattenherzen berichtet. In der Diskussion soll ein Überblick über bisherige Forschungsergebnisse zu β-Blockern und Ischämie sowie Hypoxie an isoliert perfundierten Herzen gegeben werden.

1.1 Methodik

Die Prinzipien der isoliert arbeitenden Rattenherzenperfusion folgen den Beschreibungen von Neely u.Mitarb. [3] sowie Ross [5]. Männliche Wistar-Ratten zwischen 250 und 350 g Gewicht werden mit Äther narkotisiert und erhalten anschließend Heparin (1000 i.E. pro kg Körpergewicht) i.v. injiziert. 30 sec später wird der Thorax eröffnet, das Herz mit Vorhöfen und ca. 5 mm Aorta ascendens entnommen und sofort in eisgekühltes Perfusionsmedium gelegt. Nachdem das Herz zum Stillstand gekommen ist, wird es mit der Aorta an einer Perfusionskanüle ($\varnothing$ 1,9 mm) fixiert und sofort an eine retrograde Perfusion mit einem Druck von 65 cm H_2O angeschlossen. Das Perfusionsmedium ist ein Krebs-Henseleit-Puffer von 37° C, oxygeniert mit 95% O_2/5% CO_2 und hat die Zusammensetzung (mmol/l): NaCl 118, KC 4,75, CaCl 2,5, $MgSO_4$ 1,18, KH_2PO_4 1,18, $NaHCO_3$ 25, Glucose 11. Nach Perfusionsbeginn fängt das Herz binnen Sekunden spontan an zu schlagen und als Ausfluß aus dem rechten Vorhof und rechten Ventrikel ergibt sich ein Koronarfluß von ca. 12 ml/ min. Während das Herz in diesem Zustand, der einer Langendorff-Perfusion [6] entspricht, stabil ist, kann der linke Vorhof kanüliert werden. Danach wird das Herz vom linken Vorhof aus mit demselben Perfusionsmedium mit einem Druck von 10 cm H_2O (Vorlast) perfundiert und die Aorta an eine hydrostati-

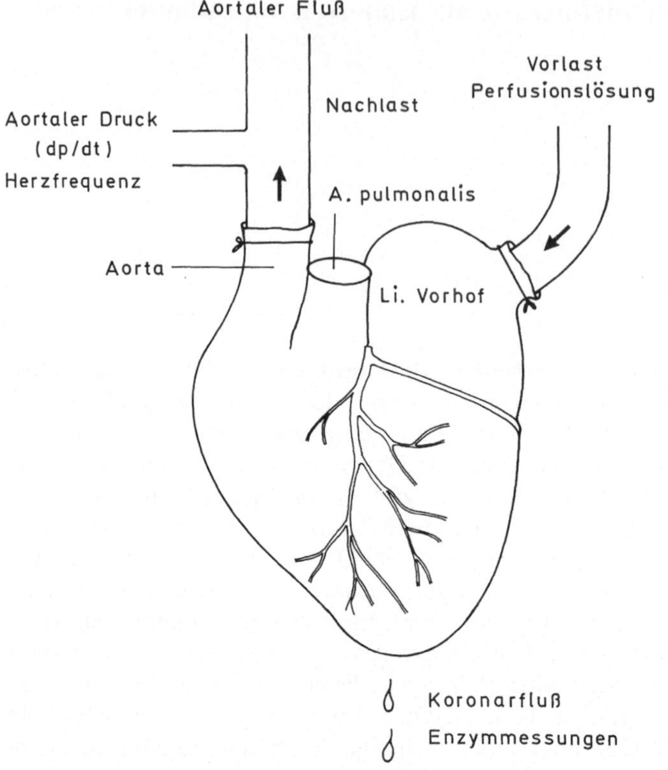

Abb. 1. Schematische Darstellung der isoliert arbeitenden Herzperfusion nach Neely u.Mitarb. [3]. Mit einem Druck von 10 cm H_2O (Vorlast) gelangt oxygenierte Krebs-Henseleit-Lösung über den linken Vorhof ins Herz und wird gegen einen hydrostatischen Druck von 85 cm H_2O (Nachlast) vom linken Ventrikel ausgeworfen. Die Förderleistung bestimmt sich aus aortalem Fluß und dem aus rechtem Vorhof und A. pulmonalis abtropfenden Koronarfluß

sche Nachlast von 85 cm H_2O angeschlossen. Gegen diese Nachlast wirft das Herz ein Volumen von ca. 40 ml/min aus, das — als aortaler Fluß über ein Flowmeter gemessen — ein Maß für die geleistete Arbeit ist. Der Koronarfluß ergibt sich dabei zu ca. 15 ml/min (Abb. 1). Über einen Seitenarm der aortalen Kanüle und ein Statham-Element wird der aortale Druck gemessen und über ein Differenzierglied sein Differential ebenfalls registriert (Hewlett-Packard-Verstärker und Rekorder). Alle Herzen werden mit 300/min mittels Schrittmacher stimuliert. Nach einer Stabilisierungsphase von 30 min wird für 30 min eine komplette Ischämie durch Abklemmen des arterialen Zuflusses und des aortalen Ausflusses erzeugt. Um eine Abkühlung des Präparats während der Ischämie zu vermeiden, wird das Herz während dieser Zeit mit 37° C warmem Perfusionsmedium mit 30 ml/min superfundiert. Nach der Ischämieperiode wird das Herz so reperfundiert, daß sowohl eine retrograde Perfusion der Koronarien möglich ist, als auch nach Wiederaufnahme kräftiger Kontraktionen ein antegrader aortaler Fluß (Abb. 2). Um die Spontanerholung zu beobachten, wird bei der Reperfusion nicht mehr mit Schrittmacher stimuliert. Während der Reperfusion kann

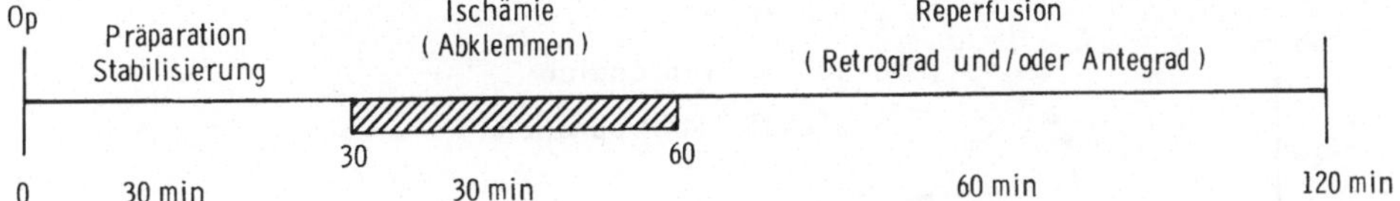

Abb. 2. Zeitlicher Versuchsablauf. Nach Stabilisierungsphase und Ischämie erfolgt Reperfusion zunächst retrograd über die Aorta in die Koronarien, nachfolgend antegrad über den linken Vorhof, sobald das Herz wieder eine Auswurfleistung erbringt. Während der ganzen Versuchsdauer Registrierung von Aortendruck, aortalem Fluß, Koronarfluß, Herzfrequenz; während Reperfusion in 2,5–5minütigen Abständen Bestimmung der CK-Freisetzung aus Koronarfluß und koronarer arteriell-venöser Konzentrationsdifferenz

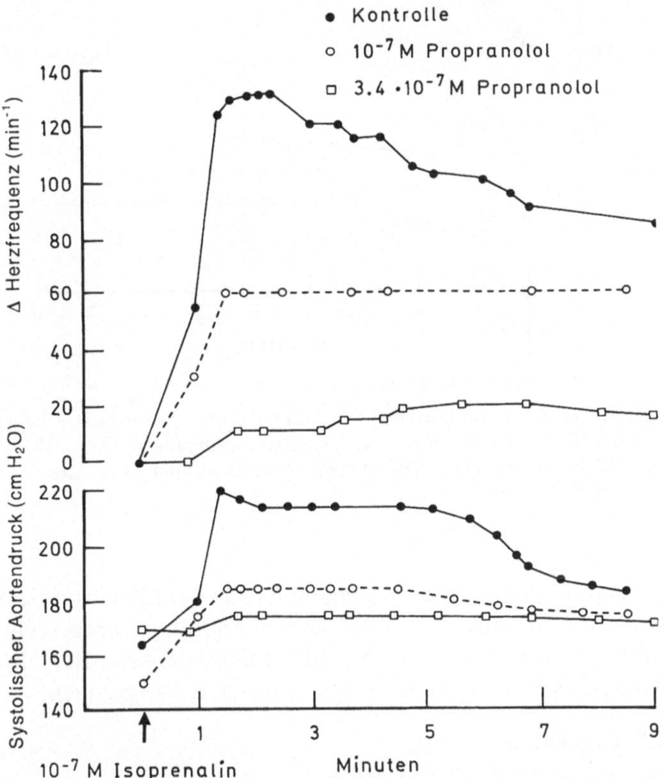

Abb. 3. Verhalten von Herzfrequenz und systolischem Aortendruck isoliert arbeitender Herzen unter Stimulation mit 10^{-7} M Isoprenalin. — ● — Kontrollbedingungen, — ○ — 10^{-7} M Propranolol, — □ — $3,4 \times 10^{-7}$ M Propranolol im Perfusionsmedium (Einzelversuche). Bei $3,4 \times 10^{-7}$ M Propranolol nur noch geringer Anstieg der Herzfrequenz, Aortendruck praktisch unverändert

der Grad der Erholung an allen auch zuvor gemessenen funktionellen Parametern gemessen werden. Außerdem wird die koronare AV-Differenz der Konzentration an Creatinkinase (CK) bestimmt (Boehringer, Mannheim, Standard-Methode) und auf das Trockengewicht des Herzens im Anschluß an das Experiment bezogen. Multipliziert mit dem Koronarfluß ergibt sich die myokardiale CK-Freisetzung pro Zeiteinheit.

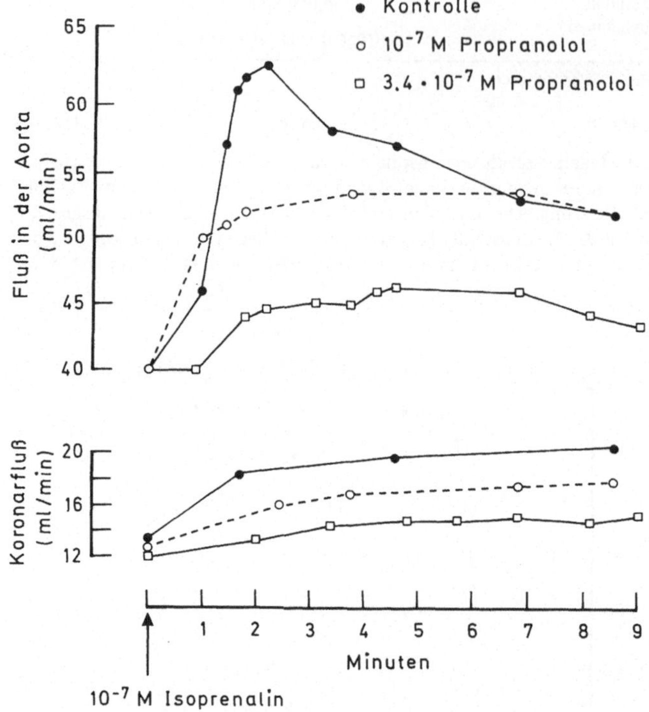

Abb. 4. Verhalten von aortalem Fluß und Koronarfluß isoliert arbeitender Herzen unter Stimulation mit 10^{-7} M Isoprenalin. $— \bullet —$ Kontrollbedingungen, $— \circ — 10^{-7}$ M Propranolol, $— \square — 3,4 \times 10^{-7}$ M Propranolol (Einzelversuche). Deutlich verminderter Anstieg beider Flußwerte unter $3,4 \times 10^{-7}$ M Propranolol

Propranolol (Sigma chemicals) wurde dem Perfusionsmedium vom Beginn der Perfusion an zugesetzt, eine Vorbehandlung wurde nicht durchgeführt. Aufgeführte Werte bezeichnen $\bar{X} \pm SD$, für statistische Berechnungen wurde der Student-t-Test für ungepaarte Stichproben herangezogen.

1.2 Ergebnisse

Die Auswirkung eines β-Blockers auf funktionelle Parameter in unserer Präparation wurde in Einzelversuchen mit einem Isoprenalin-Test untersucht. Ohne medikamentösen Einfluß kommt es nach Zugabe 10^{-7} M Isoprenalin zu einem ausgeprägten Anstieg von Herzfrequenz, aortalem Druck und Auswurfsleistung. Wenn dem Perfusionsmedium zuvor Propranolol in Konzentrationen von 10^{-7} M und $3,4 \times 10^{-7}$ M zugesetzt wurde, ergab sich eine deutlich dosisabhängig verminderte Isoprenalinwirkung (Abb. 3 und 4). Eine direkte Wirkung des Propranolol ohne Isoprenalinzusatz konnte bei diesen Konzentrationen noch nicht beobachtet werden. Damit haben wir in unserer Präparation einen eindeutigen, bei $3,4 \times 10^{-7}$ M Propranolol, (0,1 mg/l) ausgeprägten β-blockierenden Effekt.

Die Auswirkungen einer 30minütigen Totalischämie der isolierten Herzen wurden nun unter Kontrollbedingungen und unter $3,4 \times 10^{-7}$ M Propranolol

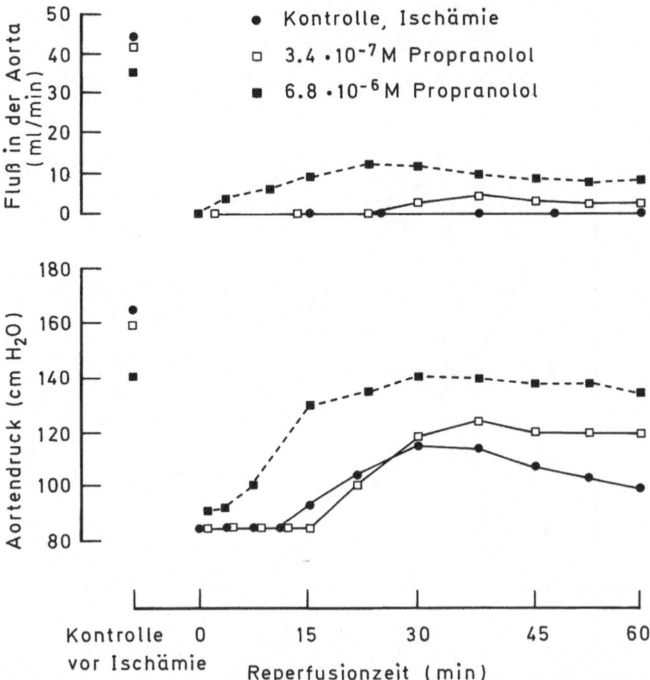

Abb. 5. 60 min. Reperfusion nach 30 min. Ischämie durch Abklemmen. Verhalten von aortalem Fluß und syst. Aortendruck im Vergleich zum Kontrollwert vor Ischämie. —●— Ischämie-Kontrolle ohne Pharmakon. —□— $3,4 \times 10^{-7}$ M Propranolol, —■— $6,8 \times 10^{-6}$ M Propranolol; früher einsetzende und ausgeprägtere Erholung unter $6,8 \times 10^{-6}$ M Propranolol. Kontrollwerte werden für aortalen Fluß nicht erreicht. NB: Auch bei aortalem Fluß von 0 ml/min findet retrograde Perfusion der Koronarien statt

untersucht. Unter Kontrollbedingungen fand sich eine nur geringe Erholung der Herzen in der postischämischen Perfusion. Unmittelbar zu Beginn der Reperfusion kommt es zu Kammerflimmern mit funktionellem Herzstillstand. Die Herzen werden jedoch weiter retrograd perfundiert und nehmen nach einer Arrhythmiephase unterschiedlicher Dauer wieder regelmäßige Spontanaktionen auf. Nach Aufnahme der Spontanaktion kommt es zu einer massiven Ausschwemmung von CK in den koronaren Ausfluß. Da der Koronarfluß nach dieser Aufnahme der Spontanaktivität nicht wesentlich höher ist, als bei Reperfusion während Herzstillstand und da die koronar-venös-arterielle Konzentrationsdifferenz von CK erheblich ansteigt, scheint eine Art „Auspreßmechanismus" für die CK-Freisetzung eine Rolle zu spielen.

Keiner der untersuchten Parameter (aortaler Druck, dp/dt, aortaler Fluß, Koronarfluß, Arrhythmiezeit, Herzfrequenz und CK-Freisetzung) zeigte einen signifikanten Unterschied zwischen Herzen, die unter Kontrollbedingungen oder mit $3,4 \times 10^{-7}$ M Propranolol einer 30minütigen Ischämie ausgesetzt wurden. Erst eine erhöhte Konzentration von $6,8 \times 10^{-6}$ M Propranolol führte zu einer signifikant verbesserten Erholung des aortalen Drucks unter Reperfusion, zu verkürzter Arrhythmiezeit und verminderter CK-Freisetzung (Abb. 5 und 6),

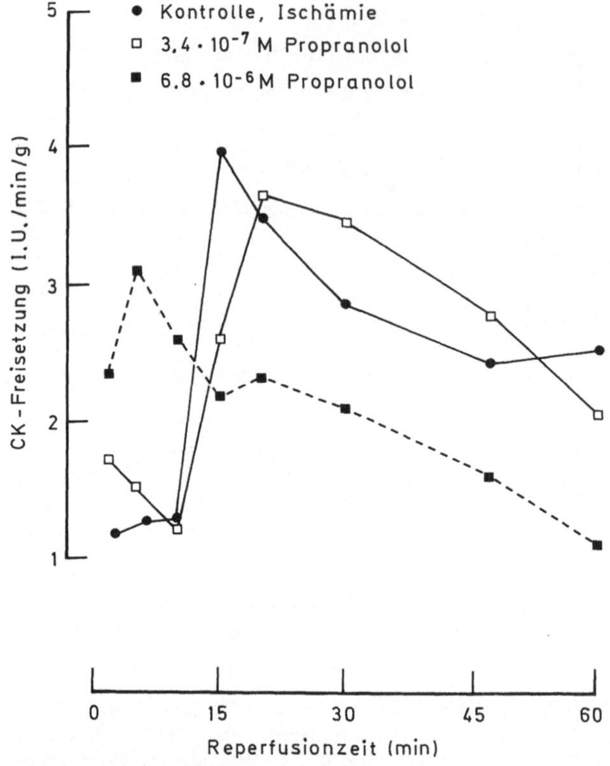

Abb. 6. CK-Freisetzung aus isoliert arbeitenden Rattenherzen während Reperfusion nach 30 min Ischämie. Werte berechnen sich aus: Koronarvenöse Konzentration CK − aortale Konzentration. CK in I.U./l × Koronarfluß in ml/min: Trockengewicht in Gramm. —●— Ischämiekontrolle ohne Pharmakon, —□— $3,4 \times 10^{-7}$ M Propranolol, —■— $6,8 \times 10^{-6}$ M Propranolol; früherer Gipfel der Freisetzungskurve unter $6,8 \times 10^{-6}$ M Propranolol durch kürzere Arrhythmie-Zeit (s. Tabelle 1), dadurch früheres Einsetzen rhythmischer „Auspressung" von CK. Insgesamt niedrigerer Verlauf der Freisetzungskurve unter $6,8 \times 10^{-6}$ M Propranolol, entsprechend geringerer cumulativer Total-CK-Ausfluß. Unter nicht-ischämischen Bedingungen ist die CK-Freisetzung zu vergleichbarer Zeit $0,12 \pm 0,05$ I.U./min/g

Tabelle 1. Es kommt also bei dieser β-Blockerkonzentration zu einer protektiven Wirkung auf das Myokard unter Ischämie. $6,8 \times 10^{-6}$ M Propranolol (2 mg/l) haben ohne Ischämie eine direkte Wirkung auf die Rattenherzpräparation und führen zu einer Verminderung der Herzfrequenz um $25 \pm 5\%$ und des aortalen Flusses $20 \pm 3\%$ (n = 5).

1.3 Diskussion

In den vorliegenden Untersuchungen wurde an der isoliert arbeitenden Ratten-herzpräparation eine 30minütige, sehr ausgeprägte Ischämie durch totales Ab-klemmen von Zu- und Abfluß erzeugt. Darüber hinaus wurden die Herzen auch während der Ischämie mit Schrittmacher stimuliert und für Temperatur-konstanz bei 37° C gesorgt. Wegen besserer Reproduzierbarkeit, klarerer zeit-licher Abgrenzung und der Möglichkeit, die Erholung während Reperfusion

Tabelle 1. Effekt von Propranolol auf isoliert arbeitende Herzen der Ratte bei 30 min Ischämie und 60 min Reperfusion

	n	Systol. Aortendruck (cm H$_2$O)	aortaler Fluß (ml/min)	Koronar-fluß (ml/min)	Arrhythmie-zeit (min)	cumulativer CK-Ausfluß (I.U./g)
		Maximum während 60 min Reperfusion				
Kontrolle ohne Ischämie (Werte nach 90 min)	5	160 ± 12	36 ± 6	$14,5 \pm 0,9$	–	$5,2 \pm 0,9$
Kontrolle mit Ischämie	5	111 ± 16	$1,3 \pm 3,2$	$10,4 \pm 2,2$	$9,8 \pm 4,2$	$41,7 \pm 9,9$
Propranolol $3,4 \times 10^{-7}$ M (0,1 mg/l) mit Ischämie	5	109 ± 14	$2,4 \pm 5,1$	$9,3 \pm 1,3$	$11,2 \pm 6,3$	$46,1 \pm 12,7$
Propranolol $6,8 \times 10^{-6}$ M (2 mg/l) mit Ischämie	5	138 ± 11 [a]	$9,8 \pm 6,7$	$11,3 \pm 1,2$	$0,7 \pm 0,2$ [a]	$29,1 \pm 4,1$ [a]

$\bar{X} \pm SD$

[a] $p < 0,05$ gegenüber Kontrolle mit Ischämie

in antregrader arbeitender Perfusion zu beobachten, wurde der Ischämie mittels Abklemmens der Vorzug gegeben gegenüber anderen Ischämiemodellen, zum Beispiel mit Ventilklappe in der aortalen Ausflußkanüle [6, 7] oder retrograder Pumpenperfusion mit niedrigem Fluß [8].

Unser Ischämiemodell zielte darauf ab, am ganzen Herzen Verhältnisse zu erzeugen, die denen in einer zentralen Infarktzone entsprechen. Mit diesem Modell konnte am unbehandelten Herzen eine ausgeprägte Schädigung an funktionellen Parametern (Druck, aortaler und koronarer Fluß), und Enzym-verlust (CK) sichtbar gemacht werden. Diese Schädigung konnte durch Pro-pranolol in einer Dosierung, die ausgeprägte β-blockierende Wirkung zeigt, nicht gemindert werden. Erst bei höherer Konzentration, wo direkte Wirkungen von Propranolol am nicht-ischämischen Herz bereits vorliegen, konnte eine protektive Wirkung nachgewiesen werden. Dieses Ergebnis deutet darauf hin, daß für die protektiven Effekte von β-Blockern bei sehr ausgeprägter Ischämie direkte Effekte (verminderter O$_2$-Verbrauch, Membranstabilisierung, Kalzium-antagonismus) eine Rolle spielen. In guter Übereinstimmung damit fanden Truog u.Mitarb. [9] eine protektive Wirkung von β-Blockern auf Ischämie am isolierten Herzen, ähnlich der Wirkung von Kalziumantagonisten und vermin-derter Kalziumkonzentration am Perfusionsmedium. Schon bei niedrigerer Kon-zentration von Propranolol fanden Welman [10] eine verminderte Freisetzung von lysosomalen Enzymen unter Hypoxie und Sakai u. Spieckermann [11] sowie Nayler u.Mitarb. [12] eine verminderte CK-Ausschwemmung unter Hypoxie. Daß die dabei verwendeten niedrigen Konzentrationen bei unseren Untersuchun-gen ohne protektiven Effekt waren, kann an Unterschieden in den verwendeten

Tierspezies liegen, eher aber an der vergleichsweise schwerwiegenderen Intervention mit Totalischämie gegenüber hypoxischer Perfusion, bei der der Abtransport von Metaboliten aus dem Gewebe gewährleistet ist. Hingegen fanden auch Hearse u.Mitarb. [13] bei hypoxisch perfundierten Rattenherzen mit 7×10^{-6} M Propranolol keine verminderte Enzymausschwemmung. Wir glauben jedoch, daß das von uns verwendete Ischämiemodell den Verhältnissen beim Myokardinfarkt näher kommt als die hypoxische Perfusion.

Unsere Ergebnisse stehen im Einklang mit denen von Waldenström u. Hjalmarson [7], die unter Metroprolol — allerdings in ehr hoher Konzentration von 10^{-4} M — bei einer milden Ischämie über kurze Zeit einen erhöhten ATP- und CrP-Gehalt im postischämischen Myokard fand. Auf Unterschiede der protektiven Wirkung verschiedener β-Blocker nach dem Rest an sympathomimetischer Eigenwirkung haben zuerst Nayler u.Mitarb. [12] hingewiesen. Sie fanden eine deutliche Verminderung der CK-Ausschwemmung aus hypoxischem Gewebe mit Propranolol, deutlich weniger mit Oxprenolol oder Acebutolol. Manning u.Mitarb. [14] fanden an einem ischämischen Modell mit Pumpenperfsuon mit niedrigem Fluß ebenfalls eine verminderte protektive Wirkung von Oxprenolol im Vergleich zu Propranolol. Diese Effekte werden dem höheren Anteil an intrinsic activity bei Oxprenolol zugeschrieben.

Opie u.Mitarb. [15] konnten zeigen, daß Propranolol am isoliert arbeitenden Herzen der Ratte den Enzymverlust und überschießenden Sauerstoffverbrauch, der durch einen Adrenalinstoß verursacht wird, unterbinden kann. Das deutet auf den wesentlichen Effekt der β-Blocker, eine Verminderung des Sauerstoffverbrauchs, hin. Daß dabei nicht nur ein Anstieg der Herzfrequenz abgefangen wird, zeigen unsere Experimente und die von Hillis u.Mitarb. [16] mit Schrittmacherstimulation. In einer neueren Übersicht [17] werden als mögliche Wirkmechanismen von β-Blockern neben der Verminderung des Sauerstoffverbrauchs protektive Wirkungen auf kleinste Gefäße [18], verminderte Kalziumakkumulation in Mitochondrien [19] und verminderte mitochondriale Ödembildung [18] genannt. Ähnliche Membranwirkungen wurden von Welman [10] nachgewiesen, die unter Hypoxie mit Propranolol Hinweise auf die Stabilisierung von Lysosomen fand.

Zusammenfassend läßt sich feststellen, daß isoliert perfundierte Herzen ein empfindliches Modell zum Studium der β-Blockerwirkung bei Hypoxie und Ischämie darstellen. Aus den Ergebnissen der Literatur lassen sich weit überwiegend Hinweise auf protektive β-Blockerwirkung ableiten. Nach unseren eigenen Ergebnissen sind bei sehr ausgeprägter Ischämie erst vergleichsweise hohe Konzentrationen an Propranolol wirksam.

Literatur

1. Mueller HS, Agres SM, Religa A (1974) Propranolol in the treatment of acute myocardial infarction: Effect on myocardial oxygenation an haemodynamics. Circulation 49:1078
2. Welman E, Fox KM, Selwyn AP, Carroll BJ (1978) The effect of established β-adrenoceptor-blocking therapy on the release of cytosolic and lysosomal enzymes after acute myocardial infarction in man. Clin Sci Mol Med 55:549
3. Neely JR, Liebermeister H, Battersby EJ, Morgan HE (1967) Effect of pressure development on oxygen consumption by isolated rat heart. Am J Physiol 212:804

4. Neely JR, Rovetto MJ, Whitmer JT, Morgan HE (1973) Effect of ischemia on function and metabolism of isolated working rat heart. Am J Physiol 225:651
5. Ross BD (1972) Perfusion techniques in biochemistry. Clarendon, Oxford
6. Langendorff O (1895) Untersuchungen an überlebenden Säugetierherzen. Pfluegers Arch 61:291
7. Waldenstroem AP, Hjalmarson AC (1977) Factors modifying ischemic injury in the isolated rat heart. Acta Med Scand 201:533
8. Manning AS, Hearse DJ, Dennis SC, Bullock GR, Coltart JD (1980) Myocardial ischaemia: An isolated, globally perfused rat heart model for metabolic and pharmacological studies. Eur J Cardiol 11:1
9. Truog A, Meier M, Rogg H (1980) Protective effect of Ca^{++}-antagonists and β-adrenergic blockers against ischaemic damage in Guinea-pig hearts. J Mol Cell Cardiol [Suppl 1] 12:170
10. Welman E (1979) Stabilization of lysosomes in anoxic myocardium by propranolol. Br J Pharmacol 65:479
11. Sakai K, Spieckermann PG (1975) Effects of reserpine and propranolol on anoxia-induced enzyme release from the isolated perfused Guinea-pig heart. Naunyn Schmiedebergs Arch Pharmacol 291:123
12. Nayler WG, Gran A, Yepez CE (1977) β-adrenoceptor antagonists and the release of creatine phosphokinase from hypoxic heart muscle. Cardiovasc Res 11:344
13. Hearse DJ, Garlick PB, Humphrey SM, Shillingford JP (1978) The effect of drugs on enzyme release from the hypoxic myocardium. Eur J Cardiol 7:421
14. Manning AS, Keogh JM, Hearse DJ, Coltart JD (1980) Betablockade and ischaemic injury: Effects of partial agonist activity. J Mol Cell Cardiol [Suppl 1] 12:100
15. Opie LH, Thandroyen FT, Muller C, Bricknell OL (1979) Adrenaline-induced "oxygen-wastage" and enzyme release from working rat heart. Effects of calcium antagonism, β-blockade, nicotinic acid and coronary artery ligation. J Mol Cell Cardiol 11:1073
16. Hillis LD, Khuri SF, Braunwald E, Maroko PR (1979) The role of propranolol's negative chronotropic effect on protection of the ischemic myocardium. Pharmacology 19:202
17. Kloner RA, Braunwald E (1980) Observations on experimental myocardial ischaemia. Cardiovasc Res 14:371
18. Kloner RA, Fishbein MC, Cotran RS, Braunwald E, Maroko PR (1977) The effect of propranolol on microvascular injury in acute myocardial ischemia. Circulation 55:872
19. Nayler WG, Yepez CE, Fassold E, Ferrari R (1978) Prolonged protective effect of propranolol on hypoxic heart muscle. Am J Cardiol 42:217

Beta Adrenergic Blockade During Acute Myocardial Infarction: Effect on Myocardial Function and Metabolism

H.S. Mueller

1 Introduction

Clinical and experimental observations made during the past decade support the belief that myocardial infarction develops in a stepwise manner and that myocardial tissue may be salvaged by techniques designed to interrupt this progressive necrotic process [1–3]. Both theoretic and experimental considerations support Black's [4] recommendation made more than 2 decades ago that beta-adrenergic blockade might oppose the "anoxiating effects" of adrenalin in acute ischemic heart disease. In the early 1960's Raab and his associates [5] suggested that myocardial ischemia in coronary artery disease was frequently triggered by catecholamine release rather than by sudden alteration in coronary perfusion alone. More recent studies showing catecholamine release by ischemic myocardium [6–8] and deterioration of its performance and metabolism by isoproterenol [9, 10] emphasize that enhanced sympathetic nervous activity can be harmful.

Propranolol exerts a number of beneficial effects in acute myocardial infarction. It reduces sympathetic nervous activity [11], diminishes oxygen requirements by decreasing heart rate and myocardial contractility, improves subendocardial perfusion in ischemic myocardium [12], reduces catecholamine-induced lipolysis, thus favoring carbohydrate utilization [13], shifts the oxyhemoglobin dissociation curve to the right, promoting unloading of oxygen [14], and decreases the enhanced platelet aggregation characteristic for stress [15].

The present study discusses data on patients who received propranolol during the evolution of transmural myocardial infarction and during the subsequent 10 days. Propranolol, dampening the response to sympathetic hyperactivity, appears to be a promising drug for preservation of ischemic myocardium.

2 Material and Methods

Patients admitted to the Coronary Care Unit were considered for the study when the following criteria were met: (1) suspected or definite acute myocardial infarction as evidenced by a characteristic history, acute ischemic changes in the electrocardiogram and, if possible, by creatine kinase-MB elevations; (2) functional (Killip) [16] classes I and II; (3) systolic blood pressure $\gtrless 95$ mmHg; (4) heart rate $\gtrless 55$ beats/min; (5) absence of acute bundle branch block and of acute or old second or third degree atrioventricular block; (6) absence of insulin dependent diabetes mellitus ($\leqq 20$ U/day); (7) absence of spastic lung disease; and (8) age < 75 years. Informed consent was signed by all patients.

A #7 Swan-Ganz thermodilution catheter was placed into the pulmonary artery. Cardiac output was obtained in triplicate determinations by thermodilution technique [17]. In 20 patients a #7 Goodale-Lubin catheter was placed into the coronary sinus. Coronary blood flow was measured by a modification of the method of Krasnow [18]. In another group of 27 patients left ventricular ejection fraction was determined by equilibrium gated blood pool scintigraphy using ^{99m}technitium-labeled albumin (mean of normal values $65 \pm 8\%$, SD).

Each study included measurements of cardiac output; pulmonary artery, capillary wedge and right atrial pressures; blood pressure; heart rate; and substrate analysis of arterial, pulmonary artery, and coronary sinus blood. After baseline evaluation, 0.1 mg/kg of propranolol was injected intravenously in three divided doses within 10 min an average of 8.8 h (4–14) after clinical onset of infarction. Twenty minutes after the initiation of i.v. propranolol injection, all measurements were repeated. After the experience of the first 20 patients had shown that propranolol was well tolerated during the evolution of myocardial infarction, the drug was continued per os, 40 min after the intravenous injection in 47 patients (35 of them reported in this paper). The results of this study group were compared to those of a placebo group. The initial oral dose of 40 mg was increased q6h in 20 mg increments up to 80 mg q6h for the following 10 days. The drug was tapered during days 8–10 and discontinued on day 10. Plasma propranolol contents were determined immediately after drug injection and the following morning for 10 days.

Details on determinations of blood concentrations of oxygen, lactate, glucose, and free fatty acids and of plasma pH, oxygen, and carbon dioxide tensions have been previously published [19, 20]. Plasma contents of l-norepinephrine and epinephrine were measured by a modified method of Häggendal [11]. Plasma contents obtained from ten fasting normal volunteers 20 min after placement of an intravenous catheter and relaxation in supine position averaged 0.146 ± 0.031 (SD) µg/liter (epinephrine) and 0.308 ± 0.071 µg/liter (norepinephrine).

Plasma contents of insulin were measured by radioimmunoassay, using the Pharmacia DIA Kit [21]. Creatine kinase (CK) was determined by Rosalki's method [22] and the cardiac specific isoenzyme CK-MB determined by spectrophotometry after electrophoretic separation [23]. Infarct size was calculated according to the formula of Sobel et al. [24], using a constant rate of disappearance [25]. Plasma propranolol contents were determined by the method of Shand et al., modified by Rao et al. [26].

3 Results

Patient data and initial results are indicated in Table 1. Fifty-five patients, predominantly male, were studied. All but three infarctions were transmural. The site of infarction was equally distributed between anterior/lateral and inferior/posterior walls. Peak plasma creatine kinase contents averaged 904 U/liter, of CK-MB 78 U/liter (8.3%). The intravenous dose of 0.1 mg/kg propranolol was followed by an average dose of 56 ± 20 (SD) mg q6h per os.

Table 1. Patient data and initial results

Number of patients	55
Mean age	57 (36–74)
Sex	
Male	47
Female	8
Site of infarct	
Anterior/lateral	25
Inferior/posterior	27
Subendocardial	3
Peak plasma creatine kinase content (n=55)	940 ± 420 (SD) U/liter
Peak plasma CK-MB content (n=35)	78 ± 36 U/liter
CK-MB infarct size (n=35)	47 ± 32 MB-g-Eq
Propranolol doses	
Intravenous	0.1 mg/kg
Per os	56 ± 20 mg q6h
Plasma propranolol level (n=35)	
immediately after iv injection	89 ± 33 ng/ml
Day 1	53 ± 56 ng/ml
Day 2	162 ± 148 ng/ml
Day 3	154 ± 133 ng/ml

3.1 Acute Study with Propranolol

Mean values $\pm$ SD of the acute effects of intravenous propranolol are shown in Table 2 and Figs. 1–6. Heart rate and all measurements of arterial pressure decreased (Fig. 1). The effect of propranolol on left ventricular filling pressure varied. In 10 of 28 patients with pulmonary wedge pressures >12 mmHg prior to treatment, propranolol reduced the pressure. In the remaining patients wedge pressure either remained unchanged or increased. Propranolol decreased the cardiac index in all patients (Fig. 2) as a result of decreases in both stroke volume and heart rate. The fall in cardiac index was associated with a reduction in the pulmonary artery oxygen tension. Left ventricular ejection fraction decreased uniformly. Propranolol, unmasking alpha adrenergic tone, caused an increase in systemic vascular resistance.

Total coronary blood flow decreased in all but one patient following intravenous propranolol administration (Fig. 3). This response was associated with a decrease in myocardial oxygen consumption and a narrowing of the arterial-coronary sinus oxygen difference (Table 2). Myocardial lactate extraction increased in all but one patient. All of the five patients who initially showed myocardial lactate production, shifted to lactate extraction (from an average of -8% to $+14\%$). Propranolol decreased plasma contents of free fatty acids, while contents of glucose remained essentially unchanged (Fig. 4). Plasma contents of insulin, inappropriately low prior to propranolol administration, further decreased after i.v. drug.

Plasma l-norepinephrine and epinephrine contents, elevated more than fivefold during evolution of infarction, decreased after propranolol (Table 2). Data

Table 2. Effect of propranolol on hemodynamics and myocardial energetics

Measurement	Mean ± SD		
	Control	Propranolol	P
	n = 55		
Heart rate, beats/min	78 ± 15.8	69 ± 12.2	<0.001
Arterial systolic pressure, mmHg	130 ± 24.0	123 ± 22.4	<0.001
Arterial diastolic pressure, mmHg	81 ± 14.0	78 ± 17.0	<0.001
Pulmonary wedge pressure, mmHg	12 ± 4.0	12 ± 4.60	NS
Cardiac index, liters/min/M^2	2.62 ± 0.53	2.04 ± 0.51	<0.001
Pulmonary artery O_2 tension, mmHg	39 ± 4.19	36 ± 4.36	<0.001
Ejection fraction (n = 27), %	50 ± 16	44 ± 17.3	<0.001
Systemic vascular resistance, dynes-sec-cm^{-5}	1472 ± 339	1726 ± 425	<0.001
	n = 35		
Plasma content:			
Free fatty acids, μmol/liter	1121 ± 315	943 ± 274	<0.001
Glucose, mg/100 ml	170 ± 64.0	178 ± 58.0	NS
Insulin, μU/ml	14.6 ± 15.1	10.0 ± 11.3	<0.001
l-Norepinephrine, μg/liter	2.24 ± 1.33	1.31 ± 0.74	<0.001
Epinephrine, μg/liter	0.97 ± 0.42	0.74 ± 0.42	<0.02
	n = 20		
Coronary blood flow, mg/100 g/min	77 ± 11.0	64 ± 8.50	<0.001
Myocardial O_2 consumption, ml/100 g/min	9.20 ± 1.94	7.20 ± 1.28	<0.001
Arterial-coronary sinus O_2 difference, ml/100 ml	11.93 ± 1.30	11.21 ± 1.31	<0.001
Myocardial lactate extraction, %	14 ± 15.02	26 ± 11.99	<0.001
Myocardial free fatty acid extraction, %	14 ± 11.98	16 ± 10.01	NS
Myocardial respiratory quotient	0.79 ± 0.09	0.88 ± 0.15	<0.001

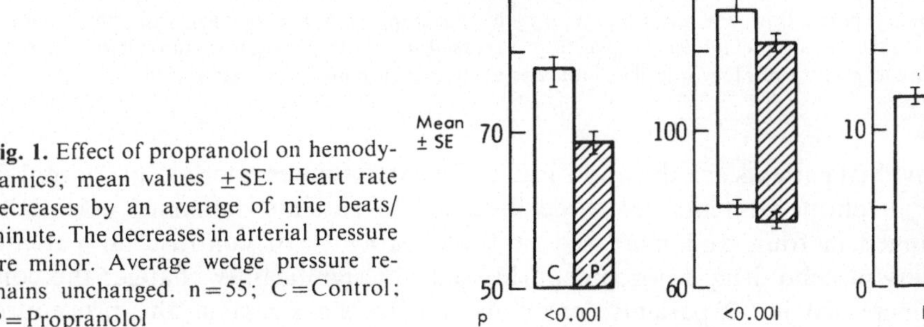

Fig. 1. Effect of propranolol on hemodynamics; mean values ± SE. Heart rate decreases by an average of nine beats/minute. The decreases in arterial pressure are minor. Average wedge pressure remains unchanged. n = 55; C = Control; P = Propranolol

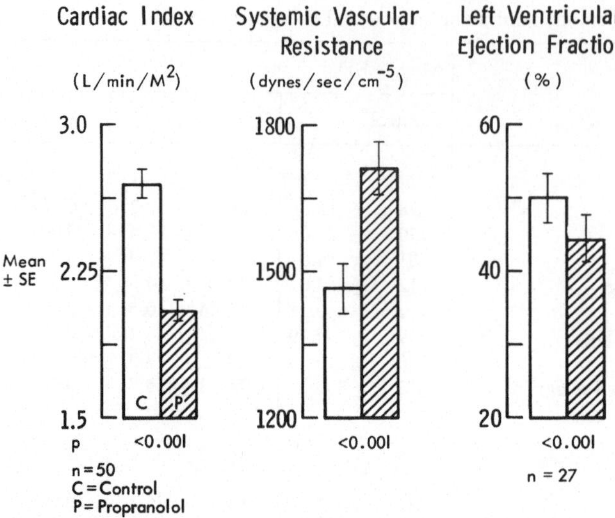

Fig. 2. Effect of propranolol on hemodynamics; mean values ± SE. Cardiac index and left ventricular ejection fraction decrease. Systemic vascular resistance increases, probably related to both decrease in cardiac output and increase in alpha-adrenergic tone

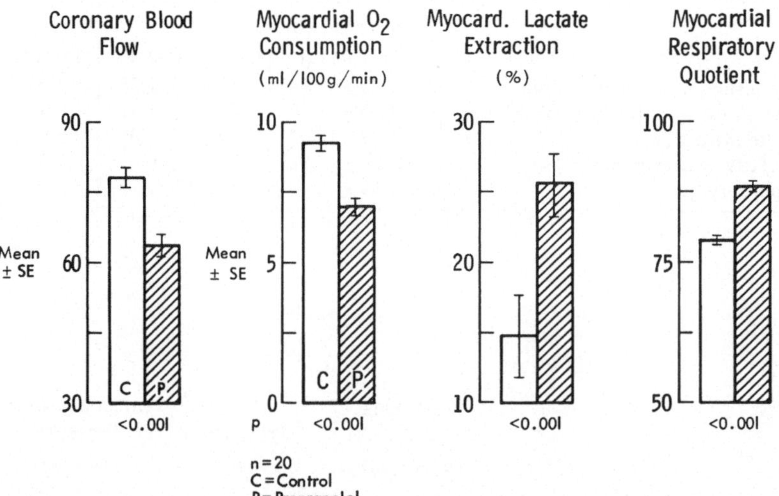

Fig. 3. Effect of propranolol on myocardial perfusion and metabolism; mean values ± SE. Decreases in coronary blood flow and myocardial oxygen consumption are associated with improvement in myocardial lactate metabolism, suggesting decreased myocardial oxygen requirements. Increase in the myocardial respiratory quotient indicates enhanced carbohydrate metabolism

of individual patients are shown in Fig. 5. Twenty minutes after i.v. propranolol, l-norepinephrine contents decreased in 28 of 35 patients, remained essentially unchanged in four, and increased in three patients. In contrast, in patients receiving placebo drug, l-norepinephrine did not significantly change; the contents increased in 12 patients, probably due to the stress of the procedure,

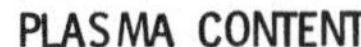
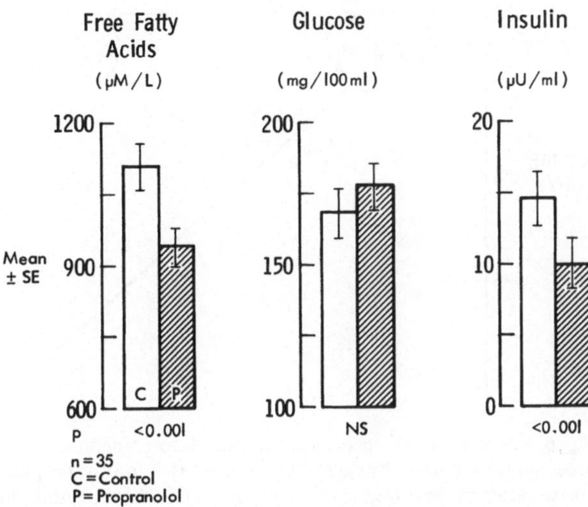

Fig. 4. Effect of propranolol on plasma substrate and hormone concentrations; mean values ±SE. Free fatty acid content decreases. Insulin content decreases in spite of high glucose content, emphasizing the powerful role of sympathetic activity in the neurometabolic-endocrine feedback mechanism

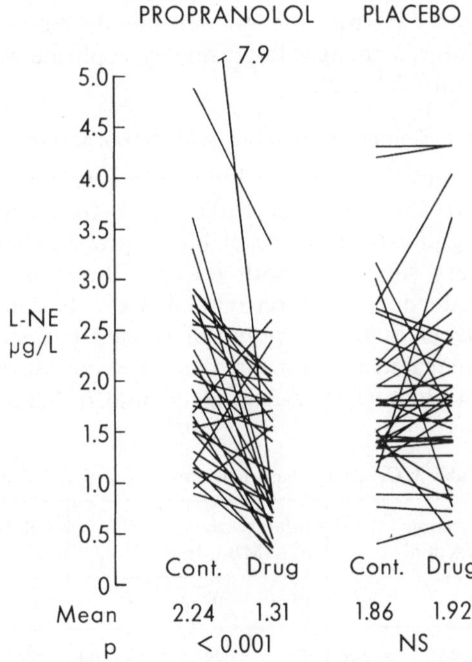

Fig. 5. Effect of propranolol on plasma l-norepinephrine contents. Data of individual patients are shown. After propranolol, l-norepinephrine contents decrease in 28 patients, remain unchanged in four, and increase in three. In contrast, after placebo l-norepinephrine contents increase in 12 patients, probably a result of the stress of the procedure, and fall in seven

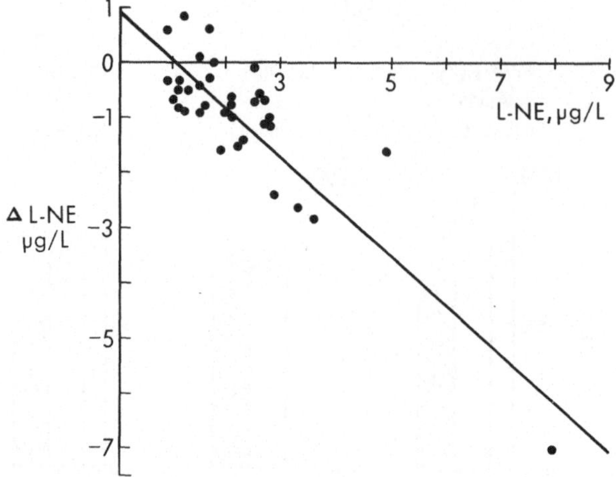

Fig. 6. Correlation between initial plasma l-norepinephrine contents and propranolol contents and propranolol-induced changes. The higher the initial l-norepinephrine contents, the greater the decreases after propranolol; r = −0.85; $P < 0.001$. l-NE, l-norepinephrine

and fell in seven (mean values, 1.86 ± 0.87 and 1.92 ± 0.99 µg/liter, respectively). Decreases in plasma l-norepinephrine contents after i.v. propranolol were related to the initial plasma concentrations (Fig. 6). The higher the initial l-norepinephrine contents, the greater the decreases after propranolol. The propranolol-induced changes in plasma epinephrine were less marked but statistically significant (Table 2).

3.2 Sequential Studies with Propranolol

Figure 7 shows the blood pressure profile in propranolol (n = 35) and placebo (n = 35) treated patients over a time period of 10 days. Except for an initial significant decrease of blood pressure after i.v. propranolol, the response was very similar in both groups. Blood pressure fell with time according to the reduction in infarct-related stress. In contrast, heart rate remained significantly lower in the propranolol treated patients during the entire study period and increased again after drug tapering, days 8–10 (Fig. 8). The pattern of double product was very similar to that of heart rate.

Table 3. Creatine kinase-MB data in propranolol and placebo treatment groups

Ejection fraction (%)	(n)	Infarct size (CK-MB-g-Eq)			CK-MB released (U/ml)			Peak CK-MB (U/liter)		
		Plac	Prop	P	Plac	Prop	P	Plac	Prop	P
< 45	(24)	57	29	< 0.04	268	122	< 0.02	105	69	< 0.05
45–57	(22)	37	34	NS	165	135	NS	87	73	NS
> 57	(22)	26	27	NS	105	133	NS	69	72	NS

Plac, placebo; Prop, propranolol

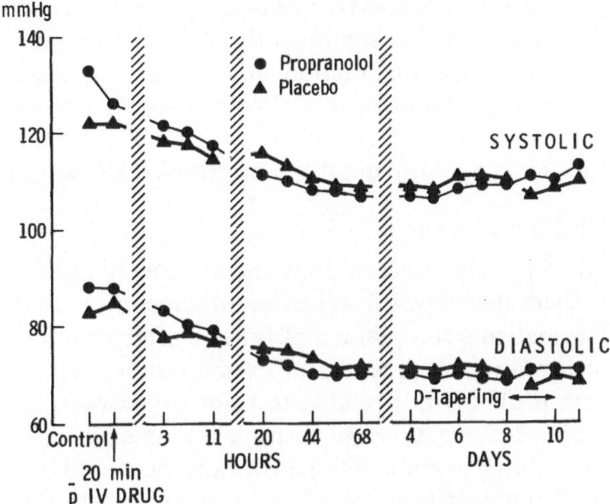

Fig. 7. Effect of propranolol on blood pressure during a 10-day treatment period. Except for an initial fall after i.v. propranolol, the profiles are very similar in both propranolol and placebo groups

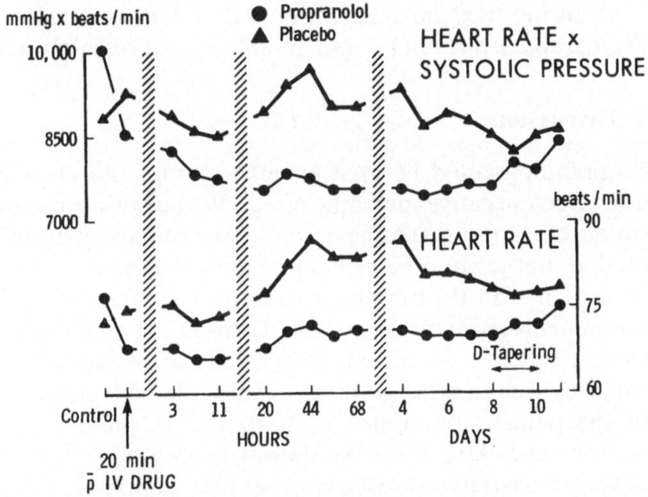

Fig. 8. Effects of propranolol on heart rate and heart rate-blood pressure product. Both measurements are significantly lower in the propranolol compared to the placebo group over the entire observation period. The increases during the tapering period in the propranolol group emphasize the propranolol effect

Infarct size, measured by serial plasma CK-MB determinations, did not differ when mean values were compared between propranolol and placebo groups, averaging 40 ± 29 (n=44) and 48 ± 31 (n=40) Mb-g-Eq. However, if patients were subgrouped according to left ventricular function, as judged by ejection fraction, differences could be found between the two groups (Table 3). Patients with ejection fractions below 45% showed significantly smaller infarct sizes (29 MB-g-Eq) if treated with propranolol compared to those receiving placebo

(57 MB-g-Eq). CK-MB released by the myocardium and plasma peak CK-MB contents were also significantly lower in the propranolol treated patients. With increasing ejection fraction infarct sizes decreased and differences between patient groups diminished or disappeared. In the subgroup with larger infarctions, 55% were located at the anterior/lateral or inferior/posterior wall, while in the subgroup with smaller infarctions 73% were located at the inferior wall.

3.3 Clinical Course

All 55 patients tolerated the intravenously administered propranolol well. None of them developed dyspnea or other clinical findings of left ventricular failure. Two patients complained of fatique after propranolol injection. These symptoms occurred in the presence of cardiac indices of 2.70 and 2.20 liters/min/M^2 and were probably not related to poor organ perfusion. Anginal pain, unresponsive to conventional therapy, disappeared in eight patients after intravenous propranolol administration. Oral propranolol was discontinued prior to the 10th day in 12 patients because of atrioventricular block ($3 \times$); systolic blood pressure < 95 mmHg ($3 \times$); heart rate < 55 beats/min ($1 \times$); reinfarction ($2 \times$); cardiac failure ($1 \times$); intraventricular conduction delay ($1 \times$); and consensus of the primary physician ($1 \times$). Four of the 55 patients, admitted in Killip class I or II, died during their hospitalization, secondary to sudden ventricular arrhythmias (2), cardiac rupture (1), and infarct extension with left ventricular failure (1).

4 Discussion

Propranolol would be used extensively in acute myocardial infarction if it did not exert a negative inotropic effect. Withdrawal or reduction of beta-adrenergic support for the diseased heart could be potentially harmful. The concern, however, does not seem to be of clinical importance in patients with acute myocardial infarction who do not show findings of significant left ventricular failure. In our patients receiving propranolol during the evolution of myocardial infarction, cardiac function decreased, but peripheral perfusion remained adequate as indicated by warm skin, good urine output, and unchanged mental status. None of the patients developed a sharp rise in pulmonary wedge pressure or left ventricular failure. Other studies of propranolol in acute myocardial infarction have demonstrated directionally similar changes [27–29].

Our results and those of others have shown that propranolol decreases pulmonary wedge pressure in certain patients with acute myocardial infarction, suggesting improved function of ischemic areas. A number of recent observations suggest that the elevation in left ventricular filling pressure, noted with acute ischemia, is due in part to increased ventricular stiffness, rather than to a significant increase in end-diastolic volume [30–32]. McLaurin et al. [33] found a decrease in peak negative dP/dt together with an increase in end-diastolic pressure and a fall in end-diastolic volume, postulating impaired diastolic relaxation as an explanation for apparent decreases in left ventricular diastolic compliance during acute ischemia. Although increased ventricular stiffness is probably an important cause of elevated left ventricular end-diastolic pressure, impaired myocardial contractility with increased ventricular volume also occurs.

The effect of propranolol on ventricular performance appears to depend upon whether the myocardium is chronically diseased or acutely ischemic. This difference is best understood by considering the distribution of regions of varying functions. Certain regions of the left ventricle are composed of necrotic and fibrotic tissue and are unresponsive to greater adrenergic blockade or stimulation. Other regions are ischemic, poorly contractile, stiff, and exposed to locally released l-norepinephrine. Propranolol improves oxygenation and promotes ultimate survival in these areas. Other regions of myocardium may be normal or chronically diseased. The effect of propranolol in these regions is related to their dependence upon adrenergic activity or support of contractile function. The more ventricular function is determined by the mechanical and contractile properties of ischemic areas, the more likely propranolol will improve ventricular function.

An important effect of propranolol would be the expected reduction of adrenergically induced increases in myocardial oxygen requirements. We observed that propranolol decreased myocardial oxygen consumption during evolving myocardial infarction, associated with a fall in myocardial oxygen extraction and a shift from anaerobic to aerobic myocardial metabolism. This combination of findings strongly suggests that the decrease in oxygen consumption was caused by autoregulatory mechanisms reflecting diminished oxygen requirements. Similar results were obtained by Haneda et al. [34], Religa et al. [35], and Vatner et al. [12] in the anesthetized and conscious animal.

Total coronary blood flow decreased in our patient group. The initial concern that the propranolol-induced fall in coronary blood flow might be harmful in ischemic heart disease could not be confirmed in experimental myocardial infarction. Different studies indicated that propranolol decreased regional perfusion in nonischemic myocardium, while flow remained essentially unchanges in ischemic areas [36, 37]. Furthermore, it became apparent that the effect of propranolol on transmural distribution of myocardial blood flow differed markedly in the ischemic myocardium, compared to the nonischemic one [38]. Propranolol decreased flow rather evenly through the myocardial wall in the noninfarcted regions, while it increased flow in the subendocardium of the ischemic areas. Studies in the awake dog confirmed the beneficial effects of propranolol on flow distribution within the ischemic myocardium [12]. While a reduction in heart rate, permitting increased diastolic flow, plays an important role in improving subendocardial perfusion, other factors, such as decrease of transmural pressure gradient in the ischemic regions by propranolol, and an increase in coronary vascular resistance in the nonischemic regions, may also be operative.

Another important effect of propranolol is the change in the pattern of substrate utilization by ischemic and nonischemic myocardium. Increased adrenergic activity during acute myocardial infarction stimulates lypolysis, leading to a release of free fatty acids from adipose tissues [13, 20, 39]. High plasma free fatty acid contents have been shown to enhance myocardial free fatty acid uptake [40] and to increase myocardial oxygen consumption [41, 42], to produce arrhythmias in experimental myocardial infarction [43], and to increase infarct size [42, 44]. We studied the importance of high plasma-free fatty acid concentrations in acute myocardial infarction [20] and demonstrated that complications including hypotension, left ventricular failure, and ventricular arrhythmias were more common in patients with high plasma-free fatty acids and high myocardial free fatty acid uptake than in those with low plasma fatty acids and predominant carbohydrate utilization of the myocardium. In the present study, propranolol decreased plasma-free fatty acids and increased the respiratory quotient of the myocardium. The enhanced carbohydrate utilization by the myocardium, in spite of a reduction in plasma insulin levels, is probably related to the decrease in plasma-free fatty acids reducing their inhibitory effect on glucose uptake [45]. Similar findings were reported by other investigators. In experimental myocardial infarction they showed that propranolol reduced utilization of free fatty acids and increased that of glucose in ischemic myocardium [46, 47].

The propranolol-induced decreases of plasma catecholamines during evolving myocardial infarction are in contrast to results in patients with chronic ischemic heart disease with normal or moderately increased baseline levels [48]. In our patients the response of plasma catecholamines was related to the high initial concentrations, emphasizing that the net effect of a drug is frequently dependent upon the specific clinical situation selected for evaluation. The complexity of a clinical study does not permit conclusions about mechanisms of action. The almost immediate effect of propranolol on plasma catecholamine contents could be related to a direct effect on the peripheral sympathetic nerve. Considerable evidence exists that the release of neurotransmitter from the sympathetic nerve terminal is regulated by a presynaptic feedback system. Stimulation of presynaptic alpha receptors causes negative feedback, decreasing l-norepinephrine release [49–51]. Recent studies suggest that positive feedback through stimulation of presynaptic beta receptors that is diminished or abolished by beta-adrenergic blockade also exists. Such responses have been observed in numerous isolated organ preparations [49, 52–55]. Yamaguchi et al. [56] demonstrated a positive presynaptic feedback control in the open chest dog. Isoproterenol caused a fourfold increase in l-norepinephrine release into the coronary sinus during cardioaccelerator nerve stimulation. This effect was almost abolished by sotalol. Because heart rate, left ventricular dP/dt, and coronary blood flow showed concurrent changes after isoproterenol and sotalol administration, the study suggests that presynaptic beta receptors might play a physiological role in the control of neurotransmitter release.

Since propranolol improved myocardial metabolism within 20 min after intravenous administration, another explanation for the observed effects on plasma catecholamine contents might be reduction of afferent impulses that initiated and maintained sympathetic hyperactivity. Brown et al. [57] demonstrated in the vagotomized cat an increase in cardiac afferent sympathetic impulses during left coronary artery occlusion. A similar procedure in the cat enhanced preganglionic activity, demonstrating a cardio-cardiac sympathetic reflex [58]. Plasma concentrations of l-norepinephrine were increased after left coronary artery ligation [59]. A series of surgical and pharmacological interventions indicated that the effect was the result of afferent impules arising from the infarcted area. The possibility that propranolol in our patients decreased afferent sympathetic stimulation from the infarcted myocardium is supported by the observations of Uchida and Murao [60]. Intravenous injection of 0.5 and 1.0 mg/kg propranolol prior to coronary ligation in the dog reduced afferent sympathetic activity from the heart.

Intravenous propranolol was tolerated well in all 55 patients during evolving myocardial infarction. Chest pain, unresponsive to conventional therapy, was relieved by propranolol. None of the patients developed acuetly left ventricular failure. The sequential studies over a 10-day period demonstrated that the blood pressure profile was very similar in propranolol and placebo treated patients, thus eliminating the concern that long-term oral propranolol could interfere with arterial (coronary perfusion) pressure. In contrast, heart rate and double product were significantly lower in the propranolol compared to the placebo group, reemphasizing that myocardial oxygen consumption is diminished during oral propranolol therapy.

The study demonstrates that propranolol can be safely used during the evolution and early phase of transmural myocardial infarction if the selection criteria of patients are carefully considered. Propranolol exerts hemodynamic, metabolic, and certain neurohumoral effects which are beneficial for ischemic myocardium. Reduction of adrenergic support does not seem to be harmful in patients without significant left ventricular failure. Contrarily, dampening of the response to severe ischemic stress improves myocardial oxygenation and interrupts a vicious cycle, unnecessarily increasing energy requirements. Because sympathetic nervous activity is strikingly increased in the early stage of myocardial infarction, and because propranolol is a competitive blocking agent, high doses of the drug are needed initially.

5 Summary

Propranolol (0.1 mg/kg) was administered intravenously within an average of 8.8 h after transmural myocardial infarction to 55 patients who did not show significant findings of left ventricular failure. Heart rate, cardiac index, left ventricular ejection fraction, and, to a lesser degree, blood pressure decreased significantly. Mean pulmonary capillary wedge pressure remained unchanged. Decreases in myocardial oxygen consumption were associated with decreases in myocardial oxygen extraction and with improvement of myocardial lactate metabolism, suggesting reduced myocardial oxygen requirements. Plasma contents of l-norepinephrine, epinephrine, and free fatty acids significantly decreased. A rise in the respiratory quotient of the myocardium after propranolol indicated enhanced carbohydrate utilization. After the first 20 patients had demonstrated that i.v. propranolol was well tolerated during acute infarction, the drug was continued per os (average dose 56 ± 20 mg q6h) for 10 days in the subsequent 35 patients. The results were compared to those of a placebo group. Over the 10-day observation period blood pressure decreased in both the propranolol and placebo treated groups. However, heart rate and double product were significantly lower in patients receiving propranolol. Infarct sizes, measured by serial plasma creatine kinase-MB determinations, were significantly smaller in a subgroup of propranolol compared to placebo treated patients characterized by larger infarcts. Clinically, beta-adrenergic blockade was tolerated well by all patients. None of them developed acutely left ventricular failure. Recurrent chest pain, unresponsive to conventional therapy, was relieved by propranolol.

The results demonstrate that propranolol can be safely administered during the evolution and early phase of transmural myocardial infarction if selection criteria are carefully considered. By dampening the respondes to acute ischemic stress, it diminishes energy requirements.

Acknowledgments. We would like to thank P.S. Rao, Ph.D. for analysis of plasma enzymes, the nurse specialists Miss Anne Dyer, Miss Susan Kaiser, Mrs. Martha Bland, and Mrs. Betty Sharp for their help in collecting the data, Judith E. Ho, M.D. for the performance of the equilibrium gated blood pool scintigraphy, and Miss Ann Egenriether for the preparation of the manuscript.

References

1. Rao PS, Mueller HS (1976) Creatine phosphokinase MB profile — reflection of evolution of myocardial infarct. Circulation [Suppl II] 54:II-227
2. Pitt B, Weiss JL, Schulze RA, Taylor DR, Kennedy HL, Caralia D (1976) Reduction of myocardial infarct extension in man by propranolol. Circulation [Suppl II] 54:II-29
3. Maroko PR, Kjekshus JK, Sobel BE, Watanabe T, Covell JW, Ross J Jr, Braunwald E (1971) Factors influencing infarct size following experimental coronary artery occlusion. Circulation 43:67
4. Black JW (1967) Drug responses in man. Little, Brown, Boston, p 121
5. Raab W, van Lith P, Lepeschkin E, Herrlich HC (1962) Catecholamine-induced myocardial hypoxia in the presence of impaired coronary dilatability independent of external cardiac work. Am J Cardiol 9:445
6. Siegel JH, Sarnoff SJ (1961) Myocardial extraction and production of catecholamines. Circ Res 9:1136
7. Mueller HS (1976) Propranolol in acute myocardial infarction in man. Acta Med Scand [Suppl] 587:177
8. Mueller HS, Gory DJ, Rao RB, Rao PS, Mudd JG, Ayres SM (1980) Cardiac catecholamine response during evolving myocardial infarct in man. Circulation [Suppl. III] 62:81
9. Gunnar RM, Loeb HS, Pietras RJ, Tobin JR (1967) Ineffectiveness of isoproterenol in shock due to acute myocardial infarction. JAMA 202:6
10. Mueller H, Ayres SM, Giannelli S Jr, Conklin EF, Mazzara JT, Grace WJ (1972) Effect of isoproterenol, l-norepinephrine, and intraaortic counterpulsation on hemodynamics and myocardial metabolism in shock following acute myocardial infarction. Circulation 45:335
11. Mueller HS, Ayres SM (1980) Propranolol decreases sympathetic nervous activity reflected by plasma catecholamines during evolution of myocardial infarction in man. J Clin Invest 65:338
12. Vatner SF, Baig H, Manders WT, Ochs H, Pagani M (1977) Effects of propranolol on regional myocardial function, electrograms and blood flow in conscious dogs with myocardial ischemia. J Clin Invest 60:353
13. Opie LH (1975) Metabolism of free fatty acids, glucose and catecholamines in acute myocardial infarction. Am J Cardiol 36:938
14. Lichtman MA, Cohen J, Murphy MS, Kearney EA, Whitbeck AA (1974) Effect of propranolol on oxygen binding to hemoglobin in vitro and in vivo. Circulation 49:881
15. Frishman WH, Weksler B, Christodoulou JP, Smithen C, Killip T (1974) Reversal of abnormal platelet aggregability and change in exercise tolerance in patients with angina pectoris following oral propranolol. Circulation 50:887
16. Wolk MJ, Scheidt S, Killip T (1972) Heart failure complicating acute myocardial infarction. Circulation 45:1125

17. Ganz W, Donoso R, Marcus HS, Forrester JS, Swan HJC (1971) A new technique for measurement of cardiac output by thermodilution in man. Am J Cardiol 27:392
18. Krasnow N, Levine HJ, Wagman RJ, Gorlin R (1963) Coronary blood flow measured by I^{131} iodoantipyrine. Circ Res 12:58
19. Mueller H, Ayres SM, Gregory JJ, Giannelli S Jr., Grace WJ (1970) Hemodynamics, coronary blood flow, and myocardial metabolism in coronary shock: Response to l-norepinephrine and isoproterenol. J Clin Invest 49:1885
20. Mueller HS, Ayres SM (1978) Metabolic responses of the heart in acute myocardial infarction in man. Am J Cardiol 42:363
21. Wide L (1969) Radioimmunoassays employing immunosolvents. Acta Endocrinol (Copenh) [Suppl] 142:207
22. Rosalki SB (1967) An improved procedure for serum creatine phosphokinase determination. J Lab Clin Med 69:696
23. Rao PS, Mueller HS (1976) Improved method for CK isoenzyme recovery after electrophoresis. Clin Chem 22:1163
24. Sobel BE, Roberts R, Larson KB (1976) Estimation of infarct size from serum MB creatine phosphokinase activity: Applications and limitations. Am J Cardiol 37:474
25. Fletcher JW, Rao PS, Witztum KF, Hamilton WP, Donati RM, Mueller HS (1980) Clinical estimation of infarction size by thallium-201 perfusion scintigraphy and by creatine kinase MB in early myocardial infarction. Clin Cardiol 3:111
26. Rao PS, Quesada LC, Mueller HS (1978) A simple micromethod for simultaneous determination of plasma propranolol and 4-hydroxypropranolol. Clin Chim Acta 88:355
27. Amsterdam EA, Hilliard G, Williams DO, Caudill C, Vismara L, Massumi RA, Mason DT (1973) Hemodynamic effects of propranolol in acute myocardial infarction. Circulation [Suppl IV] 48:IV-138
28. Cairns JA, Missirlis E, Fallen EL (1978) Myocardial infarction size from serial CPK: Variability of CPK serum entry ratio with size and model of infarction. Circulation 58:1143
29. Forrester JS, Diamond G, Chatterjee K, Swan HJC (1976) Medical therapy of acute myocardial infarction by application of hemodynamics subsets. N Engl J Med 295:1404
30. Barry WH, Brooker JZ, Alderman EL, Harrison DC (1974) Changes in diastolic stiffness and tone of the left ventricle during angina pectoris. Circulation 49:255
31. Gaasch WH, Adyanthaya AV, Wang VH, Pickering E, Quinones MA, Alexander JK (1975) Prinzmetal's variant angina: Hemodynamic and angiographic observations during pain. Am J Cardiol 35:883
32. Spotnitz HM, Bregman D, Bowman FO Jr, Reemtsma K, Malm JR, King DL, Hoffman BF (1979) Reduced left ventricular compliance following ischemic arrest at open heart surgery. Am J Cardiol 43:378
33. McLaurin LP, Rolett EL, Grossman W (1973) Impaired left ventricular relaxation during pacing-induced ischemia. Am J Cardiol 32:751
34. Haneda R, Lee T, Ganz W (1973) Metabolic effects of propranolol in the ischemic myocardium studied by regional sampling. Circulation [Suppl IV] 48:IV-174
35. Religa A, Mueller H, Evans R, Ayres S (1973) Metabolic effect of propranolol on ischemic tissue in human and experimental myocardial infarction. Clin Res 21:954
36. Pitt B, Craven P (1970) Effect of propranolol on regional myocardial blood flow in acute ischemia. Cardiovasc Res 4:176
37. Becker L, Ferreira R, Thomas M (1972) Effect of propranolol on ST segment and regional left ventricular blood flow in experimental myocardial ischemia. Circulation [Suppl II] 46:II-129
38. Becker LC, Fortuin NJ, Pitt B (1971) Effect of ischemia and antianginal drugs on the distribution of radioactive microspheres in the canine left ventricle. Circ Res 28:263
39. Christensen NJ, Videbaek J (1974) Plasma catecholamines and carbohydrate metabolism in patients with acute myocardial infarction. J Clin Invest 54:278
40. Russell RO Jr, Rogers WJ, Mantle JA, McDaniel HG, Rackley CE (1976) Glucose-insulin-potassium, free fatty acids and acute myocardial infarction in man. Circulation [Suppl I] 53, 54:I-207
41. Mjøs OD (1971) Effect of free fatty acids on myocardial function and oxygen consumption in intact dogs. J Clin Invest 50:1386
42. Mjøs OD, Kjekshus JK, Lekven J (1974) Importance of free fatty acids as a determinant

of myocardial oxygen consumption and myocardial ischemic injury during norepinephrine infusion in dogs. J Clin Invest 32:1290

43. Oliver MF (1972) Metabolic response during impending myocardial infarction. Clinical implications. Circulation 45:491

44. Tansey MJB, Opie LH, Kennelly BM (1979) The effects of oral sucrose and of estimated infarct size on plasma free fatty acids, plasma glucose and serum insulin in the early stages of acute myocardial infarction. Eur J Clin Invest 9:81

45. Randle PJ, Garland BP, Hales CN, Newsholme EA (1963) The glucose fatty-acid cycle. Its role in insulin sensitivity and the metabolic disturbances of diabetes mellitus. Lancet I:785

46. Marchetti G, Merlo L, Noseda V (1968) Myocardial uptake of free fatty acids and carbohydrates after beta adrenergic blockade. Am J Cardiol 22:370

47. Opie LH, Thomas M (1976) Propranolol and experimental myocardial infarction: Substrate effects. Postgrad Med J [Suppl 4] 52:124

48. Hansen JF, Hesse B, Christensen NJ (1978) Enhanced sympathetic nervous activity after intravenous propranolol in ischemic heart disease; plasma noradrenaline splanchnic blood flow and mixed venous oxygen saturation at rest and during exercise. Eur J Clin Invest 8:31

49. Langer SZ (1976) The role of α and β-presynaptic receptors in the regulation of noradrenaline release elicited by nerve stimulation. Clin Sci Mol Med 51:423

50. Starke K (1972) Influence of extracellular noradrenaline on the stimulation-evoked secretion of noradrenaline from sympathetic nerves; evidence for an α receptor mediated feed-back inhibition of noradrenaline release. Naunyn Schmiedebergs Arch Pharmacol 275:11

51. Stjärne L, Brundin J (1975) Dual adrenoceptor-mediated control of noradrenaline secretion from human vasoconstrictor nerves: Facilitation of β-receptors and inhibition of α-receptors. Acta Physiol Scand 94:139

52. Mylecharane EJ, Raper C (1970) Prejunctional action of some β-adrenoceptor antagonists in the vas deferens preparation of the Guinea pig. Br J Pharmacol 39:128

53. Hedqvist P, Moawad A (1975) Presynaptic α and β-adrenoceptor mediated control of noradrenaline release in human oviduct. Acta Physiol Scand 95:494

54. Stjärne L, Brundin J (1976) β_2-Adrenoceptors facilitating noradrenaline secretion from human vasoconstrictor nerves. Acta Physiol Scand 97:88

55. Celuch SM, Dubocovich NL, Langer SZ (1978) Stimulation of presynaptic beta adrenoceptors enhances (^{3}H) noradrenaline release during nerve stimulation in the perfused cat spleen. Br J Pharmacol 63:97

56. Yamaguchi N, DeChamplain J, Nadeau RA (1977) Regulations of norepinephrine release from cardiac sympathetic fibers in the dog by presynaptic α- and β-receptors. Circ Res 41:108

57. Brown AM (1967) Excitation of afferent cardiac sympathetic nerve fibers during myocardial ischemia. J Physiol (Lond) 190:35

58. Malliani A, Schwartz PJ, Zanchetti A (1969) A sympathetic reflex elicited by experimental coronary occlusion. Am J Physiol 217:703

59. Staszewska-Barzak J (1971) The reflex stimulation of catecholamine secretion during the acute stage of myocardial infarction in the dog. Clin Sci (Oxf) 41:419

60. Uchida Y, Murao S (1974) Effect of propranolol on excitation of afferent sympathetic nerve fibers during myocardial ischemia. Jpn Heart J 15:280

Möglichkeiten und Risiken der β-Blockade beim akuten Myokardinfarkt

W. Merx, R. von Essen

β-Rezeptorenblocker können beim akuten Myokardinfarkt aus 2 Gründen gegeben werden: Erstens zur Behandlung bzw. Prophylaxe tachykarder Rhythmusstörungen, zweitens — und das steht heute im Vordergrund — zur Verminderung der Ischämie und damit zur Verhinderung einer Nekroseausdehnung.

Alle Vorhoftachykardien, also Vorhofflimmern/flattern und paroxysmale Vorhoftachykardien, werden im akuten Infarktstadium im Prinzip mit dem gleichen Erfolg wie auch bei anderen Erkrankungen mit β-Blockern behandelt [1, 2]. Um ihre klinische Bedeutung für diese Indikation jedoch richtig beurteilen zu können, muß abgeschätzt werden, wie häufig behandlungsbedürftige Vorhoftachykardien in der akuten Infarktphase auftreten, welche alternativen Behandlungsmöglichkeiten zur Verfügung stehen und wie deren Nebenwirkungen im Vergleich zur β-Blockade einzustufen sind.

Paroxysmale Attacken mit Vorhofflimmern oder -flattern kommen im akuten Infarktstadium häufig, nach unseren Beobachtungen in etwa 20–25% vor [3], paroxysmale Vorhoftachykardien sind dagegen beim akuten Infarkt eine Rarität. Die mittlere Kammerfrequenz beim paroxysmalen Vorhofflimmern liegt bei den meisten Patienten um 100/min, nur in etwa 20% werden mittlere Kammerfrequenzen um 120/min erreicht. Wichtig ist weiter, daß die paroxysmalen Attacken in der Mehrzahl nach kurzer Zeit spontan zum Sinusrhythmus konvertieren, 60% dauern nicht länger als 3 h an, nur 10% länger als einen Tag [4]. Aus der meist nur mäßig hohen Kammerfrequenz und der ausgeprägten Tendenz zur spontanen Rückkehr zum Sinusrhythmus folgt, daß die Anfälle nur ausnahmsweise speziell behandelt werden müssen. Neben β-Blockern sind hier Digitalis und Verapamil ebenso wirksam. Echte Notsituationen — z.B. Vorhofflattern mit hoher Kammerfrequenz — können durch die elektrische Kardioversion in der Regel schnell beherrscht werden. Da also supraventrikuläre Tachyarrhythmien in der akuten Infarktphase nur selten sofort behandelt werden müssen und gute alternative Behandlungsmöglichkeiten zur Verfügung stehen, folgt, daß β-Blocker in dieser Situation nur ausnahmsweise einmal indiziert sind.

Als eine der Ursachen für Kammerflimmern und ventrikuläre Tachykardien in der akuten Infarktphase ist ein erhöhter Sympathikotonus seit langem aufgrund zahlreicher tierexperimenteller Untersuchungen bekannt. Bei Patienten mit akutem Myokardinfarkt wurde inzwischen ebenfalls ein erhöhter Sympathikotonus, der mit vermehrten ventrikulären Tachyarrhythmien einhergeht, nachgewiesen [5]. Dementsprechend wurden schon früh Behandlungsversuche mit β-Blockern, die auf eine Verhütung von Kammerflimmern zielten, unternommen [6–10]. Die Ergebnisse waren allerdings enttäuschend, was z.T. durch eine Unter-

dosierung erklärt werden kann, zum Teil durch die Tatsache, daß Kammerflimmern beim Infarkt ganz überwiegend in den ersten Stunden auftritt und
zu dieser Zeit noch keine effektive β-Rezeptorblockade besteht. Daß eine β-
Blockade beim Patienten mit koronarer Herzkrankheit Kammerflimmern verhindern kann, kann möglicherweise aus den bekannten Untersuchungen von Green
u.Mitarb. aus dem Jahre 1975 [11] gefolgert werden.

In einer kontrollierten Untersuchung über 3 Jahre hinweg an insgesamt 3038
Patienten traten kardiale Todesfälle in der mit Practolol behandelten Gruppe
47- und in der Kontrollgruppe 73mal auf, ein statistisch signifikanter Unterschied. Es gibt gute Gründe anzunehmen, daß — analog zu Tierversuchen
— auftretende Ischämien in einer mit β-Blockern behandelten Gruppe seltener
zu Kammerflimmern führen als in einer unbehandelten Vergleichsgruppe.

Ebenso wie bei der Behandlung supraventrikulärer Tachyarrhythmien müssen
auch bezüglich der Vorbeugung lebensbedrohender ventrikulärer Rhythmusstörungen die zur Verfügung stehenden Alternativen berücksichtigt werden. Hier
ist es allerdings so, daß eine generelle medikamentöse Prophylaxe mehrere Stunden nach Eintritt des Infarkts recht problematisch ist, da mit Kammerflimmern
in dieser Situation nur selten gerechnet werden muß [3] und eine sorgfältige
Überwachung mit der Bereitschaft zur Wiederbelebung ausreicht. Will man
eine medikamentöse Prophylaxe betreiben, ist heute das Lidocain, das bei geringer Nebenwirkungsrate eine gute Effektivität besitzt, weltweit das Mittel der
Wahl [12]. β-Blocker sind daher zumindest so lange, wie keine neuen Befunde
vorliegen, die eine Überlegenheit der β-Blocker im Vergleich zu anderen Antiar-
rhythmika zeigen oder nachweisen, daß β-Blocker über die antiarrhythmische
Wirkung hinaus zusätzliche protektive Eigenschaften besitzen, zur Prophylaxe
ventrikulärer Tachyarrhythmien beim akuten Infarkt nicht indiziert.

Die aktuelle Frage bei der Behandlung des akuten Myokardinfarkts lautet:
Kann eine weitere Ausdehnung der Nekrose verhindert werden? Kann diese
Frage bejaht werden, wird nicht nur die unmittelbare Prognose im Krankenhaus,
sondern darüber hinaus die gesamte weitere Rehabilitation positiv beeinflußt.

Durch β-Rezeptorenblocker kann das Ungleichgewicht zwischen Sauerstoff-
versorgung und Sauerstoffbedarf beim akuten Infarkt dadurch günstig beeinflußt
werden, daß der Bedarf durch eine Senkung der Herzfrequenz, Herabsetzung
der Kontraktilität und Reduktion der Nachbelastung verringert [13] wird. In
einer fast unübersehbaren Zahl von Tierversuchen wurde inzwischen die
ischämiereduzierende Wirkung der β-Blocker nachgewiesen. Allerdings sind die
Ergebnisse auf den Menschen aus mehreren Gründen nicht unmittelbar übertrag-
bar. So sind die verwandten Dosen im Tierversuch ausnahmslos deutlich höher
als diejenigen Dosen, die bei Patienten zu geben gewagt werden. Hinzu kommt,
daß im Tierversuch die günstigsten Ergebnisse dann gesehen wurden, wenn
mit der β-Blockade bereits vor dem Infarkt begonnen wurde. Letzteres spricht
also mehr für eine prophylaktische Behandlung mit β-Blockern, weniger dagegen
für eine Behandlung bei bereits eingetretenem Infarkt.

Fünf Stunden nach Beginn eines Infarkts ist im Tierversuch kaum noch eine
Besserung durch β-Blocker zu erreichen [14]. Wenn beim Menschen der Infarkt
in gleicher Weise als einzeitiges, scharf definiertes Ereignis abläuft, bestehen

für eine erfolgreiche Behandlung mit β-Blockern kaum Erfolgsaussichten, da nur ein geringer Prozentsatz bereits in den ersten 4 h nach Beginn des akuten Ereignisses zur Behandlung kommt.

Nur Befunde, die zeigen, daß bei Patienten in einem nennenswerten Prozentsatz der Infarkt in Schüben und nicht einzeitig abläuft, lassen hoffen, daß β-Blocker auf einer breiteren Basis sinnvoll eingesetzt werden können.

Es liegen in der Zwischenzeit zahlreiche Untersuchungen aus der Klinik vor, die auf einen günstigen Effekt der β-Blocker hinweisen; alle blieben jedoch nicht unwidersprochen. Gegen eine Reduktion der ST-Streckenanhebung durch β-Blocker kann man einwenden, daß vom Spontanverlauf differenziert werden muß. Darüber hinaus läßt eine alleinige Betrachtung der ST-Streckenanhebung ohne gleichzeitige Berücksichtigung des QRS-Komplexes nicht erkennen, ob die ST-Streckensenkung auf eine Reduktion der Ischämie oder auf einen Übergang der Ischämie in eine Nekrose zurückzuführen ist [15, 16].

Auch gegen die Methode der Infarktgrößenbestimmung über die CBK-Serienbestimmung sind in letzter Zeit schwerwiegende methodische Einwände gekommen, so daß auch diese Untersuchungen nicht als Beweis für die Wirksamkeit von β-Blockern allein ausreichen [17]. Ermutigender sind dagegen Befunde, die nachweisen, daß beim akuten Infarkt nach β-Blockern die Extraktion von Laktat und freien Fettsäuren verbessert wird [18]. Ebenso ist wohl die Tatsache, daß durch β-Blocker auch der Infarktschmerz im akuten Stadium zuverlässig verringert werden kann, ein starkes Argument für die Reduzierung der Ischämie [19, 20].

Wie bereits gesagt, sind die Aussichten für eine nennenswerte Reduzierung der endgültig resultierenden Infarktgröße durch β-Blocker bei Patienten gering, wenn die Nekrose innerhalb weniger Stunden sich voll entwickelt und der Patient erst in die Klinik kommt, wenn bereits der größte Schaden vorliegt. Günstiger sind dagegen die Aussichten, wenn angenommen werden darf, daß in einem größeren Prozentsatz der Infarkt sich stufenweise oder allmählich ausbildet. In diesen Fällen ist es vorstellbar, daß durch eine Verringerung des Sauerstoffbedarfs die Nekroseausdehnung angehalten und so der Infarkt klein gehalten werden kann. Untersuchungen mit engmaschiger Enzymkontrolle und serienmäßiger Registrierung multipler präkordialer Brustwandableitungen (sog. präkordiales mapping) konnten zeigen, daß tatsächlich in rund 50% aller Fälle bei Patienten mit Infarkt noch in der Akutphase eine weitere Infarktausdehnung stattfindet [17]. Es besteht also die Hoffnung, daß durch frühe Gabe von β-Blockern derartige Nekroseausdehnungen verhindert und so der letztlich resultierende Infarkt verkleinert werden kann, allerdings steht der Beweis für diese Hypothese zur Zeit noch aus.

Nach dem gegenwärtigen Wissensstand sind β-Blocker zur Ischämiereduktion beim akuten Infarkt nur dann eindeutig indiziert, wenn eine sog. hyperdyname Situation mit einem deutlich erhöhten Herzminutenvolumen und gesteigerter Herzfrequenz vorliegt. Dies ist aber nur in rund 5% aller Patienten mit akutem Infarkt der Fall [21]. Auch in diesen Fällen sollte jedoch nur der Erfahrene β-Blocker geben, da die bei diesen Patienten oft beobachtete Sinustachykardie auf keinen Fall mit der Sinustachykardie einer beginnenden Herzinsuffizienz verwechselt werden darf. In letzteren Fällen ist der sympathische Stimulus für die Aufrechterhaltung eines ausreichenden Herzminutenvolumens notwendig, eine β-Blockade kann hier zu einer schweren Herzinsuffizienz führen.

Zusammenfassend sind β-Blocker zur Zeit nur bei wenigen Patienten mit akutem Infarkt indiziert. Die Behandlung beschränkt sich in erster Linie auf Patienten mit hyperdynamer Kreislaufregulation und darüber hinaus auf die seltenen Fälle mit Vorhoftachykardien, bei denen andere Behandlungsmaßnahmen nicht zum Erfolg führen. Mehrere z.Z. noch laufende kontrollierte Untersuchungen müssen bezüglich der Frage, ob eine Nekroseausdehnung verhindert werden kann, abgewartet werden.

Literatur

1. Lemberg L, Arcebal A, Castellanos A (1972) Use of alprenolol in acute cardiac arrhythmias. Am J Cardiol 30:77
2. Sandler G, Pistevos AC (1971) Use of oxprenolol in cardiac arrhythmias associated with acute myocardial infarction. Br Med J I:454
3. Effert S, Merx W (1977) Sofortversorgung und akute stationäre Phase beim Myokardinfarkt. Dtsch Aerztebl 74:2957
4. Merx W, Heinrich KW (1971) Vorhofflimmern und -flattern beim Herzinfarkt. Med Welt 22:1742
5. Jewitt DE, Singh BN (1974) These use of beta adrenergie blockade in myocardial infarction. Prog Cardiovasc Dis 16:421
6. Snow PJD (1965) Effect of propranolol on myocardial infarction. Lancet II:551
7. Balcon R, Jewitt DE, Davies JPH, Orams S (1966) A controlled trial of propranolol in acute myocardial infarction. Lancet II:917
8. Clausen J, Felsby M, Schonau Jorgensen F, Lyager Nielsen B, Robin J, Strange B (1966) Absence of prophylactic effect of propranolol in myocardial infarction. Lancet II:920
9. Norris RM, Caughey DE, Scott PJ (1968) Trial of propranolol in acute myocardial infarction. Br Med J II:398
10. Rutherford JD, Sing BN, Ambler PK, Norris RM (1975) Plasma propranolol concentration in patients with angina and acute myocardial infarction. Clin Exp Pharmacol Physiol 3:297
11. Green KG, et al (1975) Improvement in prognosis of myocardial infarction by long-term beta-adrenoceptor blockade using practolol. A multicentre international study. Br Med J 3:735
12. Lie KI, Wellens HJ, van Capelle FJ, Durrer D (1974) Lidocaine in the prevention of primary ventricular fibrillation. N Engl J Med 291:1324
13. Merx W, Essen R von, Effert S (1979) The hemodynamic treatment of acute myocardial infarction: Effects regarding a reduction of final infarct size. Excerpta Med 312
14. Shell WE, Sobel EE (1973) Changes in infarct size following administration of propranolol in the conscious dog. Am J Cardiol 31/1:157
15. Merx W, Essen R von, Silny J, Krebs W, Doerr R (1977) Die klinische Wertigkeit multipler unipolarer Brustwandableitungen zur Verlaufsbeurteilung und beim akuten Vorderwandinfarkt. Z Kardiol 66:712
16. Essen R von, Merx W, Doerr R, Effert S, Silny J, Rau G (1980) QRS mapping: in the evaluation of acute anterior myocardial infarction. Circulation 62:266
17. Merx W (1979) Der frische Myokardinfarkt. Nichtinvasive Diagnostik. Verh Dtsch Ges Kreislaufforsch 45:61
18. Mueller H, Ayres S, Religa A, Evans R (1974) Propranolol in the treatment of acute myocardial infarction. Effect on myocardial oxygenation and hemodynamics. Circulation 49:1078
19. Gold HK, Leinbach RC, Maroko PR (1976) Reduction of myocardial injury in patients with acute infarction by propranolol. Am J Cardiol 38:689
20. Waagstein F, Hjalmarson AC (1976) Double-blind study of the effect of cardioselective beta-blockade on chest pain in acute myocardial infarction. Acta Med Scand [Suppl] 587:201
21. Merx W (1978) Betablocker beim akuten Myokardinfarkt. Cardiology [Suppl 1] 63:40

Therapie des akuten Myokardinfarkts mit β-Rezeptorenblockern*

A. Wirtzfeld, G. Klein, F.C. Himmler, G. Schmidt

In der Behandlung der Koronarinsuffizienz nehmen die β-Rezeptorenblocker heute einen führenden Platz ein, da sie den Sauerstoffbedarf des Myokards reduzieren und damit die Angina-pectoris-Schwelle heraufsetzen. Auch die Anwendung von β-Blockern im chronischen Infarktstadium erscheint berechtigt, nachdem verschiedene Studien eine Verbesserung der Langzeitprognose, zumindest für bestimmte Patientengruppen nach überstandenem Infarkt gezeigt haben [1, 39, 70]. Weniger eindeutig ist jedoch die Frage zu beantworten, ob β-Blocker auch im Stadium des akuten Myokardinfarktes eingesetzt werden sollen. Erste Untersuchungen hierzu Mitte der 60er Jahre hatten widersprüchliche Ergebnisse in bezug auf die Beeinflussung der Frühletalität des Infarkts erbracht [5, 11, 40, 63]. Dabei ging es zunächst mehr um eine Behandlung infarktbedingter Herzrhythmusstörungen und weniger um mögliche hämodynamische Wirkungen. Heute interessiert besonders die Frage nach der Möglichkeit einer Begrenzung der Infarktgröße durch frühe Anwendung von β-Sympathikolytika beim Menschen, nachdem am Versuchstier eine verminderte Ausdehnung der Nekrosezone nach experimentellem Infarkt durch β-Blocker nachgewiesen werden konnte.

1 Wirkungen von β-Rezeptorenblockern auf ischämisches Myokard

β-Blocker haben eine Reihe hämodynamischer und metabolischer Wirkungen, die zu einer Verminderung des Sauerstoffdefizits im ischämischen Herzmuskelgewebe führen können (Tabelle 1). So werden der myokardiale Sauerstoffbedarf durch Verlangsamung der Herzfrequenz und Verminderung der Kontraktilität herabgesetzt und das Sauerstoffangebot durch die mit der niedrigeren Frequenz verlängerte Diastolendauer verbessert. Gleichzeitig kommt es durch Senkung des systolischen Blutdrucks zu einer Verminderung der Druckarbeit des linken Ventrikels. In Anbetracht der Bedeutung der Herzfrequenz für den Sauerstoffbedarf des Herzens [61] dürfte dem frequenzsenkenden Effekt der β-Sympathikolyse die größte Bedeutung zukommen.

Auch die metabolischen Wirkungen der β-Blocker sind für die Sauerstoffbilanz im ischämischen Herzmuskel von Bedeutung. Diese bewirken eine Abnahme der freien Fettsäuren im Blut [31] und damit eine Begünstigung der sauerstoffsparenden myokardialen Glukoseverbrennung [43]. Eine Erhöhung der freien Fettsäuren im akuten Infarktstadium ist Folge der lipolytischen Wirkung erhöhter Katecholaminspiegel [33], und es besteht eine deutliche Korrelation zwischen

* Abdruck mit freundlicher Genehmigung der Zeitschrift *Herz* (Verlag Urban und Schwarzenberg)

Tabelle 1. Wirkungen von β-Rezeptorenblockern auf ischämisches Myokard

1. Verminderung des O_2-Bedarfs durch:	2. Verbesserung des O_2-Angebots durch:
Verlangsamung der Herzfrequenz Verminderung der Kontraktilität Senkung des systolischen Aortendrucks Abnahme der freien Fettsäuren im Blut Neutralisierung der aus dem ischämischen Myokard austretenden Katecholamine	Verlängerung der Diastolendauer

der Plasmakonzentration von Noradrenalin und freien Fettsäuren [25]. Erhöhte Fettsäurespiegel führen zu einer vermehrten myokardialen Fettsäureaufnahme und damit zu einem unökonomischen Energiestoffwechsel, da die Fettsäureverbrennung mehr Sauerstoff verbraucht als der Glukosemetabolismus [43]. Es hat sich zeigen lassen, daß für die Steigerung des Sauerstoffbedarfs des Herzmuskels unter Katecholaminstimulation der Erhöhung der myokardialen Fettsäureaufnahme quantitativ etwa die gleiche Bedeutung zukommt wie der Beschleunigung der Herzfrequenz [62]. Da die freien Fettsäuren im Blut um so stärker erhöht sind, je größer der Infarkt ist, ist zu fragen, ob diese positive Korrelation lediglich Ausdruck der bei größeren Infarkten höheren Katecholaminspiegel ist, oder ob die erhöhte Plasmakonzentration der freien Fettsäuren von sich aus zu einer Ausdehnung der Myokardnekrose beiträgt [42, 44]. Im Tierexperiment kommt es nach einer Koronarligatur zu geringeren ischämischen ST-Hebungen, wenn ein Anstieg der freien Fettsäuren im Plasma durch Vorbehandlungen mit einem Lipolyseinhibitor verhindert wird [36]. Auch zwischen der Häufigkeit gravierender Herzrhythmusstörungen und der Höhe der freien Fettsäurespiegel beim akuten Infarkt des Menschen ist ein Zusammenhang aufgezeigt worden [34].

Für den Grad einer Myokardischämie mag schließlich auch ein direkter Katecholamineffekt am Myokard eine Rolle spielen [51]. So ist bekannt, daß aus dem ischämischen Herzen Noradrenalin frei wird [59, 73] und es ist die Hypothese aufgestellt worden, daß dieses durch Aktivierung des Stoffwechsels im angrenzenden Myokard nach Art einer Kettenreaktion eine explosionsartige Ausdehnung der Ischämiezone bewirken kann [24, 69]. An isolierten Herzen lassen sich selbst bei normalen Koronararterien durch Zugabe von Noradrenalin zur Perfusionslösung Herzmuskelnekrosen erzeugen [69]. Auch dieser sauerstoffverschwendende Katecholamineffekt ist durch β-Rezeptorenblocker neutralisierbar.

Die aufgezeigten hämodynamischen und metabolischen Effekte der β-Blocker sind sicherlich geeignet, die Sauerstoffbilanz im ischämischen Myokard zu verbessern. Es fragt sich jedoch, ob sich hieraus auch Möglichkeiten für eine Begrenzung der Nekroseausdehnung im Stadium der Infarktentstehung ergeben.

2 β-Rezeptorenblocker beim experimentellen Infarkt

Tierexperimentell sind eine Reihe von Befunden erhoben worden, die eine günstige Beeinflussung des Infarktgeschehens im Sinne einer Begrenzung der Nekrosezone vermuten lassen (Tabelle 2). So vermindern β-Blocker nach Koronarliga-

Tabelle 2. Wirkungen von β-Rezeptorenblockern beim experimentellen Infarkt

Autor	Jahr	Literatur	Befund
Maroko u.Mitarb.	1971	[35]	Abnahme der ischämischen ST-Hebung
Khan u.Mitarb.	1972	[29]	Verminderung der Inzidenz von Kammerflimmern
Sommers u. Jennings	1972	[64]	Protektion vor Myokardnekrosen bei passagerer Ischämie
Sakai u. Spieckermann	1975	[57]	Verminderung des Enzymaustritts aus hypoxischem Myokard
Hillis u.Mitarb.	1978	[23]	Verminderung des O_2-Verbrauchs im ischämischen Myokard
Waldenström u.Mitarb.	1978	[69]	Schutz vor katecholamininduzierten Myokardnekrosen
Kloner u.Mitarb.	1978	[32]	Geringere ultrastrukturelle Gewebsschädigung ("mitochondrial salvage")
Schaper	1979	[58]	Verlängerung der Überlebenszeit ischämischen Myokards

tur die Summe der ST-Segmenthebungen im epikardialen Elektrogramm, was als indirekter Hinweis für eine Verkleinerung des ischämischen Areals gewertet werden kann [35]. Analysen von Koronarvenenblut aus ischämischem Myokard haben eine Erhöhung des Sauerstoff- und auch eine Abnahme des Laktatgehalts nach Gabe von Propranolol und somit direkte Anzeichen einer Verbesserung der myokardialen Sauerstoffbilanz ergeben [20]. Noch aufschlußreicher sind die Untersuchungen von Hillis u.Mitarb. [23], die durch massenspektrometrische Bestimmung der O_2- und CO_2-Spannung im ischämischen Herzmuskelgewebe selbst eine Verminderung der Hypoxie bei Versuchstieren feststellten, die mit Propranolol vorbehandelt worden waren. Auch ein verminderter Austritt von Herzmuskelenzymen aus hypoxischem Myokard ist unter Propranolol zu beobachten [57]. Interessanterweise ist diese protektive Wirkung nach β-Blockern mit sympathomimetischer Eigenwirkung (ISA) weniger stark ausgeprägt als nach Propranolol [41].

Der Einfluß einer β-Sympathikolyse auf die histologische Größe experimenteller Infarkte ist von mehreren Arbeitsgruppen untersucht worden (Tabelle 3). Die Behandlung setzte dabei sehr frühzeitig, d.h. innerhalb der ersten Stunde nach und in einigen Studien bereits vor Koronarverschluß ein. Die Infarktgröße konnte hierdurch um 34 bis 59% verglichen mit den Infarkten unbehandelter Kontrolltiere reduziert werden. Allerdings lagen die Dosierungen etwa um den Faktor 10 bis 50 höher als sie in der Humanmedizin bei intravenöser Anwendung üblich sind. Auch sei darauf hingewiesen, daß in einer Untersuchung von Peter u.Mitarb. [48] das Ausmaß des Enzymaustritts von Kreatinkinase aus infarziertem Myokard durch Vorbehandlung der Tiere mit Propranolol (5 mg/kg) nicht vermindert war. Ein deutlicher Effekt im Sinne einer begrenzten Infarktgröße wurde schließlich auch bei Tieren nach sympathischer Denervierung des Herzens beobachtet [27].

Tabelle 3. Beeinflussung der Größe experimenteller Infarkte durch β-Rezeptorenblocker

Autor	Jahr	Literatur	Medikament Dosis	Beginn der Behandlung	Infarktgröße
Sommers u. Jennings	1972	[64]	Propranolol 5 mg/kg	Vorbehandlung	signifikant reduziert
Reimer u.Mitarb.	1973	[54]	Propranolol 5 mg/kg	Vorbehandlung	−50%
Pierce u.Mitarb.	1973	[49]	Propranolol 1 mg/kg	1 h nach Ligatur	−34%
Rasmussen u.Mitarb.	1974	[52]	Propranolol 5 mg/kg	Vorbehandlung	signifikant reduziert
Shatney u.Mitarb.	1976	[60]	Propranolol 1 mg/kg	15 min nach Ligatur	−37%
Reimer u.Mitarb.	1976	[55]	Propranolol 0,5 mg/kg	Vorbehandlung	−59%

Von Interesse sind auch elektronenoptische Untersuchungen an frischen Myokardnekrosen, die gezeigt haben, daß durch Behandlung mit β-Blockern insbesondere die Schädigung der Mitochondrien verhindert bzw. verzögert werden kann [32]. Da diese die wichtigsten Lieferanten für energiereiche Phosphate sind, läßt auch dieser Befund auf eine Verminderung des Energiedefizits bzw. eine Verbesserung der Sauerstoffbilanz schließen.

Wichtige Befunde zur Frage der Begrenzung experimenteller Infarkte sind in jüngster Zeit von Schaper [58] mitgeteilt worden. Demnach ließ sich eine kardioprotektive Wirkung von β-Rezeptorenblockern nur dann nachweisen, wenn die Infarkte zu einem Zeitpunkt gesteigerter Katecholaminaktivität gesetzt wurden. Eine Erhöhung des adrenergen Antriebs dürfte allerdings beim menschlichen Infarkt in den meisten Fällen gegeben sein [38, 65]. Des weiteren geht aus den Untersuchungen hervor, daß durch β-Rezeptorenblocker bestenfalls die Überlebenszeit des ischämischen Myokards verlängert werden kann und daß eine endgültige Begrenzung der Infarktgröße nur dann möglich ist, wenn innerhalb weniger Stunden eine adäquate Durchblutung wiederhergestellt ist.

3 β-Blocker beim menschlichen Infarkt

Die Anwendung von β-Rezeptorenblockern beim menschlichen Infarkt wurde bis vor wenigen Jahren als problematisch angesehen, da eine kritische Verschlechterung der Pumpfunktion des Herzmuskels mit Entstehung einer Herzinsuffizienz oder gar eines Schocksyndroms befürchtet wurde. Untersuchungen mehrerer Arbeitsgruppen haben jedoch gezeigt, daß diese vorwiegend auf theoretischen Überlegungen basierenden Befürchtungen weitgehend unbegründet sind und daß β-Blocker bei hämodynamisch unkomplizierten Infarkten (Killip-Gruppe I und II [30]) gut toleriert werden. Dabei kommt es zu hämodynamischen Veränderungen, die eine günstige Beeinflussung des Infarktgeschehens erwarten lassen.

3.1 Hämodynamische Effekte

Als Beispiel für die hämodynamischen Akutwirkungen einer Sympathikolyse seien unsere Erfahrungen mit Metoprolol beim akuten Infarkt angeführt (Abb. 1 und Tabelle 4). Nach intravenöser Injektion von 10 mg Metoprolol kam es innerhalb weniger Minuten zu einem Abfall der Herzfrequenz im Mittel um 15% und des Herzzeitvolumens um 28%. Dabei war der Frequenzabfall i.allg. um so deutlicher, je höher die Ausgangsfrequenz lag; entsprechendes galt auch für die Werte des Herzzeitvolumens. Das Verhalten des Schlagvolumens war unterschiedlich, teils wurde ein Abfall, teils ein Anstieg beobachtet; im Mittel ergab sich eine Verminderung des Schlagvolumens um 8%. Das Verhalten des Blutdrucks war durch eine geringe Senkung der systolischen bei weitgehend unveränderten diastolischen Druckwerten charakterisiert.

Von besonderem Interesse war das Verhalten des linksventrikulären Füllungsdrucks unter der β-Rezeptorenblockade. Dieser wurde im Mittel nicht signifikant beeinflußt. Es fiel jedoch auf, daß bei initial niedrigen Druckwerten (<15 mm Hg) eine Tendenz zum Anstieg und bei höheren Drücken (>20 mm Hg) eher ein Druckabfall festzustellen war, eine Beobachtung, die auch von anderen Autoren [18, 37] beschrieben worden ist. Das Ausbleiben eines weiteren Druckanstiegs bei Patienten mit erhöhten linksventrikulären Füllungsdrucken ist durch die Pathogenese der diastolischen Druckerhöhung im Infarktherzen zu erklären, die ja weniger durch eine Kontraktionsinsuffizienz als vielmehr durch eine erhöhte Steifigkeit der ischämischen Herzmuskulatur zustande kommt [46, 71]. Die Verbesserung der myokardialen Sauerstoffbilanz führt zu einer Zunahme der Compliance, so daß trotz verminderter Kontraktilität der diastolische Ventrikeldruck nicht ansteigt bzw. sogar abfallen kann. Von praktischer Bedeutung ist im übrigen die klinische Erfahrung, daß ein erhöhter Pulmonalkapillardruck auch nach Gabe eines β-Blockers in gewohnter Weise mit Nitroglycerin gesenkt werden kann [72].

Entsprechend der Senkung der Druck-, Volumen- und Frequenzbelastung des Herzens kam es durch Metoprolol auch zu einer deutlichen Verminderung der linksventrikulären Arbeit und Leistung: Die Schlagarbeit fiel um 17% und die Minutenarbeit um durchschnittlich 28%.

Ein Vergleich mit den Erfahrungen anderer Arbeitsgruppen zeigt eine weitgehende Übereinstimmung unserer Befunde mit hämodynamischen Veränderungen, die bei der Infarktbehandlung mit den β-Blockern Propranolol, Practolol und Acebutolol beobachtet worden sind (Tabelle 5). Dabei wird allgemein die gute Verträglichkeit der β-Blocker herausgestellt. Ernstere Nebenwirkungen, die eine Unterbrechung der Therapie erforderlich gemacht hätten, traten nicht auf, auch nicht bei peroraler Fortführung der intravenös begonnenen β-Blockertherapie [68, 72].

3.2 Beeinflussung des Infarktprozesses

Beim Menschen ist aus methodischen Gründen ein direkter Beweis für eine Verminderung der Infarktgröße durch β-Rezeptorenblocker naturgemäß schwer zu erbringen. Jedoch sind auch hier eine Reihe von Beobachtungen bekannt, die als Hinweis für eine Verminderung der Myokardischämie und vielleicht

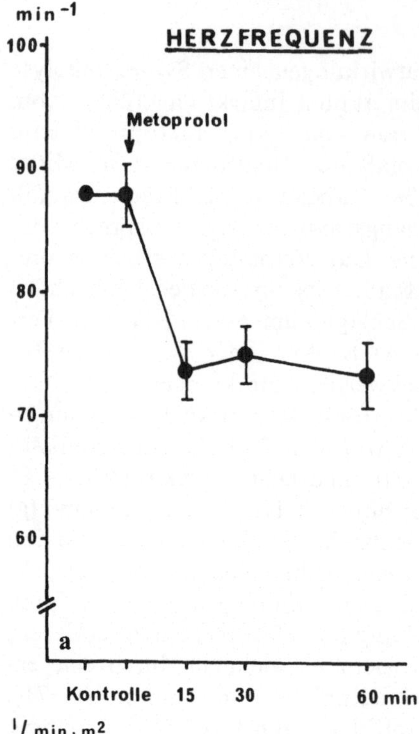

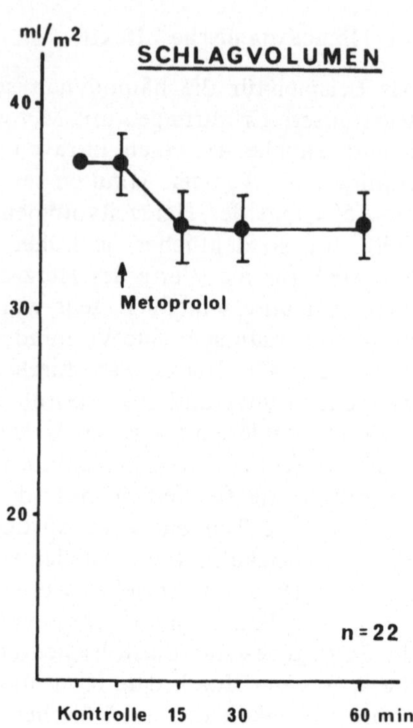

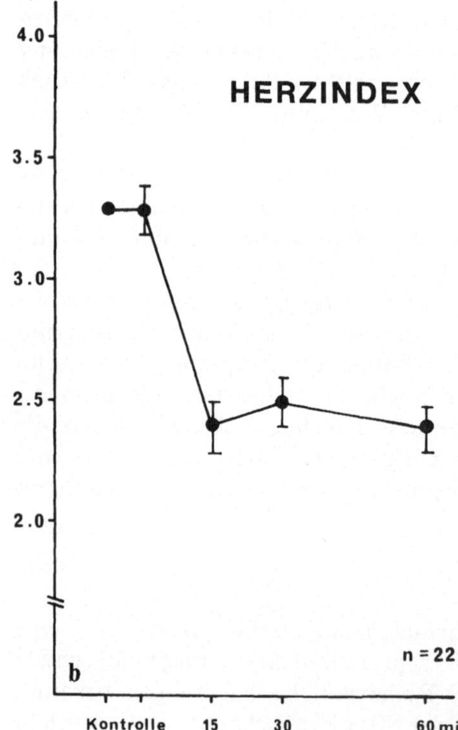

Abb. 1a–c. Hämodynamische Wirkungen von 10 mg Metoprolol i.v. bei 22 Patienten mit akutem Myokardinfarkt (Infarktalter < 12 h)

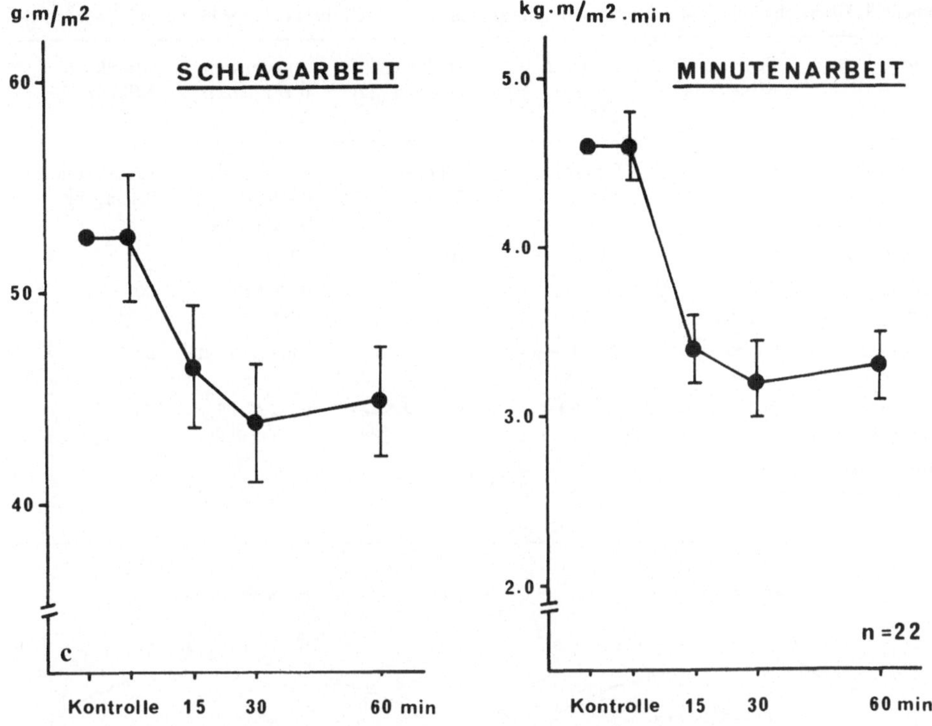

Tabelle 4. Wirkungen von Metoprolol (10 mg i.v.) bei akutem Herzinfarkt (n = 22)

Parameter	Änderung	Signifikanz	Parameter	Änderung	Signifikanz
Herzfrequenz	−15%	$P < 0{,}001$	Schlagarbeit	−17%	$P < 0{,}001$
Schlagvolumen	− 8%	$P < 0{,}05$	Minutenarbeit	−28%	$P < 0{,}001$
Herzzeitvolumen	−28%	$P < 0{,}001$	RR syst.	− 9%	$P < 0{,}05$
LV-Füllungsdruck	——	n.s.	RR diast.	——	n.s.

sogar eine Begrenzung einer drohenden Infarktausdehnung interpretiert werden können (Tabelle 6). Verschiedene Autoren haben mit der Methode des präkordialen Mapping eine signifikante Abnahme ischämischer ST-Hebungen bei Anwendung von β-Rezeptorenblockern im akuten Infarktstadium nachgewiesen [14, 18, 21, 28, 45] (Abb. 2). Auch die summarische Verminderung der R-Wellen-Amplituden war bei β-blockerbehandelten Patienten geringer als bei einem Kontrollkollektiv [19].

Mueller u.Mitarb. [37] fanden bei 20 Patienten mit akutem Infarkt nach intravenöser Gabe von Propranolol eine Verminderung der Koronardurchblutung um 17%, der arterio-koronarvenösen Sauerstoffdifferenz um 6% und des myokardialen Sauerstoffverbrauchs um 22% (Abb. 3); daß diese globalen Änderungen des myokardialen Sauerstoffverbrauchs nicht nur durch eine Stoffwech-

Tabelle 5. Übersicht über hämodynamische Untersuchungen nach intravenöser Gabe von β-Rezepto-

Autor	Bay u. Mitarb. [8] 1967	Jewitt u. Mitarb. [26] 1970	Heller u. Grosser [22] 1973	Amsterdam u.Mitarb. [3] 1973	Mueller u. Mitarb. [37] 1974
Medikation	Propranolol 5 mg	Practolol 25 mg	Practolol 10 mg	Propranolol 0,03 bis 0,05 mg/kg	Propranolol 0,1 mg/kg
Patientenzahl	8	10	10	10	20
Herzfrequenz (min^{-1})	$93 \rightarrow 75$ -19%	$82 \rightarrow 73$ -11%	– -15%	$99 \rightarrow 81$ -18%	$80 \rightarrow 73$ -9%
Schlagvolumen $(\text{ml}; \text{ml/m}^2)$	SV $56 \rightarrow 49$ -12%	SV $61 \rightarrow 63$ n.s.	–	"unchanged"	SVI $32 \rightarrow 28$ -13%
Herzzeitvolumen $(\text{l/min}; \text{l/min/m}^2)$	HZV $5,2 \rightarrow 3,7$ -29%	HZV $4,9 \rightarrow 4,5$ -8%	HZV $4,5 \rightarrow 3,7$ -18%	CI $2,6 \rightarrow 2,1$ -19%	CI $2,6 \rightarrow 2,0$ -23%
Linksventrik. Füllungsdruck (mm Hg)	–	16–17	–	"unchanged"	14–14

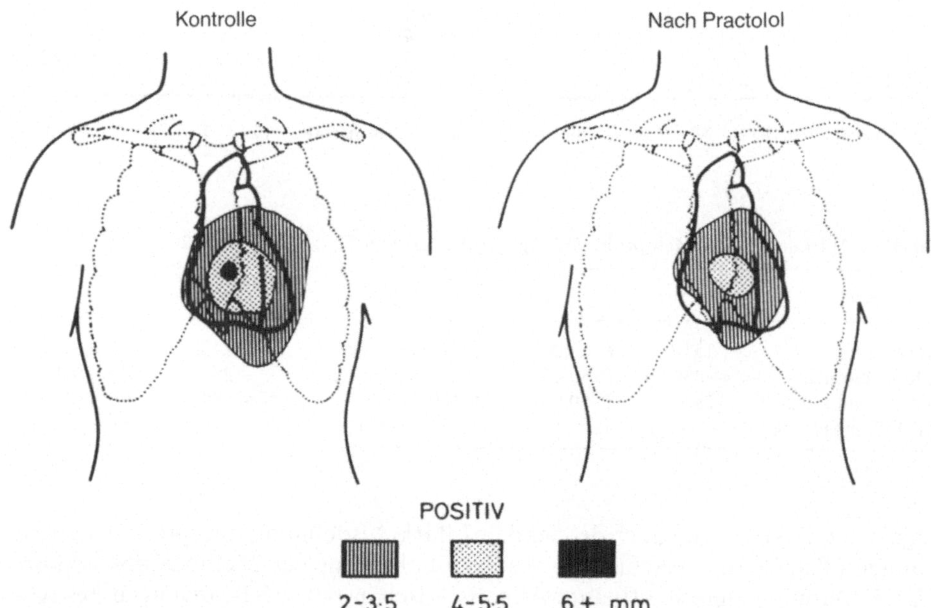

Abb. 2. Präkordiales ST-Mapping bei akutem Vorderwandinfarkt vor (**links**) und nach (**rechts**) Gabe von Practolol. (Nach Pelides u.Mitarb. [45])

selminderung im normalperfundierten Herzmuskelgewebe bedingt waren, sondern auch durch eine Verminderung des Sauerstoffdefizits im ischämischen Myokard, war an einer Verbesserung des Laktatstoffwechsels erkennbar: Die Laktataufnahme nahm um 86% zu. Die Autoren kommen zu dem Schluß, daß β-Rezeptorenblocker das Sauerstoffdefizit im ischämischen Myokard vermindern bzw. die Oxygenierung verbessern können.

renblockern beim akuten Myokardinfarkt

Gold u. Mitarb. [18] 1976	Waagstein u.Mitarb. [68] 1978	Wirtzfeld u.Mitarb. [72] 1978	Jugdutt u. Lee [28] 1978	Ahumada u.Mitarb. [2] 1979	Autor
Propranolol 3–10 mg	Metoprolol 15 mg	Metoprolol 10 mg	Propranolol 0,15 mg/kg	Acebutolol 1–20 mg	Medikation
12	10	12	14	25	Patientenzahl
100 → 79 −21%	78 → 65 −17%	94 → 79 −16%	78 → 62 −21%	83 → 71 −14%	Herzfrequenz (min^{-1})
SVI 32 → 27 −16%	SV 67 → 66 n.s.	SVI 37 → 34 −8%	SVI 29 → 25 −14%	SV 60 → 63 n.s.	Schlagvolumen (ml; ml/m^2)
CI 3,2 → 2,1 −34%	HZV 5,2 → 4,3 −17%	CI 3,4 → 2,5 −27%	CI 2,3 → 1,5 −35%	HZV 5,0 → 4,5 −10%	Herzzeitvolumen (l/min; $l/min/m^2$)
17–16	12–13	17–18	15–14	10–10	Linksventrik. Füllungsdruck (mm Hg)

Tabelle 6. Wirkungen von β-Rezeptorenblockern beim menschlichen Infarkt

Autor	Jahr	Literatur	Befund
Pelides u.Mitarb.	1972	[45]	Abnahme der ischämischen ST-Hebung
Mueller u.Mitarb.	1974	[37]	Verminderung des myokardialen O_2-Verbrauchs
Mueller u.Mitarb.	1974	[37]	Wechsel von myokardialer Laktat- produktion zu -extraktion
Waagstein u. Hjalmarson	1975	[67]	Abnahme des Infarktschmerzes
Pitt u.Mitarb.	1976	[50]	Verminderung der Inzidenz von sekundären Infarktausdehnungen (CK-Reelevation)
Peter u.Mitarb.	1978	[47]	Verminderung der CK-Enzymgesamt- menge bei Behandlungsbeginn inner- halb 4 h nach Infarkt
Ahumada u.Mitarb.	1979	[2]	Verminderung der Häufigkeit ventrikulärer Extrasystolen

Infarktgrößenbestimmungen aus dem Verlauf der Serum-Kreatinphosphokinasekurve haben unterschiedliche Ergebnisse in bezug auf eine Beeinflussung durch β-Blocker erbracht [2, 9, 14, 47, 50]. Von einigen Autoren wurde lediglich eine Verzögerung des Enzymanstiegs, jedoch keine signifikante Verminderung der Gesamtenzymfreisetzung verglichen mit unbehandelten Kontrollpatienten beobachtet [9, 14]. Von besonderem Interesse erscheint uns eine Untersuchung von Peter u.Mitarb. [47], in der gezeigt werden konnte, daß der Gesamtenzymaustritt von Kreatinkinase bei Patienten, die innerhalb von 4 h nach Beginn der akuten Symptomatik mit Propranolol behandelt worden waren, um 25% niedriger lag als bei einem unbehandelten Kontrollkollektiv; eine später einset-

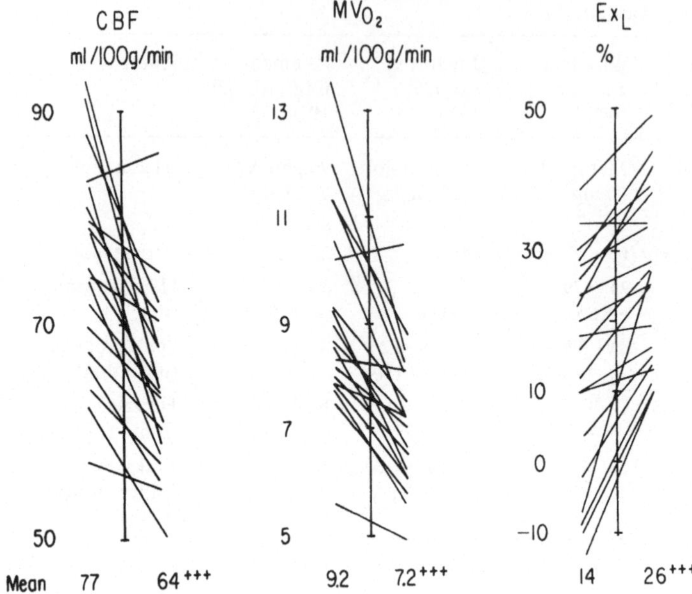

Abb. 3. Wirkungen von Propranolol auf Myokardperfusion und -stoffwechsel bei 20 Patienten mit akutem Herzinfarkt. Signifikante Abnahme der Koronardurchblutung (CBF) und der myokardialen O_2-Aufnahme (MVO_2) und Zunahme der Laktataufnahme (Ex_L). (Nach Mueller u.Mitarb. [37])

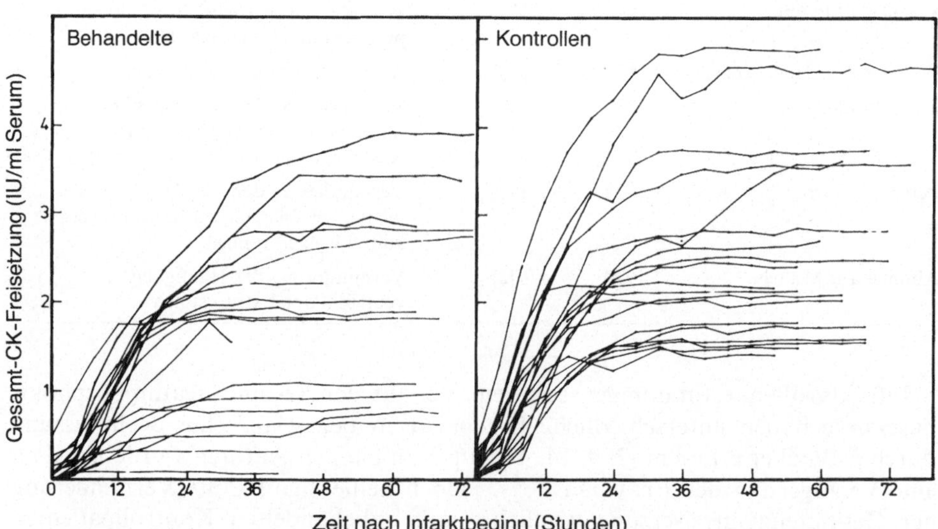

Abb. 4. CK-Invasionskurven von Infarktpatienten, bei denen innerhalb von 4 h nach Beginn der Symptomatik mit einer Propranololtherapie begonnen wurde (**links**) im Vergleich mit einem unbehandelten Kontrollkollektiv (**rechts**). Sowohl die Enzymgesamtmenge (**erreichtes Plateau**) als auch die Geschwindigkeit des Enzymaustritts (**Steilheit des aszendierenden Teils der Kurve**) sind in der behandelten Gruppe signifikant vermindert. (Nach Peter u.Mitarb. [47])

zende Propranolol-Medikation blieb ohne Wirkung auf den Enzymverlauf (Abb. 4). Bei der Bewertung dieser Befunde ist jedoch darauf hinzuweisen, daß die Serumenzymmethode zur Bestimmung der Infarktgröße möglicherweise gerade für den Nachweis einer Infarktbeeinflussung durch Propranolol ungeeignet ist, da von diesem Pharmakon bekannt ist, daß es Meßgrößen verändert, die in die Formel für die Infarktgrößenberechnung eingehen [10]. Allerdings sollte man dann erwarten, daß diese Einschränkung für beide Patientenkollektive in der Untersuchung von Peter u.Mitarb. [47] Gültigkeit hätte. Eine Studie mit Acebutolol ergab keine Änderung der enzymatisch bestimmten Infarktgröße bei Behandlungsbeginn etwa 10 h nach Infarktereignis [2].

Weitere, auf eine mögliche Verminderung der Ischämie im akuten Infarktherzen hinweisende Befunde unter der β-Sympathikolyse sind eine Abnahme des Infarktschmerzes [17, 67] sowie die Reduzierung bedrohlicher Herzrhythmusstörungen [2]. Auch ließ sich in einigen Studien eine Verbesserung der Akutprognose des Herzinfarkts nachweisen, allerdings nur für spezielle Patientengruppen, so etwa Patienten bis zum 65. Lebensjahr [4] oder solche mit einer Herzfrequenz über 100/min [6].

4 Schlußbetrachtung

Die Ergebnisse der experimentellen und klinischen Forschung der letzten Jahre berechtigen zu der Annahme, daß β-Rezeptorenblocker einen wichtigen Platz in der Behandlung des Myokardinfarkts einnehmen können. Eine β-Sympathikolyse vermindert die Herzarbeit und verbessert den Stoffwechsel und die Oxygenierung im ischämischen Myokard. Hieraus könnte sich ein therapeutisches Prinzip mit dem Ziel einer Infarktgrößenreduzierung ergeben, d.h eine Begrenzung der endgültigen Infarktausdehnung auf eine Minimalgröße, die allein durch die anatomische Situation der Perfusionsstörung gegeben ist unter Ausschaltung weiterer, die Ischämie aggravierender und damit den Nekrosebereich ausdehnender Faktoren. In Anbetracht der Bedeutung der Infarktgröße für die Akutprognose wie auch für die spätere kardiale Leistungsbreite würde einer Infarktbegrenzung große Bedeutung zukommen. Der eindeutige Beweis für eine solche positive Wirkung der β-Blocker beim menschlichen Infarkt steht allerdings noch aus. Möglicherweise verlängert eine Sympathikolyse häufig lediglich die Überlebenszeit des Myokards [58] und kann dann nur im Zusammenspiel mit Maßnahmen, die nach Ablauf weniger Stunden eine ausreichende Durchblutung wieder herstellen, zu einer endgültigen Kardioprotektion führen. Zu denken wäre hier an koronarchirurgische Eingriffe oder an eine Wiedereröffnung verschlossener Herzkranzgefäße durch transluminale Rekanalisation oder intrakoronare Streptokinase-Applikation [56].

Der genaue Platz einer Infarkttherapie mit β-Blockern kann somit z.Z. sicher noch nicht definitiv festgelegt werden. Am unbestrittensten erscheint eine Indikation zur β-Sympathikolyse bei Patienten mit hyperzirkulatorischer Kreislauflage [12, 13, 71]. Etwa 5% aller Patienten gehören in diese Gruppe [12]. Die klinische Situation entspricht hier dem Tierexperiment einer Infarktinduzierung unter erhöhter adrenerger Stimulation, in der durch β-blockierende Substanzen eine signifikante Verkleinerung der Nekrosezone zu erreichen ist [58].

Die Frage, ob auch bei Patienten mit normalen hämodynamischen Werten β-Blocker von Nutzen sind, muß z.Z. noch offen bleiben. Allerdings kann davon ausgegangen werden, daß auch eine „normale Hämodynamik" für das Infarktherz eine unnötig große Belastung darstellen kann, zumal ja im Einzelfall gar nicht zu entscheiden ist, ob die gemessenen Werte, z.B. ein bestimmtes Herzzeitvolumen für den Kreislauf unbedingt erforderlich sind. Die Erfahrungen der hämodynamischen Überwachung von β-sympathikolytisch behandelten Infarktpatienten weisen jedenfalls darauf hin, daß auch bei normaler Hämodynamik eine Reduzierung der Herzarbeit und des myokardialen Sauerstoffverbrauchs ohne die Gefahr einer Herz- oder Kreislaufinsuffizienz möglich ist.

Die Anwendung von β-Blockern ist sicher nicht indiziert bei Patienten mit global verminderter Ventrikelfunktion bzw. reduzierter kardialer Förderleistung. Da das Herz in diesen Fällen auf einen hohen adrenergen Antrieb angewiesen ist, besteht die Gefahr einer weiteren Verschlechterung der links-ventrikulären Funktion mit Anstieg der Vorlast durch Zunahme des enddiastolischen Volumens und Drucks. Auch muß in diesen Fällen mit einer Zunahme des myokardialen Sauerstoffbedarfs und mit einer Ausdehnung der Myokardischämie, insbesondere in den subendokardialen Schichten gerechnet werden.

Schließlich wird man mit der Verordnung von β-Blockern auch bei solchen Patienten zurückhaltend sein, deren Infarkt durch bradykarde Rhythmusstörungen, wie Sinusbradykardie oder AV-Knoten-Blockierungen kompliziert ist. Wenn diese auch vorwiegend bei Hinterwandinfarkten auftreten, so ist es unseres Erachtens jedoch nicht gerechtfertigt, generell vor β-Blockern bei dieser Infarktlokalisation zu warnen. Falls Bradykardien auftreten, so sind sie i.allg. nicht bedrohlich und lassen sich zudem durch die Gabe von Atropin rasch beheben. Im Einzelfall mag es erforderlich sein, die β-Blockade durch ein β-Sympathikomimetikum (Orciprenalin oder Dobutamin) wieder aufzuheben. Auch sollte die Möglichkeit einer temporären Schrittmacherstimulation gegeben sein.

Eine wichtige und auch noch weitgehend unbeantwortete Frage ist die nach dem Zeitintervall nach Beginn der akuten Myokardischämie, innerhalb dessen eine therapeutische Beeinflussung des Infarktprozesses im Sinne einer Nekrosebegrenzung möglich ist. Die oben zitierten Untersuchungen von Peter u.Mitarb. [47] scheinen darauf hinzuweisen, daß nur ein kurzer Zeitraum von etwa 4 h für therapeutische Interventionen zur Verfügung steht. Auf der anderen Seite jedoch haben Baroldi u.Mitarb. [7] gezeigt, daß in einem Myokardinfarkt histologisch auch nach Tagen noch frische Nekrosen zu finden sind, was auf einen mehr protrahierten Verlauf mit in Schüben verlaufender Infarktausdehnung hinweist. Auch aufgrund von EKG- [53] und Enzymänderungen [15] muß ein solcher Verlauf bei vielen Patienten angenommen werden. Unter dieser Vorstellung könnte auch eine später einsetzende Behandlung einer Kardioprotektion mit β-Blockern durchaus noch sinnvoll sein. Diese Annahme wird auch durch die Befunde von Pitt u.Mitarb. [50] gestützt, die durch serielle Kreatinkinasebestimmung über einen Zeitraum von 14 Tagen nach Infarkteintritt nachgewiesen haben, daß ein wiederholter Enzymanstieg bei mit Propranolol behandelten Patienten weniger ausgeprägt war als in einem unbehandelten Kontrollkollektiv; die Autoren schlossen aus ihrer Beobachtung, daß das Ausmaß einer sekundären Infarktausdehnung durch die β-Rezeptorenblockade begrenzt werden konnte.

Tabelle 7. Ergebnisse kontrollierter Studien zur Beeinflussung der Mortalität akuter Herzinfarkte durch β-Rezeptorenblocker

Autor	Jahr	Lite-ratur	Therapie-beginn	Durchgeführte Therapie	Zahl der Patienten		Mortalität	
					behan-delt	unbe-handelt	behan-delt	unbe-handelt
Snow	1965	[63]	nicht genau angegeben	Propranolol 4 × 10 mg tgl. oral	45	46	16%	35%
Clausen u.Mitarb.	1966	[11]	innerhalb 24 h	Propranolol 3 × 10–20 mg tgl. oral	53	57	30%	33%
Multizen-terstudie	1966	[40]	innerhalb 48 h	Propranolol 4 × 20 mg tgl. oral	100	95	15%	12,6%
Balcon u.Mitarb.	1966	[5]	innerhalb 24 h	Propranolol 4 × 20 mg tgl. oral	56	58	23,2%	24,1%
Andersen u.Mitarb.	1979	[4]	< 6 h bei > 50% der Patienten	Alprenolol 5 mg i.v. + 2 × 200 mg tgl. oral	Alter ≦ 65 Jahre 140	142	9,3%	20,4%
					Alter > 65 Jahre 98	100	49%	35%

Insgesamt scheint eine β-Sympathikolyse ein vielversprechendes therapeutisches Prinzip zum Schutz ischämischen Myokards im akuten Infarktstadium zu sein. Weitere Untersuchungen zur Frage, welche Patienten von einer solchen Therapie profitieren können und inwieweit die Akut- wie auch die Langzeitprognose des Herzinfarkts hierdurch verbessert werden kann, sind dringend erforderlich. Die bisher zu dieser Frage durchgeführten Studien (Tabelle 7) haben widersprüchliche Resultate erbracht, was z.T. auch damit zusammenhängen mag, daß die Behandlung zu spät einsetzte und die Dosierung der β-Blocker zu niedrig lag. Überzeugende Antworten sind sicher auch nur von kontrollierten Studien an großen Patientenkollektiven zu erwarten. Derartige Studien werden z.Z. an verschiedenen Zentren Europas und der Vereinigten Staaten durchgeführt [66].

Literatur

1. Ahlmark G, Saltre H (1976) Long-term treatment with beta-blockers after myocardial infarction. Eur J Clin Pharmacol 10:77
2. Ahumada GG, Karlsberg RP, Jaffe AS, Ambos HD, Sobel BE, Roberts R (1979) Reduction of early ventricular arrhythmia by acebutulol in patients with acute myocardial infarction. Br Heart J 41:654
3. Amsterdam EA, Hilliard G, Williams DO, Caudill C, Vismara L, Massumi RA, Mason DT (1973) Hemodynamic effects of propranolol in acute myocardial infarction. Circulation [Suppl IV] 48:138

4. Andersen MP, Frederiksen J, Jürgensen HJ, Petersen F, Bechsgaard P, Hansen DA, Nielsen B, Pedersen O, Rasmussen SL (1979) Effect of alprenolol on mortality among patients with definite or suspected acute myocardial infarction. Lancet II:865
5. Balcon R, Jewitt DE, Davies JPH, Oram S (1966) A controlled trial of propranolol in acute myocardial infarction. Lancet II:917
6. Barber JM, Boyle D, Chaturvedi NC, Singh N, Walsh MJ (1975) Practolol in acute myocardial infarction. Acta Med Scand [Suppl] 587:213
7. Baroldi G (1975) Different types of myocardial necrosis in coronary heart disease: A pathophysiologic review of their functional significance. Am Heart J 89:742
8. Bay G, Bund-Larsen P, Lorentsen E, Sivertssen E (1967) Haemodynamic effects of propranolol in acute myocardial infacrtion. Br Med J I:141
9. Cairns JA, Klassen G (1975) Modification of acute myocardial infarction by IV propranolol. Circulation [Suppl II] 52:107
10. Cairns JA, Klassen G (1977) The effect of propranolol on canine myocardial CPK distribution space and rate of disappearance. Circulation 56:284
11. Clausen J, Schonau Jorgensen F, Roin J, Felsby M, Lyager Nielsen B, Strange B (1966) Absence of prophylactic effect of propranolol in myocardial infarction. Lancet II:920
12. Effert S, Marx W, Meyer J (1978) Der kardiale Notfall. Therapeutische Möglichkeiten in der Intensivstation. Verh Dtsch Ges Kreislaufforsch 44:119
13. Forrester J, Chatterjee K, Parmley WW, Swan HJC (1973) Hemodynamic profiles in acute myocardial infarction and their therapeutic implications. Circulation [Suppl IV] 48:59
14. Fox KM, Selwyn AP, Welman E, Jonathan A, Shillingford JP (1979) Precordial mapping of ST-segment elevation and Q-waves following anterior myocardial infarction. The effects of established beta-blocking drugs. Eur J Cardiol 10:37
15. Fraker TD, Wagner GS, Rosati NA (1979) Extension of myocardial infarction: Incidence and prognosis. Circulation 60:1126
16. Gold HK, Leinbach RC (1979) Acute angiography during anterior myocardial infarction: Analysis of nitroglycerin and propranolol therapy. Circulation [Suppl II] 60:69
17. Gold HK, Leinbach RC, Maroko PR (1974) Reduction of myocardial injury in patients with acute infarction by propranolol. Circulation [Suppl III] 50:33
18. Gold HK, Leinbach RC, Maroko PM (1976) Propranolol-induced reduction of signs of ischemic injury during acute myocardial infarction. Am J Cardiol 38:689
19. Gold HK, Leinbach RC, Maroko PR (1978) Reduction of signs of necrosis and preservation of ventricular function by propranolol in acute myocardial infarction. Circulation [Suppl II] 58:60
20. Haneda T, Lee T, Ganz W (1973) Metabolic effects of propranolol in the ischemic myocardium studied by regional sampling. Circulation [Suppl IV] 48:174
21. Heidrich-Meisner G, Harmjanz D (1977) Reduktion der myokardialen Ischämie beim akuten Infarkt durch Betablocker (Pindolol). Z Kardiol 66:211
22. Heller A, Grosser KD (1973) Hämodynamische Untersuchungen bei Kranken mit akutem Herzinfarkt nach Applikation von Praktolol. Med Welt 24:1006
23. Hillis D, Khuri S, Kloner R, Tow D, Barsamian E, Maroko P, Braunwald E (1978) Direct evidence for the beneficial effect of propranolol on myocardial ischemia following coronary artery occlusion. Am J Cardiol 41:359
24. Hjalmarson AC, Waldenström AP (1975) The importance of mechanical performance for development of myocardial infarction in man. Acta Med Scand [Suppl] 587:221
25. Januszewicz W, Sznajderman M, Ciswicka-Sznajderman M, Wocial B, Rymaszewski Z (1971) Plasma free fatty acid and catecholamine levels in patients with acute myocardial infarction. Br Heart J 33:716
26. Jewitt DE, Burgess PA, Shillingford JP (1970) The circulatory effects of practolol in patients with acute myocardial infarction. Cardiovasc Res 4:188
27. Jones CB, Devous MD, Thomas JX, DuPont E (1978) The effect of chronic cardiac denervation on infarct size following acute coronary occlusion. Am Heart J 95:738
28. Jugdutt BI, Lee SJK (1978) Intravenous therapy with propranolol in acute myocardial infarction. Chest 74:514
29. Khan MI, Hamilton JT, Manning GW (1972) Protective effect of beta adrenoceptor blockade in experimental coronary occlusion in conscious dogs. Am J Cardiol 30:832

30. Killip T, Kimball JT (1967) Treatment of myocardial infarction in a coronary care unit. Am J Cardiol 20:457
31. Klein WW, Borkenstein J (1973) Der Einfluß von Beta-Rezeptorenblockern auf die Blutfette beim akuten Myokardinfarkt. Intensivmedizin 10:33
32. Kloner RA, Fishbein MC, Braunwald B, Maroko PR (1978) Effect of propranolol on mitochondrial morphology during acute myocardial ischemia. Am J Cardiol 41:880
33. Kurien VA, Oliver MF (1966) Serum-free-fatty-acids after acute myocardial infarction and cerebral vascular occlusion. Lancet II:122
34. Kurien VA, Oliver MF (1970) A metabolic cause for arrhythmias during acute myocardial infarction. Lancet I:813
35. Maroko PR, Kjekshus JK, Sobel BE, Watanabe T, Covell JW, Ross J, Braunwald E (1971) Factors influencing infarct size following experimental coronary artery occlusion. Circulation 43:67
36. Mjos OD, Kjekshus JK, Lekven J (1974) Importance of free fatty acids as a determinant of myocardial oxygen consumption and myocardial ischemic injury during norepinephrine infusion in dogs. J Clin Invest 53:1290
37. Mueller HS, Ayres SM, Religa A, Evans RG (1974) Propranolol in the treatment of acute myocardial infarction. Effect on myocardial oxygenation and hemodynamics. Circulation 49:1078
38. Mueller HS, Rao P, Evans R, Hamilton W, Ayres S (1978) Propranolol reduces sympathetic activity during evolving myocardial infarction. Circulation [Suppl II] 58:60
39. Multicentre Study (1975) Improvement in prognosis of myocardial infarction by long-term beta-adrenoceptor blockade using practolol. Br Med J II:735
40. Multicentre Trial (1966) Propranolol in acute myocardial infarction. Lancet II:1435
41. Mayler WG, Grau A, Yepez C (1977) β-adrenoceptor antagonists and the release of creatine phosphokinase from hypoxic heart muscle. Cardiovasc Res 11:344
42. Oliver MF (1976) The influence of myocardial metabolism on ischemic damage. Circulation [Suppl I] 53:168
43. Opie LH, Thomas M (1976) Beta-blockade and myocardial infarction. Postgrad Med J [Suppl 4] 52:124
44. Opie LH, Tansey M, Kennelly BM (1977) Proposed metabolic vicious circle in patients with large myocardial infarcts and high plasma-free-fatty-acid concentrations. Lancet II:890
45. Pelides LJ, Reid DS, Thomas M, Shillingford JP (1972) Inhibition by β-blockade of the ST-segment elevation after acute myocardial infarction. Cardiovasc Res 6:295
46. Pepine CJ, Wiener L (1972) Relationship of anginal symptoms to lung mechanics during myocardial ischemia. Circulation 46:863
47. Peter T, Morris RM, Clarke ED, Heng MK, Singh BN, Williams B, Howell DR, Ambler PK (1978) Reduction of enzyme levels by propranolol after acute myocardial infarction. Circulation 57:1091
48. Peter T, Ming K, Singh BN, Ambler P, Nisbet H, Elliot R, Norris RM (1978) Failure of high doses of propranolol to reduce experimental myocardial ischemic damage. Circulation 57:534
49. Pierce WS, Carter DR, McGavran MH, Waldhausen JA (1973) Modification of myocardial infarct volume. Arch Surg 107:682
50. Pitt B, Weiss JL, Schulze RA, Taylor DR, Kennedy HL, Caralis D (1976) Reduction of myocardial infarct extension in man by propranolol. Circulation [Suppl II] 54:29
51. Raab W, Van Lith P, Lepeschkin E, Herrlich HC (1962) Catecholamine-induced myocardial hypoxia in the presence of impaired coronary dilatability independant of external cardiac work. Am J Cardiol 9:455
52. Rasmussen MM, Reimer KA, Jennings RB (1974) Propranolol therapy in experimental myocardial ischemia. Fed Proc 33:591
53. Reid PR, Taylor DR, Kelly DT, Weisfeldt ML, O'Neal J, Ross RS, Pitt B (1974) Myocardial infarct extension detected by precordial ST-segment mapping. N Engl J Med 290:123
54. Reimer KA, Rasmussen MM, Jennings RB (1973) Reduction by propranolol of myocardial necrosis following temporary coronary artery occlusion in dogs. Circ Res 33:353
55. Reimer KA, Rasmussen MM, Jennings RB (1976) On the nature of protection by propranolol against myocardial necrosis after temporary coronary occlusion in dogs. Am J Cardiol 37:520

56. Rentrop P, Blanke H, Karsch KR, Wiegand V, Köstering H, Rahlf G, Oster H, Leitz K (1979) Wiedereröffnung des Infarktgefäßes durch transluminale Rekanalisation und intrakoronare Streptokinase-Applikation. Dtsch Med Wochenschr 104:1438
57. Sakai K, Spieckermann PG (1975) Effects of reserpine and propranolol on anoxia-induced enzyme release from the isolated perfused Guinea-pig-heart. Naunyn Schmiedebergs Arch Pharmacol 291:123
58. Schaper W (1979) Kann die Infarktgröße reduziert werden? Überlegungen zum pathophysiologischen Stellenwert der Betarezeptorenblocke in der Infarktbehandlung. Herz Kreislauf 11:463
59. Shahab L, Wollenberger A, Haase M, Schiller U (1969) Noradrenalinabgabe aus dem Hundeherzen nach vorübergehender Okklusion. Acta Biol Med Ger 22:135
60. Shatney CH, Maccarter DJ, Lillehei RC (1976) Effects of allopurinol, propranolol and methylprednisolone on infarct size in experimental myocardial infarction. Am J Cardiol 37:572
61. Shell WE, Sobel BE (1973) Deleterious effects of increased heart rate on infarct size in the conscious dog. Am J Cardiol 31:474
62. Simonsen S, Kjekshus JK (1978) The effect of free fatty acids on myocardial oxygen consumption during atrial pacing and catecholamine infusion in man. Circulation 58:484
63. Snow PJD (1965) Effect of propranolol in myocardial infarction. Lancet II:551
64. Sommers HM, Jennings B (1972) Ventricular fibrillation and myocardial necrosis after transient ischemia. Arch Intern Med 129:780
65. Valori C, Thomas M, Shillingford J (1967) Free noradrenaline and adrenaline in relation to clinical syndromes following myocardial infarction. Am J Cardiol 20:605
66. Vedin JA, Wilhemsson CE (1979) A review of current beta-blocker trials in the world. Heart Bull 10:180
67. Waagstein F, Hjalmarson AC (1975) Double-blind study of the effect of cardioselective beta-blockade on chest pain in acute myocardial infarction. Acta Med Scand [Suppl] 587:201
68. Waagstein F, Hjalmarson AC, Malek I (1978) Effect of beta-blockers in reducing infarct size. In: Hjalmarson A, Wilhelmsen L (eds) Acute and longterm medical menagement of myocardial ischemia. Hässle, Mölndal
69. Waldenström AP, Hjalmarson AC, Thornell L (1978) A possible role of noradrenaline in the development of myocardial infarction. An experimental study in the isolated rat heart. Am Heart J 95:43
70. Wilhelmsson C, Wilhelmsen L, Vedin JA, Tibblin G, Werkö L (1974) Reduction of sudden deaths after myocardial infarction by treatment with alprenolol. Lancet II:1157
71. Wirtzfeld A, Blömer H (1978) Akuter Myokardinfarkt — Pathogenese, Beurteilung und Therapie der gestörten Myokardfunktion. Herz 3:28
72. Wirtzfeld A, Klein G, Delius W, Sack D (1978) Behandlung des akuten Myokardinfarktes mit Metoprolol. Dtsch Med Wochenschr 103:566
73. Wollenberger A, Krause EG (1968) Metabolic control characteristics of the acutely ischemic myocardium. Am J Cardiol 22:349

Koronarchirurgie und medikamentöse Therapie im Vergleich

M. Rothlin

Bei der Behandlung der koronaren Herzkrankheit ist unser Ziel, Beschwerden zu beseitigen und den Verlauf der Krankheit aufzuhalten. Während der Erfolg zweier verschiedener Behandlungsprinzipien auf die Angina pectoris an ein und demselben Patientenkollektiv verglichen werden kann, läßt sich der Einfluß einer Therapie auf die Prognose nur durch die Beobachtung von zwei vergleichbaren Patientengruppen über ein längeres Zeitintervall untersuchen. Um der Voraussetzung der echten Vergleichbarkeit von Patientengruppen gerecht zu werden, werden sog. prospektive randomisierte Untersuchungen durchgeführt. Um in nützlicher Frist eine ausreichend große Anzahl von Patienten zu rekrutieren, sind an solchen Studien häufig zahlreiche Kliniken oder Einzeluntersucher beteiligt. Für die verschiedensten Behandlungsmaßnahmen bei Angina pectoris oder nach akutem Herzinfarkt wurden prospektive randomisierte Studien durchgeführt oder sind noch im Gange. Im folgenden soll auf die Ergebnisse solcher Untersuchungen über den Effekt der aorto-koronaren Bypaßchirurgie und der β-Rezeptorenblocker eingetreten werden.

1 Aorto-koronarer Venen-Bypaß

Prospektive randomisierte Untersuchungen mit aorto-koronarer Bypaßoperation oder medikamentös-konservativer Therapie erlauben eine vergleichende Beurteilung des Behandlungserfolgs im Hinblick auf die Angina pectoris. Drei bereits veröffentlichte randomisierte Untersuchungen zeigen übereinstimmend, daß die chirurgische Behandlung der medikamentös-konservativen in bezug auf die Beschwerden überlegen ist [4, 5, 7]. Der soeben erschienene zweite präliminäre Rapport der europäischen Studiengruppe für Koronarchirurgie [3] bestätigt diese Beobachtungen. Ein, zwei und drei Jahre nach Eintritt in die Untersuchung waren die Hälfte oder mehr der operativ behandelten Patienten beschwerdefrei und kaum $^1/_5$ blieb unverändert oder zeigte gar eine subjektive Verschlechterung (Abb. 1). Demgegenüber blieben in der medizinisch-konservativ behandelten Gruppe die Hälfte während der ganzen Beobachtungszeit unverändert oder zeigten eine Verschlechterung, weniger als $^1/_5$ der nicht Operierten wurde beschwerdefrei. Durch einen quantitativen Belastungstest konnte dieses Resultat objektiviert werden. Die Zunahme der maximalen Leistung am Ergometer betrug bei den konservativ Behandelten nach ein bis drei Jahren knapp 10 Watt, während bei den Operierten eine Zunahme der Belastungsfähigkeit um über 25 Watt beobachtet wurde. Schließlich ist der Medikamentenbedarf ein guter Indikator für die Beschwerden der Patienten: während bei der Aufnahme in die Untersu-

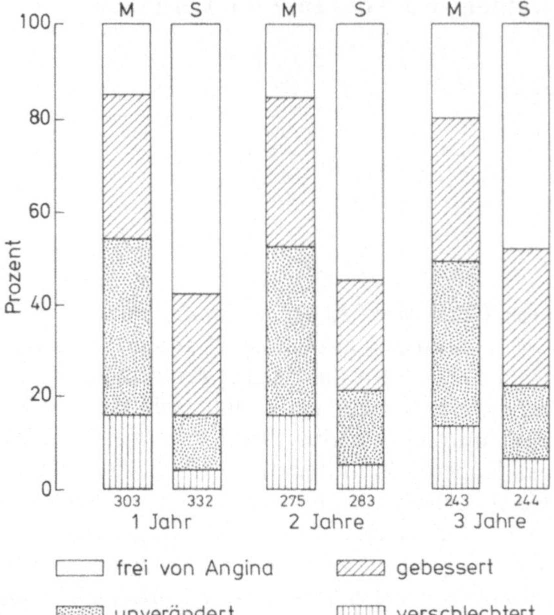

Abb. 1. Änderungen der Angina pectoris nach 1, 2 und 3 Jahren Beobachtungszeit nach der Zuordnung zur chirurgischen (S) beziehungsweise medizinisch-konservativen (M) Behandlung. An der Basis jeder Kolumne ist die Anzahl der während des betreffenden Intervalls beobachteten Patienten angegeben. (European Study Group [3] mit Erlaubnis des Herausgebers)

chung 70% aller Patienten einen β-Blocker erhielten, benötigten die operierten Patienten dieses Medikament 1–3 Jahre postoperativ nur zu 20–25%. In der konservativ behandelten Patientengruppe bedurften ca. 70% der Patienten während der ganzen Beobachtungsperiode eines β-Rezeptorenblockers.

In bezug auf die Prognose ließen die 3 früher veröffentlichten randomisierten Untersuchungen [4, 5, 7] keinen positiven Einfluß der Bypaßchirurgie erkennen. Einzig bei der kleinen Untergruppe von Patienten mit schwerer Stenose des linken Hauptstamms war die Sterblichkeit der operierten Patienten signifikant geringer als jene der medikamentös konservativ Behandelten [10].

In der europäischen prospektiven randomisierten Studie wurden 768 Männer im Alter von weniger als 65 Jahren mit nicht therapieresistenter, chronischer Angina pectoris untersucht, welche an 2 oder an allen 3 Hauptästen eine mehr als 50%ige Stenose aufwiesen. In allen Fällen war der koronarangiographische Befund mit der Implantation von aorto-koronaren Bypaß vereinbar und alle Patienten wiesen eine Auswurffraktion von mehr als 50% auf. Nach dem Los wurden 373 dieser Patienten der medizinisch konservativen Therapie zugeordnet und 395 der aortokoronaren Bypaßoperation. Die beiden resultierenden, in jeder Beziehung vergleichbaren Patientengruppen wurden in jährlichen Abständen nachuntersucht. Nach 5 Jahren überlebten 94% der chirurgisch behandelten Patienten und 84% jener mit medikamentös-konservativer Behandlung, wobei diese Differenz statistisch signifikant ist (p < 0.001) (Abb. 2). Betrachten wir

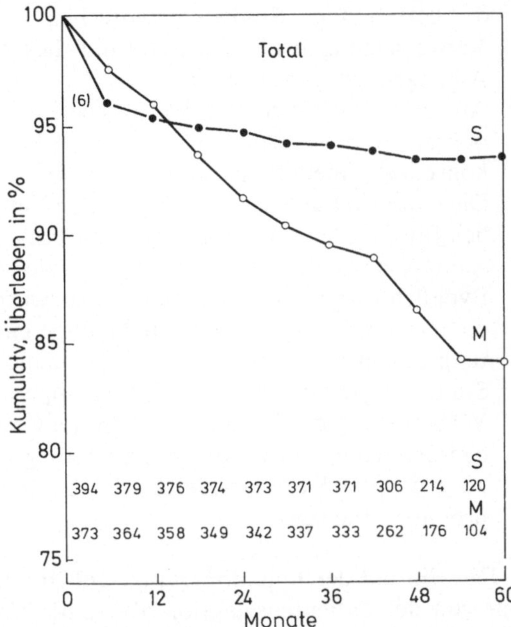

Abb. 2. Kumulative Überlebenskurve aller beobachteten Patienten. M = Patienten, welche der medizinisch-konservativen Behandlung zugeordnet wurden. S = Patienten, welche der chirurgischen Behandlung zugeordnet wurden. (European Study Group [3] mit Erlaubnis des Herausgebers)

isoliert die 219 operierten bzw. die 188 konservativ behandelten Patienten mit Stenosen an allen 3 Hauptästen zeigt sich nach 5 Jahren gleichfalls eine signifikante Differenz zugunsten der chirurgisch Behandelten. Andererseits war die 5-Jahres-Mortalität der 147 operierten bzw. 154 konservativ behandelten Patienten mit Stenosen an nur 2 Kranzgefäßen nicht verschieden. Mit anderen Worten läßt sich sagen, daß Patienten mit ausgedehntem koronarsklerotischem Befund in bezug auf die Lebenserwartung von der Bypaßoperation profitieren können, während Patienten mit weniger ausgedehnten Koronarstenosen bislang bei medikamentös-konservativer oder chirurgischer Behandlung die gleiche Prognose aufweisen.

Welche Rückschlüsse können aus den Resultaten der randomisierten Untersuchungen gezogen werden?

1. Ist die Spontanprognose der für eine eventuelle operative Behandlung selektionierten Patientengruppen besser, als dies aufgrund der früheren Arbeiten über die Prognose bei koronarangiographisch definierter Ein-, Zwei- oder Drei-Gefäß-Erkrankung zu erwarten wäre. Ein Grund dafür ist der Ausschluß von Patienten mit sehr stark reduzierter Ventrikelfunktion von den randomisierten Studien; eine Auswurffraktion von unter 35% ist bekanntlich Vorbote einer besonders düsteren Prognose. Die Beobachtungen der randomisierten Studien gelten somit nur für Patienten, welche den Aufnahmekriterien für

die betreffenden Studien entsprechen würden. Für Patienten mit anderen
Voraussetzungen können aufgrund dieser Untersuchungen keine bindenden
Aussagen gemacht werden.
2. Alle randomisierten Studien ergeben in bezug auf die Angina pectoris bei
operativer Behandlung ein wesentlich besseres mittelfristiges Resultat als bei
konservativ-medikamentöser Therapie.
3. Die Untersuchung der amerikanischen Veteranen-Hospitäler zeigte ausschließlich für die kleine Untergruppe von Patienten mit Stenose des linken Hauptstamms eine eindeutige Verbesserung der Prognose durch die aorto-koronare
Bypaßchirurgie. Im Gegensatz dazu wurde in der europäischen Studie für
die ganze mit Bypaß operierte Gruppe eine signifikant bessere Lebenserwartung ausgewiesen als für die medikamentös-konservativ behandelte. Letztere
Studie zeigte nur für die Untergruppe mit Zwei-Gefäß-Erkrankung keine
Verbesserung der Prognose durch die Operation. Eine Verbesserung der Lebenserwartung durch die Bypaßchirurgie läßt sich somit bei Patienten mit
ausgedehnter Koronarsklerose und dementsprechend ungünstigerer Spontanprognose erzielen.

Der Einfluß der Bypaßoperation auf die Prognose hängt aber bestimmt nicht
nur von der Patientenselektion ab, sondern auch vom Stand der chirurgischen
Technik. Es stellt sich deshalb die Frage, welche Fortschritte seit Abschluß
der beschriebenen randomisierten Studien im Verlauf der letzten 5–7 Jahre erzielt
worden sind.

Das *Operationsrisiko,* welches sich unmittelbar auf die Überlebensrate der
chirurgisch behandelten Patienten auswirkt, betrug in den erwähnten randomisierten Untersuchungen 5,6 [7] bzw. 3,3% [3]. Dank der besseren intraoperativen
Myokardprotektion konnte die Operationsmortalität in den letzten Jahren deutlich gesenkt werden und beträgt heute in Zürich weniger als 2%.

Auch die *operative Technik* wurde in den letzten Jahren verfeinert. Während
früher jede signifikante Koronarstenose durch eine einzelne Vene überbrückt
wurde, kann eine einzelne Vene sequentiell an zwei oder gar mehrere poststenotische Koronargefäßabschnitte angeschlossen werden; dabei wird die Bypaßvene
vorerst Seit-zu-Seit an ein oder an mehrere poststenotische Koronarsegmente
anastomosiert, um schließlich End-zu-Seit in ein weiteres poststenotisches Kranz-
gefäß eingepflanzt zu werden. Diese Technik hatte eine wesentliche Zunahme
der Anzahl pro Patient angelegten Bypaß zur Folge, so wurden in Zürich 1976
pro Patient durchschnittlich 1,9 Bypaß eingepflanzt, 1979 hingegen 3,0. Anhand
von 222 postoperativ nachangiographierten Patienten wurde die Durchgängigkeitsrate von einfachen und von sequentiellen Bypaß verglichen. Bei sequentiellen
Doppelbypaß, mit zwei peripheren Anastomosen, war die Durchgängigkeitsrate
mit 90% signifikant höher als bei Einfachbypaß (77%). Bei sequentiellen Mehr-
fachbypaß wurde hingegen eine signifikant ungünstigere Durchgängigkeit von
65% festgestellt [8].

Die Senkung des Operationsrisikos und die verbesserte chirurgische Technik,
welche die Versorgung von mehreren poststenotischen Gefäßgebieten erlaubt,
ermöglicht eine gewisse Erweiterung in der Selektion von Patienten zur aorto-
koronaren Bypaßchirurgie. Dies ändert aber nichts an dem Umstand, daß die

aorto-koronare Bypaßoperation nur bei einem Teil der Patienten mit Angina pectoris indiziert ist. Dabei ist die Auswahl der Patienten für die chirurgische Behandlung in erster Linie aufgrund der anamnestischen Angaben und des angiographischen Befunds zu treffen.

2 β-Rezeptorenblocker

Zahlreiche prospektive kontrollierte Untersuchungen über den Effekt von β-Rezeptorenblockern auf die Prognose nach akutem Herzinfarkt wurden bereits veröffentlicht [2]. Es wird geschätzt, daß ca. 20000 Patienten bei einem jährlichen Kostenaufwand von 50 Mill. Franken in eine solche Untersuchung einbezogen werden [11].

Was erhofft man sich von den β-Rezeptorenblockern bei und nach akutem Herzinfarkt? Die angestrebten Ziele sind einmal eine Verminderung der Infarktgröße bei Sofortbehandlung des noch nicht endgültigen etablierten Infarkts oder, bei Langzeittherapie, die Verhinderung oder die Reduktion der Größe eines Reinfarkts. Ferner erhofft man eine Verminderung der Arrhythmien, welche den Sekundenherztod verursachen. Auch die blutdrucksenkende Wirkung der β-Rezeptorenblocker könnte sich möglicherweise auf die Fernprognose auswirken.

Einzelne Untersuchungen ergaben in der Tat Hinweise für eine Verminderung der Infarktgröße bei Frühbehandlung. Randomisierte Langzeituntersuchungen mit Alprenolol und Practolol lassen eine Abnahme der Todesfälle im Spätverlauf nach Herzinfarkt erkennen; insbesondere wurde eine Abnahme der plötzlichen Herztodesfälle beobachtet [1, 6, 12]. Die Verabreichung von β-Rezeptorenblockern begünstigt die Prognose ausgeprägter nach Vorderwandinfarkt als nach inferiorem Infarkt [6]. Andererseits ließ eine jüngst veröffentlichte prospektive Untersuchung über den Effekt von Propranolol nach akutem Vorderwandinfarkt keine Reduktion der Spätmortalität erkennen [2]. Die statistische Analyse der beobachteten Mortalitätsraten in dieser Untersuchung mit Hilfe der 90% Konfidenzlimite läßt jedoch erkennen, daß weder eine Abnahme der Mortalität um 40% des beobachteten Werts, noch eine Zunahme derselben um 60% mit Sicherheit ausgeschlossen werden können.

Aus den bereits veröffentlichten randomisierten Untersuchungen über β-Rezeptorenblocker nach akutem Herzinfarkt kann abgeleitet werden, daß im Hinblick auf die Prognose nicht alle Patienten gleichermaßen von der Behandlung profitieren; nach Vorderwandinfarkt ist eher ein Erfolg zu erwarten als nach Hinterwandinfarkt. Für Alprenol und das heute nicht mehr verwendete Practolol konnte ein positiver Einfluß auf die Prognose nachgewiesen werden, während Propranolol keine signifikante Senkung der Spätmortalität verursachte. Ob es sich hier um pharmakodynamische oder pharmakokinetische Unterschiede handelt, oder ob diese Differenz von der Dosierung abhängt, läßt sich nicht abschätzen. Weitere ungelöste Fragen der β-Rezeptorenprophylaxe nach akutem Herzinfarkt sind neben den genannten Problemen der Patientenselektion, der Wahl des richtigen Medikaments und der richtigen Dosierung, der Zeitpunkt, zu welchem die Behandlung eingeleitet werden sollte, die Dauer der Behandlung und schließlich, der Wirkungsmechanismus, welcher eine Senkung der Mortalität verursacht. Es bleibt zu hoffen, daß die Vielzahl von prospektiven randomisierten

Untersuchungen zu diesem Thema in den nächsten Jahren mehr Klarheit in diesen noch recht undurchsichtigen Problemkomplex bringen.

3 Schlußfolgerungen

Prospektive randomisierte Langzeituntersuchungen über den Einfluß der aorto-koronaren Bypaßchirurgie oder die Verabreichung von β-Rezeptorenblockern auf die Prognose bei Angina pectoris oder nach akutem Herzinfarkt lassen erkennen, daß bei einem durch klinische Merkmale oder angiographische Befunde umschriebenen Teil der Koronarkranken beide Maßnahmen eine Senkung der Mortalität verursachen können. Für keine der beiden Therapien sind bislang umfassende Kriterien zur Patientenselektion etabliert. Bei der aorto-koronaren Bypaßchirurgie bleibt die chirurgische Technik ein noch zu verbessernder Faktor, der seinen Einfluß auch auf den Indikationsbereich nehmen wird. Bei den β-Rezeptorenblockern sind es Fragen der Wahl des Medikaments, der Dosierung und der Behandlungsdauer, welche dringend einer besseren Aufklärung bedürfen. Auf die Praxis übertragen ist aufgrund der besprochenen Untersuchungen weder die Bypaßchirurgie noch die Gabe von β-Rezeptorenblockern für alle Patienten zu empfehlen. Vielmehr gilt es, für jeden einzelnen Patienten die geeignetste Therapie auszuwählen, wobei das am häufigsten erreichbare Ziel die Verminderung der Beschwerden bleibt. Der günstige Effekt der aorto-koronaren Bypaß-operation und der β-Rezeptorenblocker bei einem Teil der Patienten stimmt zuversichtlich, doch muß dieser Erfolg in der richtigen Proportion gesehen werden. In der europäischen Studie über aorto-koronaren Bypaß profitierten in bezug auf die Prognose pro Jahr 2 von 100 operierten Patienten. In einem Editorial über die Frühprävention bei koronarer Herzkrankheit diskutiert Rose [9] die Frage, welcher Anteil einer Patientengruppe von der prophylaktischen Verabreichung eines β-Rezeptorenblockers profitieren müßte, damit diese Therapie aus rein prognostischen Gründen gerechtfertigt wäre. Entsprechend seiner persönlichen Ansicht, wäre ein einziger Erfolg bei 100 behandelten Patienten eindeutig zu wenig, und selbst bei 5 verhinderten koronaren Ereignissen unter 100 Behandelten bleibt für ihn diese Indikation noch fragwürdig. Diese Einschränkung der prophylaktischen Indikation therapeutischer Maßnahmen bezieht sich auf die direkte Übertragung von Ergebnissen prospektiver randomisierter Untersuchungen auf unser Vorgehen in der Praxis, d.h. auf Verallgemeinerungen wie etwa „jede Drei-Gefäß-Erkrankung bedarf der aorto-koronaren Bypaß-chirurgie" oder „β-Rezeptorenblocker nach jedem Vorderwandinfarkt". Im Einzelfall gibt es sehr wohl koronarangiographische Befunde, die eine Bypaßoperation auch bei beschwerdefreiem Patienten, ausschließlich im Hinblick auf die Prognose, ratsam erscheinen lassen.

4 Zusammenfassung

Resultate von prospektiven randomisierten Langzeituntersuchungen über die aorto-koronare Bypaßchirurgie und über die Verabreichung von β-Rezeptoren-blockern bei Angina pectoris und bei Status nach Herzinfarkt werden referiert. Im Hinblick auf die Verminderung der Beschwerden ist die aorto-koronare Bypaßchirurgie der konservativ-medikamentösen Behandlung überlegen. Ein Effekt auf die Prognose von ausgewählten Patientengruppen kann sowohl für die aorto-koronare Bypaßoperation als auch für die Verabreichung von β-Rezeptorenblockern nachgewiesen werden. Andererseits können aufgrund der klinischen Symptomatik und der angiographischen Befunde auch Patientengruppen abgegrenzt werden, deren Prognose durch die erwähnten therapeutischen Maßnahmen nicht beeinflußt wird. Die Bedeutung der besprochenen Untersuchungsergebnisse für das Vorgehen in der Praxis wird diskutiert.

Literatur

1. Ahlmark G, Saetre H, Korsgren M (1974) Reduction of sudden deaths after myocardial infarction (letter). Lancet II:1563
2. Baber NS, Wainwright Evans D, Howitt F, Thomas M, Wilson C, Lewis JA, Dawes PM, Handler K, Tuson R (1980) Multicentre post-infarction trial of propranolol in 49 hospitals in the united Kingdom, Italy, and Yugoslavia. Br Heart J 44:96–100
3. European Coronary Surgery Study Group (1980) Prospective randomised study of coronary artery bypass surgery in stable angina pectoris. Second interim report. Lancet II:491–495
4. Guinn GA, Mathur VS (1976) Surgical versus medical treatment for stable angina pectoris: Prospective randomised study with 1- to 4-year follow-up. Ann Thorac Surg 22:524–527
5. Koster FE, Kremkau EL, Ritzmann LW, Rahimtoola SH, Rösch J, Knarek PH (1979) Coronary bypass for stable angina: A prospective randomised study. N Engl J Med 300:149–157
6. Multicentre International Study (1975) Improvement in prognosis of myocardial infarction by long-term beta-adrenoreceptor blockade using practolol. Br Med J 3:735–740
7. Murphy ML, Hultgren HN, Detre K, Thomsen J, Takaro T (1977) Treatment of chronic stable angina: A preliminary report of survival data of the randomised Veterans Administration cooperative study. N Engl J Med 297:621–627
8. Pfluger N, Turina M, Goebel N, Krayenbühl C, Krayenbühl HP, Kugelmeieer J, Moccetti T, Senning Å, Steinbrunn W, Rothlin M (1980) Einfacher und sequentieller aorto-koronarer Bypass: Vergleich der Durchgängigkeitsrate. Schweiz Med Wochenschr 110:1649–1650
9. Rose G (1978) Population screening for myocardial ischemia. Am Heart J 96:427–429
10. Takaro T, Hultgren HN, Lipton MJ, Detre KM (1976) The VA cooperative randomised study of surgery for coronary arterial occlusive disease: 11. subgroup with significant left main lesions. Circulation [Suppl III] 54:107–117
11. Vedin JA, Wilhelmson CE (1980) Longterm treatment with betablockers after myocardial infarction. 8. European Congress of Cardiology, Paris, 22–26 Juni 1980 Abstracts, p 250
12. Wilhelmsson C, Vedin JA, Wilhelmsen J, Tibblin G, Werkö L (1974) Reduction of sudden deaths after myocardial infarction by treatment with alprenolol. Lancet II:1157–1160

Hypertonietherapie mit β-Rezeptorenblockern

K.O. Stumpe

Eine Hemmung der adrenergen Nervenaktivität und eine Beeinflussung des Natriummetabolismus spielen bei der Behandlung der arteriellen Hypertension eine entscheidende Rolle. Unter den adrenergen Inhibitoren nehmen die β-Rezeptorenblocker eine besondere Stellung ein. Da diese Substanzen ausschließlich auf β-Rezeptoren wirken, sind Nebenwirkungen, die mit einer α-Rezeptorblockade einhergehen, wie orthostatische Hypotension, Nasenschleimhautschwellung und Störungen der männlichen Sexualfunktion, selten.

So hat der Arzt mit einer β-Rezeptorenblockade, allein oder in Kombination, die Möglichkeit, den gewünschten antihypertensiven Effekt mit minimalen Nebenwirkungen zu erreichen und die Compliance zu verbessern.

Obwohl Übereinstimmung darüber besteht, daß β-Rezeptorenblocker eine effektive Therapieform darstellen und zwar unabhängig von der eingesetzten Substanz, sind zahlreiche Fragen, die den Wirkungsmechanismus der β-Blocker betreffen, noch ungelöst.

Der Zweck dieser Arbeit ist es, einige klinisch relevante Aspekte der β-Blockertherapie bei Hypertension zu diskutieren, und zwar in bezug zur Patientenauswahl, zur Vorhersage des antihypertensiven Effekts, zu Bedingungen, die die Auswahl des β-Blockers modifizieren können, zum Dosisbereich sowie zur Häufigkeit der Applikation und zu Nebenwirkungen.

Zunächst ist festzustellen, daß die derzeit angewandten antihypertensiven Medikamente, einschließlich der β-Blocker, sowohl subjektive Beschwerden als auch ungünstige biochemische Veränderungen auslösen können. Aus diesem Grunde sollte man immer versuchen, vor Einleitung einer medikamentösen Therapie durch *Allgemeinmaßnahmen* eine nebenwirkungsarme Blutdrucksenkung herbeizuführen. Dies ist vor allem bei Patienten mit sog. Grenzwerthypertension indiziert. Es sind insbesondere die Gewichtsreduktion und die Einschränkung der Kochsalzzufuhr, von denen eine Blutdrucksenkung zu erwarten ist. Wenn diese nebenwirkungsarmen Allgemeinmaßnahmen zu keinem ausreichenden Blutdruckabfall führen, muß zusätzlich eine medikamentöse Behandlung eingeleitet werden.

β-Blocker und Diuretika, allein oder in Kombination, stellen heute die Mittel der ersten Wahl bei der Einleitung der medikamentösen Hochdrucktherapie dar. Der Vorteil beider Substanzen beruht neben ihrer Nebenwirkungsarmut insbesondere darauf, daß sie auch in monotherapeutischer Applikation einzusetzen sind, da sie eine relevante Natriumvolumenretention und damit eine Resistenzentwicklung nicht fördern. Die Frage, welche der beiden Medikamente zuerst gegeben werden sollte, läßt sich zur Zeit noch nicht endgültig beantworten.

Der antihypertensive Effekt ist bei einem nicht selektionierten Patienten etwa vergleichbar; die seltenen subjektiven Nebenwirkungen werden bei beiden Behandlungsarten gleich gut toleriert.

1 Patientenselektion für eine β-Rezeptorenblockade

Nach einer etwa 10jährigen Erfahrung mit β-Rezeptorenblockern in der Behandlung der arteriellen Hypertension besteht unser Vorgehen darin, daß β-Blocker die Mittel der Wahl bei den meisten hypertensiven Patienten sind, die keine Herzinsuffizienz, kein Asthma und keine Schwangerschaft haben. Bei stärkeren Blutdruckerhöhungen werden die β-Blocker zusammen mit einem Diuretikum und, sofern erforderlich, mit einem Vasodilatator kombiniert. Zur Zeit werden etwa 70% aller Patienten, einschließlich Patienten über 60 Jahre, die in unserer Bonner Hochdruckambulanz betreut werden, mit einem β-Blocker behandelt.

Wie man weiß, steht in Westdeutschland eine große Anzahl von β-Rezeptorenblockern zur Verfügung (Tabelle 1). Es ist darauf hinzuweisen, daß der antihypertensive Effekt bei vergleichbaren β-blockierenden Dosen gleich ist. Besondere Eigenschaften der β-Blocker wie Kardioselektivität oder sympathikomimetische Eigenwirkung haben keinen wesentlichen Effekt auf die blutdrucksenkende Wirkung.

Tabelle 1. β-Rezeptorenblocker

Nicht-Kardioselektiv		Kardioselektiv	
Propranolol	(Dociton)	Atenolol	(Tenormin)
Pindolol	(Visken)	Metoprolol	(Lopresor, Beloc)
Oxprenolol	(Trasicor)	Acebutolol	(Prent)
Alprenolol	(Aptin)	Bunitrolol	(Stresson)
Bupranolol	(Betadrenol)		
Sotalol	(Sotalex)		
Timolol	(Temserin)		
Toliprolol	(Doberol)		
Methypranol	(Disorat)		
Nadolol	(Solgol)		

1.2 Vorhersage der antihypertensiven Antwort

Obwohl kein Zweifel daran besteht, daß die meisten Formen der arteriellen Hypertension, mit Ausnahme des Phäochromozytoms und anderer Katecholaminexzeßzustände wie z.B. das Clonidin-Entzugsphänomen, für eine β-Blockertherapie geeignet sind, bleibt die Frage der Vorhersage des antihypertensiven Effekts ungelöst. Es gibt keine Parameter, weder klinisch noch humoral und keine einfache klinische Analyse, mit deren Hilfe es möglich ist, das Ansprechen eines Patienten auf eine β-Blockade vorauszusagen. Welche Substanz man auch immer einsetzt, man wird bei einigen Patienten eine deutliche Blutdrucksenkung finden, bei anderen dagegen nur einen geringgradigen oder keinen antihypertensi-

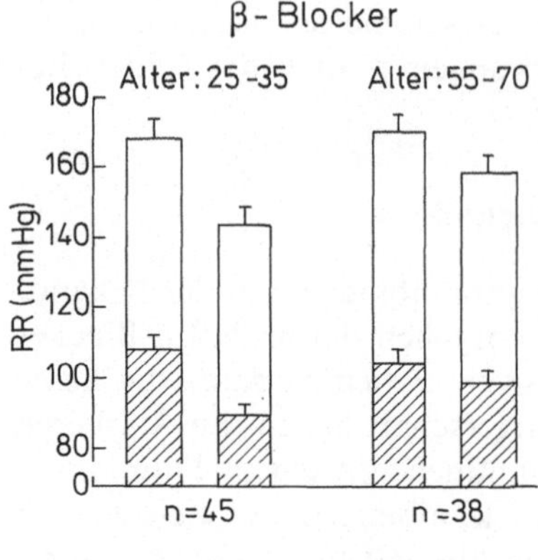

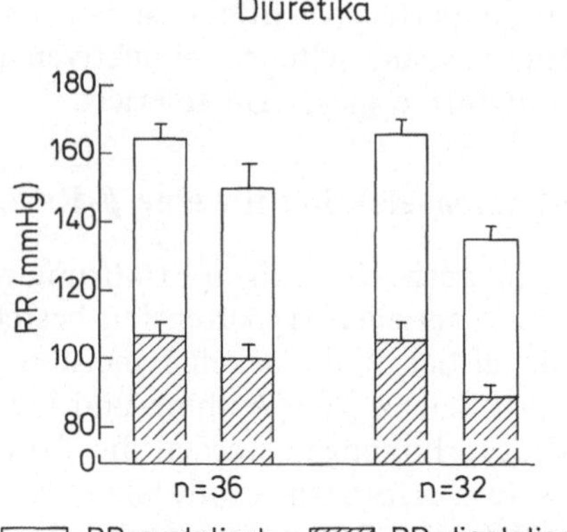

Abb. 1. Blutdruckverhalten vor und nach einer Therapie mit β-Rezeptorenblockern (**linke Bildhälfte**) oder Diuretika (**rechte Bildhälfte**) bei Patienten mit essentieller Hypertension unterschiedlicher Altersstufen

ven Effekt beobachten. Die gesamte medikamentöse Hochdrucktherapie steht letztlich auf der Basis des ständigen Ausprobierens und des Irrtums.

Untersucht man große Gruppen von Patienten, dann hat man den Eindruck, daß jüngere Patienten besser auf eine β-Rezeptorblockade ansprechen als ältere Patienten, und umgekehrt ältere Patienten besser auf eine Behandlung mit Diuretika reagieren. So zeigt die Abb. 1, daß Patienten im Alter von 25–35 Jahren unter einer Dosis von 2 × 80 mg Dociton eine wesentlich stärkere Blutdrucksenkung aufwiesen als Patienten im Alter von 55–70 Jahren. Andererseits reagierten die älteren Patienten auf 100 mg Hydrochlorothiazid mit einem stärkeren Blutdruckabfall als die jüngeren Patienten. Da aber $^1/_3$ der Patienten über 55 Jahre eine gute antihypertensive Reaktion auf die β-Blockade zeigten, ist es sinnvoll, β-Blocker auch in dieser Altersgruppe zur Behandlung des hohen Blutdrucks einzusetzen, und es wäre unklug, ältere Patienten von den günstigen Effekten der β-Blocker auszuschließen. Insgesamt stellt somit das Lebensalter keinen verläßlichen Index für die Selektion der Patienten zur β-Blockade dar.

1.3 Bedingungen, die die Auswahl des β-Blockers modifizieren

Sämtliche zur Verfügung stehenden β-Rezeptorenblocker haben bei angepaßter Dosierung einen vergleichbaren blutdrucksenkenden Effekt.

In Abb. 2 ist die Wirkung von 4 verschiedenen β-Rezeptorenblockern auf den systolischen und diastolischen Blutdruck im Liegen und Stehen dargestellt. Die Dosishöhe der einzelnen β-Blocker verhält sich proportional zu der β-blockierenden Potenz dieser Substanzen im Tierexperiment. Wie man sieht, war der systolische und diastolische Blutdruckabfall nach 3wöchiger Therapie für alle 4 β-Rezeptorenblocker gleich. Ein orthostatisch bedingter hypotensiver Effekt war nicht nachweisbar, auch bestand kein Unterschied in der antihypertensiven Potenz zwischen kardioselektiven und nicht-kardioselektiven Blockern.

Angesichts der vergleichbaren guten antihypertensiven Wirkung der einzelnen β-Blocker erhebt sich die Frage, welchen Sinn die zahlreichen in der Bundesrepu-

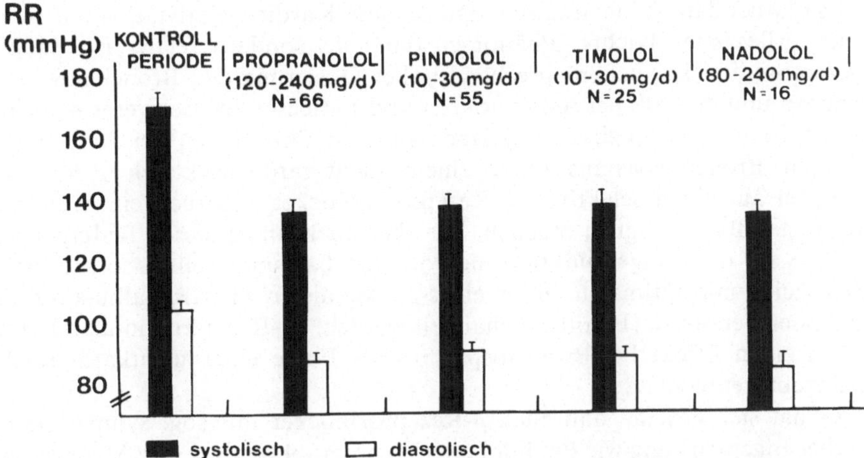

Abb. 2. Vergleichbarer antihypertensiver Effekt 4 verschiedener β-Rezeptorenblocker bei Patienten mit essentieller Hypertension

	Präparat	mg	ISA*	Rezeptor Affinität	Lipo- philität	Dosis (mg)
Propranolol	Dociton	(80)	$\ominus$	$\beta_1 + \beta_2$	+ +	2–3x 40 – 2x 240
Timolol	Temserin	(10)	$\ominus$	$\beta_1 + \beta_2$	+	2x 5 –2x10
Nadolol	Solgol	(120)	$\ominus$	$\beta_1 + \beta_2$	+ +	1x 60 –120
Bupranolol	Betadrenol	(100)	$\ominus$	$\beta_1 + \beta_2$	+ +	2x 50 –2x100
Pindolol	Visken	(5/15)	+ +	$\beta_1 + \beta_2$	+	3x 5 – 2x 15
Oxprenolol	Trasicor	(80)	+	$\beta_1 + \beta_2$	+	3x 40 – 3x 80
	T. ret.	(160)				(Retard: 1x 160)
Atenolol	Tenormin	(100)	$\ominus$	β_1	$\ominus$	1x 50 – 200
Metoprolol ‹	Lopresor / Beloc	(100)	$\ominus$	β_1	+	2–3x 50 –100
Acebutolol	Prent	(250)	+	β_1	+	2x 250 –500

* sympathikomimetische Eigenwirkung

Abb. 3. β-Rezeptorenblocker: Pharmakologische Eigenschaften und Dosierung

blik zur Verfügung stehenden β-Blocker haben. Aufgrund unterschiedlicher pharmakologischer Eigenschaften bezüglich Affinität für β-Rezeptoren, Lipophilität, sympathikomimetische Eigenwirkung, ergeben sich differentialtherapeutische Überlegungen, die die Entscheidung für den einen oder anderen β-Blocker im Einzelfall beeinflussen können (Abb. 3). Wie bereits erwähnt, kann man zur Blutdrucksenkung sowohl kardioselektive als auch nicht-kardioselektive β-Rezeptorenblocker einsetzen. Kardioselektive β-Rezeptorenblocker oder β_1-Rezeptorenblocker hemmen weitgehend nur die kardialen adrenergen Rezeptoren (β_1-Rezeptoren), während β-Rezeptorenblocker mit gleichzeitiger β_2-Rezeptoraffinität durch Beeinflussung der β-Rezeptoren in den Bronchien und peripheren Gefäßen eine Broncho- und Vasokonstriktion begünstigen können.

Es ist aber darauf hinzuweisen, daß die sog. Kardioselektivität von β-Blockern kein „Alles oder Nichts"-Phänomen darstellt, sondern relativ ist, da alle β-Rezeptorenblocker bei entsprechend hoher Dosierung den Bronchialwiderstand erhöhen und deshalb bei Asthmatikern und Patienten mit schwerer obstruktiver Bronchitis kontraindiziert sind. Doch kann in Einzelfällen bei Auftreten eines leichten Bronchospasmus unter einem nicht-kardioselektiven β-Blocker ein Wechsel auf einen selektiven β-Rezeptorenblocker eventuell ein Weiterführen der Behandlung möglich machen. Da aber auch unter diesen Bedingungen die Effekte auf die Lungenfunktion nie vorhersehbar sind, sollten solche Patienten gleichzeitig mit optimalen Dosen eines β_2-Agonisten wie z.B. Salbutamol (Sultanol) oder Fenoterol (Berotec) behandelt werden. β_2-Rezeptorstimulatoren haben kaum einen Effekt bei Bronchospasmus als Folge einer nichtkardioselektiven β-Rezeptorenblockade.

Es hat sich gezeigt, daß auch β-Rezeptorblocker mit sog. sympathikomimetischer Eigenwirkung wie Pindolol oder Oxprenolol weniger den Atemwegswiderstand beeinflussen als nicht-kardioselektive β-Blocker, die diese Eigenschaft nicht besitzen.

Kalte Extremitäten und fehlende Pulse werden häufiger beobachtet bei Patienten, die mit nicht-kardioselektiven β-Blockern therapiert werden als bei solchen, die unter kardioselektiven β-Blockern stehen oder unter Blockern mit sympathikomimetischer Eigenwirkung. Es ist daher empfehlenswert, daß diese letzteren β-Blocker insbesondere immer dann gegeben werden, wenn periphere Zirkulationsstörungen bereits bestehen oder sich unter nicht-kardioselektiven β-Blockern entwickeln. Findet sich vor Beginn der Behandlung bereits eine niedrige Pulsfrequenz, oder entwickelt sich unter der Therapie eine ausgeprägte Bradykardie, so kann die Behandlung mit einem β-Rezeptorenblocker mit sympathikomimetischer Eigenwirkung wie z.B. Pindolol oder Oxprenolol eingeleitet oder auf eine solche übergewechselt werden. Diese Substanzen beeinflussen die Pulsfrequenz gewöhnlich weniger stark. Auch steigern β-Rezeptorenblocker mit sympathikomimetischer Eigenwirkung wesentlich weniger die AV-Überleitungszeit, so daß man sie bei AV-Blockierungen 1. Grads anderen β-Blockern vorziehen sollte.

Die bei einigen β-Rezeptorenblockern auftretenden zentralnervös bedingten Nebenwirkungen wie Schlaflosigkeit, Alpträume, Müdigkeit oder depressive Verstimmung, lassen sich eventuell dadurch beheben, daß man auf einen Rezeptorblocker, der weniger gut in das Gehirngewebe eindringt wie z.B. Atenolol oder Sotalol, umwechselt.

Schließlich gibt es Patienten, die neben der Hypertension gleichzeitig über Migräne oder über einen Tremor klagen. Solche Patienten sollte man grundsätzlich mit einem nicht-kardioselektiven β-Blocker therapieren, da die β_2-Rezeptorenblockade sich günstig auf die bei Migräne bestehende Vasodilatation und auf den Tremor auswirkt.

Bei älteren Patienten empfehlen sich zur Behandlung β-Blocker, die nicht durch die Leber metabolisiert werden wie z.B. Atenolol, das weitgehend unverändert im Urin ausgeschieden wird. Obwohl die Eliminationsrate von Atenolol eng mit der glomerulären Filtrationsrate gekoppelt ist, kommt es zu keiner wesentlichen Akkumulation, sofern das Glomerulumfiltrat nicht geringer als 30 ml/min ist.

Zusammenfassend kann festgestellt werden, daß der β-Blocker der Wahl für den einzelnen Patienten primär durch die gleichzeitig bestehenden klinischen Veränderungen bestimmt wird und ein Wechsel auf einen anderen β-Blocker nur dann sinnvoll ist, wenn anzunehmen ist, daß sich Nebenwirkungen, die unter der β-Blockade aufgetreten sind, in ihrer Intensität reduzieren bzw. verhindern lassen.

1.4 Dosis

Es gibt große individuelle Unterschiede in der Dosierung der einzelnen β-Blocker, um einen hypotensiven Effekt zu erreichen. Da einige Patienten bereits auf sehr niedrige β-Blocker-Dosen mit einer Blutdrucksenkung reagieren, sollte die initiale Dosis immer relativ niedrig sein, z.B. 40–60 mg Propranolol oder 5 mg Pindolol 2 × täglich oder vergleichbare Dosen eines anderen β-Blockers. Diese Dosis kann dann auf 80 mg Propranolol oder 10 mg Pindolol 2 × täglich nach einer Woche gesteigert werden. Gewöhnlich steigern wir die Propranololdosis nicht über 240 mg täglich. Wenn der antihypertensive Effekt unter dieser Dosierung nicht ausreicht, wird ein Diuretikum oder/und ein Vasodilatator hinzugegeben.

1.4.1 Häufigkeit der Dosierung

Mit den meisten β-Blockern läßt sich in Form einer 2 × täglichen Applikation eine 24 h anhaltende antihypertensive Wirkung erzielen. Der nicht-kardioselektive β-Blocker Nadolol und der kardioselektive β-Blocker Atenolol können 1 × täglich dosiert werden.

Insgesamt läßt sich feststellen, daß eine Monotherapie mit β-Rezeptorenblockern in etwa 60–70% aller Patienten unter 40 Jahren zu einer Blutdrucknormalisierung führen wird und in etwa 20–40% bei Patienten im Alter von 45–70 Jahren.

Je höher der initiale Blutdruck ist, desto eher wird sich durch alleinige β-Rezeptorenblockade eine Blutdrucknormalisierung nicht erreichen lassen. In diesen Fällen kann die zusätzliche Gabe eines antihypertensiven Medikaments mit anderem Wirkungsmechanismus von einem weiteren Blutdruckabfall begleitet sein. Unter dem Gesichtspunkt einer nebenwirkungsarmen Therapie empfiehlt es sich bei normaler oder nur leicht eingeschränkter Nierenfunktion den β-Blocker zunächst mit einem Diuretikum vom Thiazidtyp zu kombinieren. Diese Substanzen führen zu einem zusätzlichen Abfall des mittleren Blutdrucks zwischen 15 und 20%, mit dem Vorteil, daß sie nebenwirkungsarm sind.

Ist die Nierenfunktion eingeschränkt, sollte an Stelle des Thiaziddiuretikums ein stark wirksames Schleifendiuretikum z.B. Lasix 80–200 mg pro Tag gegeben werden.

β-Rezeptorenblocker und Diuretika liegen seit kurzem auch als fixe Kombinationen vor (Tabelle 2) und können trotz unterschiedlicher pharmakokinetischer und pharmakodynamischer Eigenschaften bei 1 × täglich Dosierung in 70–80% aller unkomplizierten mittelschweren Hypertonien zu einer Blutdrucknormalisierung führen. Diese fixen antihypertensiven Kombinationen kann man immer dann einsetzen, wenn aufgrund der Blutdruckhöhe eine Normalisierung des Drucks durch eine Monotherapie mit β-Rezeptorenblockern oder Diuretika a

Tabelle 2. β-Rezeptorenblocker + Diuretikum

„ANTRA"	Alprenolol 100 mg Hydrochlorothiazid 10 mg	„TENERETIC"	Atenolol 100 mg Chlortalidon 25 mg
„DOCITEREN"	Propranolol 80 mg Hydrochlorothiazid 12,5 mg Triamteren 25 mg	„TORRAT"	Methypranol 20 mg Butizid 2,5 mg
„MODUCRIN"	Timolol 10 mg Hydrochlorothiazid 25 mg Amilorid 2,5 mg	„TRASITENSIN- RETARD"	Oxprenolol 160 mg Chlortalidon 20 mg
		„VISKALDIX"	Pindolol 10 mg Clopamid 5 mg

priori unwahrscheinlich ist, oder wenn die monotherapeutische Anwendung des β-Blockers oder Diuretikums zu keinem Erfolg geführt hat.

Einige Patienten mit schwerer Hypertonie benötigen häufig ein 3. oder 4. Medikament. Es hat sich gezeigt, daß die Ergänzung der β-Rezeptorenblocker-Diuretikumkombination durch einen Vasodilatator eine zusätzliche Blutdrucksenkung hervorruft. Bewährt hat sich der Vasodilatator Dihydralazin in einer Dosis zwischen 3×25 mg bis 3×50 mg täglich. Auch Prazosin (Minipress), das über eine postsynaptische α-adrenerge Blockade den peripheren Widerstand senkt, kann zusammen mit der β-Blocker-Diuretikumkombination zu einem weiteren Blutdruckabfall führen. Vasodilatatoren in Kombination mit β-Rezeptorenblockern haben sich auch dann bewährt, wenn unter alleiniger β-Blockertherapie periphere Zirkulationsstörungen oder eine ausgeprägte Bradykardie auftreten.

1.5 Labetalol

Hinzuweisen ist noch auf einen nicht-kardioselektiven β-Blocker (Labetalol), der gleichzeitig geringe α-blockierende Effekte aufweist. Das Verhältnis α- zu β-blockierendem Effekt beträgt nach oraler Applikation etwa $1:3$, nach intravenöser Applikation $1:6,9$. Im Gegensatz zu Propranolol und vielen anderen β-Rezeptorenblockern führte eine akute Applikation von Labetalol zur Senkung des Blutdrucks und des peripheren Widerstands ohne wesentlichen Einfluß auf das Herz-Zeit-Volumen. Labetalol kann man immer dann einsetzen, wenn es unter konventionellen β-Blockern zu keiner ausreichenden Senkung des diastolischen Blutdrucks gekommen ist, wenn gleichzeitig periphere Zirkulationsstörungen bestehen oder diese Veränderungen unter konventionellen β-Blockern aufgetreten sind. Auch ist der bronchokonstriktorische Effekt von Labetalol geringer als der von Propranolol, und es gibt Untersuchungen von Skinner u.Mitarb. (1975), die gezeigt haben, daß bei Patienten mit einem Asthma bronchiale Labetalol zu keiner Verschlechterung der Lungenfunktion führte. Bei Patienten mit chronischer Obstruktion bzw. chronischer Bronchitis kann daher Labetalol mit relativ großer Sicherheit gegeben werden. In Kürze wird auch die intravenöse Applikationsform für die Behandlung zur Verfügung stehen, so daß Labetalol in Form einer Bolusinjektion oder als Infusion zur Therapie der hypertensiven Krise eingesetzt werden kann.

1.6 Nebenwirkungen bei Kontraindikationen

Die wichtigsten Kontraindikationen sind in Tabelle 3 dargestellt. Bei manifester Herzinsuffizienz, krankem Sinusknoten, AV-Blockierung 2. und 3. Grads und Asthma bronchiale sind β-Rezeptorenblocker kontraindiziert. Läßt sich durch Digitalisierung eine Kompensation des insuffizienten Herzens erreichen, können β-Blocker vorsichtig und unter häufiger Kontrolle eingesetzt werden. Auch das Phäochromozytom und der Blutdruckanstieg nach Absetzen von Clonidin sind Kontraindikationen für β-Blocker. Relative Kontraindikationen sind ein Raynaud-Phänomen und eine schwere allergische Rhinitis. Vorsicht ist geboten bei Patienten mit Diabetes mellitus, insbesondere dann, wenn unter einer Behandlung mit Insulin die Blutzuckerwerte stark schwanken und der Patient zu Hypoglykämien neigt. β-Blocker können über eine Hemmung der Glukosefreisetzung aus Glykogenspeichern der Skelettmuskulatur sowie über eine Steigerung des zirkulierenden Insulins die Hypoglykämieneigung verstärken. Insbesondere unterdrücken β-Rezeptorenblocker die mit einer Hypoglykämie einhergehenden adrenergen Warnsymptome wie Tachykardie, Schweißausbrüche und Angstgefühl, so daß der Patient, ohne es zu bemerken, einen hypoglykämischen Schock entwickeln kann. β-Rezeptorenblocker sind ebenfalls nicht indiziert beim Vorliegen einer Schwangerschaft. Sie passieren die Placentabarriere und können beim Fetus zu Bradykardie und Hypoglykämie führen. Nach Propranolol sind neonatale Asphyxien und schwere hypoglykämische Zustände des Fetus beschrieben worden. Auch können β-Blocker die Kontraktilität der Uterusmuskulatur steigern und mit einem erhöhten Frühgeburtsrisiko einhergehen. Sie erschweren unter der Geburt die Diagnostik einer Asphyxie, da sie die unter diesen Bedingungen auftretende Tachykardie des Fetus verhindern.

Zusammenfassend läßt sich feststellen, daß bei Beachtung der relativ seltenen Kontraindikationen die β-Rezeptorenblockade eine zwar symptomatische aber effektive und nebenwirkungsarme Therapie der arteriellen Hypertonie darstellt. Allein oder in Kombination mit einem Diuretikum und/oder Vasodilatator läßt sich in einem hohen Prozentsatz, mit der Dreierkombination in über 90%, eine anhaltende nebenwirkungsarme Blutdrucknormalisierung erreichen. Leider gibt es keine einfache klinische Analyse, die eine Vorhersage des antihypertensiven Effekts erlaubt. Der β-Blocker der Wahl für den einzelnen Patienten wird im wesentlichen durch die pharmakologischen Eigenschaften des Blockers und durch eventuelle Begleiterkrankungen des Patienten bestimmt. Es ist daher möglich, zu einem gewissen Grad eine individuelle medikamentöse Therapie mit β-Blockern durchzuführen. Die β-Blockade stellt somit ein Behandlungsprinzip dar, das es gestattet, die Compliance des Hochdruckkranken zu verbessern und effektive Präventivmedizin zu betreiben.

Tabelle 3. Kontraindikationen für β-Rezeptorenblocker

Asthma bronchiale	RR-Anstieg nach Absetzen von Clonidin
Herzinsuffizienz	Schwangerschaft
AV-Block II. und III. Grads	Raynaud-Syndrom
Bradykardie < 50/min	Schwere Rhinitis allergica
Phäochromozytom	*relativ:* Diabetes mellitus

β-Blocker versus Diuretika als Medikamente der ersten Wahl in der Hochdrucktherapie

A. Distler, T. Philipp

Für die Monotherapie der arteriellen Hypertonie werden heute vielfach Diuretika oder β-Rezeptorenblocker als Medikamente der 1. Wahl empfohlen. Im folgenden sollen anhand der Literatur sowie eigener Untersuchungen die antihypertensive Wirkung von β-Rezeptorenblockern und von Diuretika verglichen und Vorzüge sowie Nachteile dieser beiden Substanzgruppen gegeneinander abgewogen werden. Außerdem soll die Frage untersucht werden, ob es Kriterien für eine Differentialtherapie der Hypertonie mit β-Blockern oder Diuretika gibt.

1 Vergleich der antihypertensiven Wirkung von β-Rezeptorenblockern und Diuretika

In der Literatur finden sich sehr unterschiedliche Angaben über die Erfolgsquoten einer Monotherapie der Hypertonie mit β-Rezeptorenblockern. Wie aus den Angaben von Tabelle 1 hervorgeht, hängen die angegebenen Erfolgsquoten zumindest teilweise von den gewählten Erfolgskriterien ab. So beobachteten Prichard und Gillam (1969), die als Kriterium des Ansprechens auf Propranolol eine Senkung des diastolischen Blutdrucks auf 100 mm Hg oder darunter werteten, einen Therapieerfolg bei 84% ihrer Patienten. Weidmann u. Mitarb. (1976) beobachteten demgegenüber eine völlige Blutdrucknormalisierung mit Blutdruckwerten unter 140/90 mm Hg unter β-Rezeptorenblockade nur bei 25% ihres untersuchten Patientenkollektivs.

Crossover-Versuche haben gezeigt, daß der Effekt von β-Rezeptorenblockern und Diuretika auf den Ruheblutdruck bei adäquater Dosierung etwa gleich stark ist, wobei der Blutdruck im Liegen oder Sitzen im Durchschnitt um etwa 20–30/10–15 mm Hg gesenkt wird (Paterson u. Dollery 1966; Drayer u. Mitarb. 1975; Karlberg u. Mitarb. 1976; Lederballe Pedersen 1976; Thomas u. Mitarb. 1976). Während der belastungsbedingte Blutdruckanstieg durch β-Rezeptorenblocker eindeutig gesenkt wird, scheint dieser durch Diuretika nicht sicher beeinflußt zu werden. In einer Doppelblind-Crossover-Studie, die wir bei 16 Patienten mit essentieller Hypertonie durchführten (Distler 1980), betrug der systolische Blutdruckanstieg bei einer 2minütigen Ergometerbelastung mit 200 W unter Plazebobehandlung im Durchschnitt 75 mm Hg, nach 5wöchiger Behandlung mit 200 mg Atenolol täglich 55 mm Hg und nach 5wöchiger Behandlung mit 100 mg Hydrochlorothiazid und 200 mg Triameteren täglich 84 mm Hg. Der unter der Belastung erreichte durchschnittliche systolische Blutdruckwert betrug unter Plazebo 252 mm Hg, unter Atenolol 209 mm Hg und unter der Diuretikakombination 247 mm Hg (Abb. 1). — Unter Propranolol wurde bei Patienten mit essen-

Tabelle 1. In der Literatur (Auswahl) angegebene Prozentsätze signifikanter Blutdrucksenkungen bei Hypertonikern unter chronischer β-Rezeptorenblockade. Die wiedergegebenen Daten zeigen, daß die Erfolgsquote mit von dem gewählten Erfolgskriterium abhängt

β-Blockerbehandlung bei Hypertonikern

Autoren	Kriterien		Prozentsätze (%)
Prichard u. Gillam (1969)	RR diast.	≦100 mm Hg	84
Bühler u.Mitarb. (1975)	RR diast.	≦ 95 mm Hg	65
Klumpp u.Mitarb. (1976)	RR	≦155/95 mm Hg	34
Weidmann u.Mitarb. (1976)	RR	<140/90 mm Hg	25

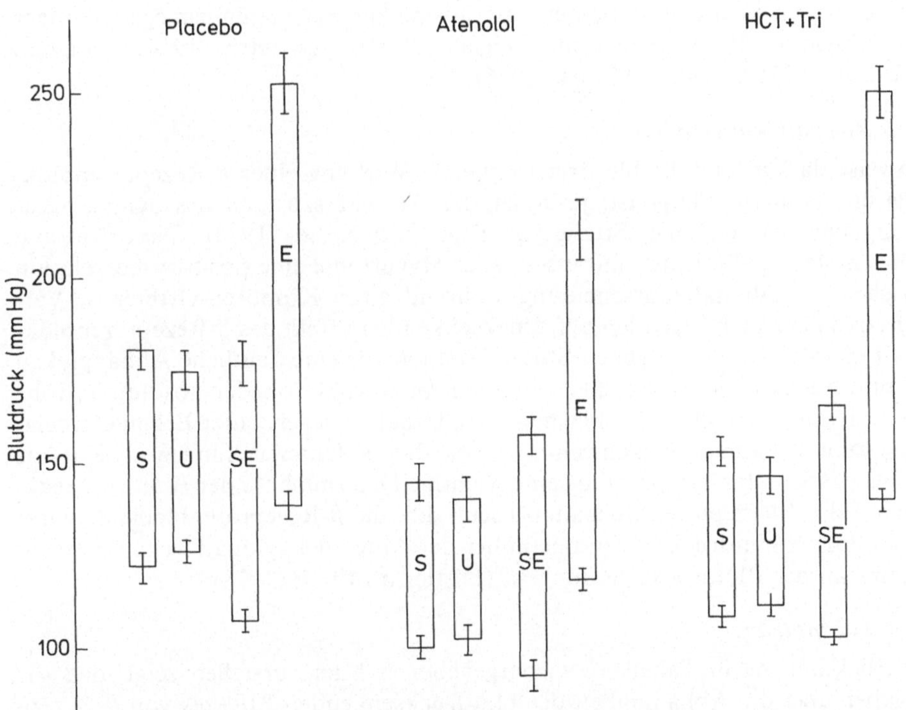

Abb. 1. Systolische und diastolische Blutdruckwerte am Ende einer 14tägigen Placeboperiode, nach 5wöchiger Therapie mit 200 mg Atenolol täglich sowie nach 5wöchiger Behandlung mit der Diuretikakombination Triamteren-Hydrochlorothiazid (200 bzw. 100 mg tägl.) bei 16 Patienten mit essentieller Hypertonie (Aus: Distler 1980). Die Mittelwerte sind mit den Standardabweichungen der Mittelwerte angegeben. S = Blutdruck im Liegen, U = Blutdruck nach 2minütigem Stehen (jeweils nach Riva-Rocci gemessen), SE = intraarteriell gemessener Blutdruck vor Belastung im Liegen, E = intraarteriell gemessener Blutdruck nach 2minütiger Ergometerbelastung bei 200 W. HCT + Tri = Hydrochlorothiazid + Triamteren. Die systolischen wie die diastolischen Blutdruckwerte stiegen während der Ergometerbelastung unter der Diuretikabehandlung signifikant höher an ($p < 0{,}001$) als unter der Therapie mit Atenolol.

tieller Hypertonie auch eine Abnahme streß-induzierter Blutdruckanstiege beobachtet (Dunn u.Mitarb. 1978).

1.1 Gibt es Indikationen für die Differentialtherapie der Hypertonie mit Diuretika oder β-Rezeptorenblockern?

1.1.1 Plasmareninspiegel

Wie zunächst von Bühler u.Mitarb. (1972) nachgewiesen, zeigen Patienten mit hohem Plasmareninspiegel i.allg. eine gute, Patienten mit niedrigem Plasmarenin dagegen eine schlechte Blutdruckreaktion unter einer Therapie mit *Propranolol*. Wenn auch verschiedentlich bestritten wurde, daß der blutdrucksenkende Effekt von β-Rezeptorenblockern von der Höhe des Reninspiegels abhängt, so konnte doch in einer Reihe weiterer Untersuchungen die Richtigkeit des Konzepts von Bühler u.Mitarb. bestätigt werden (Hollifield u.Mitarb. 1976; Stumpe u.Mitarb. 1976). Verschiedene Untersuchergruppen haben gezeigt, daß umgekehrt Patienten mit niedrigem Plasmarenin i.allg. günstig auf eine Therapie mit *Diuretika* reagieren, während Patienten mit normalem Plasmareninspiegel häufiger eine schwache Blutdruckreaktion zeigen (Distler u.Mitarb. 1974; Vaughan u.Mitarb. 1973; Woods u.Mitarb. 1976).

1.1.2 Sympathikusaktivität

Hinweise darauf, daß die blutdrucksenkende Wirkung einer β-Rezeptorenblokkade um so ausgeprägter ist, je höher der Aktivitätszustand des Sympathikus ist, ergeben sich aus einer Studie von Esler und Nestel (1973). Diese Autoren beobachteten bei Patienten mit essentieller Hypertonie eine positive Korrelation zwischen Noradrenalinausscheidung während eines Kipptisch-Orthostase-Versuchs und dem nachfolgenden blutdrucksenkenden Effekt des β-Rezeptorenblokkers *Practolol*. In einer eigenen Studie konnten wir eine deutliche Abhängigkeit des blutdrucksenkenden Effekts von *Atenolol* sowohl von der absoluten Höhe wie auch vom Verhältnis des Plasma-Noradrenalinspiegels unter Ergometerbelastung zum Ruhespiegel nachweisen. Nach diesen Untersuchungen scheint die Aktivierbarkeit des Sympathikus eine wichtige Determinante der Blutdruckreaktion auf die β-Rezeptorenblockade zu sein, d.h. die β-Rezeptorenblockade wirkt um so stärker blutdrucksenkend, je höher der Anteil des sympathischen Nervensystems an der Blutdruckerhöhung ist (Distler u.Mitarb. 1978).

1.1.3 Lebensalter

Ein Blick auf die in Tabelle 2 wiedergegebenen Literaturstellen zeigt, daß die Angaben über die Abhängigkeit des blutdrucksenkenden Effektes von β-Rezeptorenblockern vom Lebensalter äußerst widersprüchlich sind. Während insbesondere Bühler u.Mitarb. (1975) die Meinung vertreten, daß Hypertoniker um so besser auf β-Blocker reagieren, je jünger sie sind, kommen andere Autoren zu dem Schluß, daß das Lebensalter keine Voraussage über den zu erwartenden Therapieerfolg zuläßt.

Zusammenfassend bleibt festzustellen, daß sowohl der Plasmareninspiegel wie auch die Bestimmung des Plasma-Noradrenalinspiegels bzw. der Noradrenalinausscheidung unter Stimulationsbedingungen eine gewisse Voraussage über den

Tabelle 2. Zusammenstellung von Literaturstellen (Auswahl), in denen über eine inverse bzw. eine fehlende Beziehung zwischen Lebensalter und antihypertensivem Effekt einer β-Blokkerbehandlung berichtet wird

β-Blocker: Antihypertensiver Effekt und Lebensalter	
Inverse Beziehung	Bühler (1975)
	Drayer u.Mitarb. (1976)
	Klumpp u.Mitarb. (1976)
Fehlende Beziehung	Hansson (1973)
	Ménard u.Mitarb. (1976)
	Woods u.Mitarb. (1976)
	Birkenhäger u.Mitarb. (1977)

möglichen Therapieeffekt von β-Rezeptorenblockern zulassen. Eine zuverlässige Aussage ist für den Einzelfall jedoch nicht möglich. Darüber hinaus haben beide Therapieindikatoren, das Plasmarenin wie die Abschätzung der Sympathikusaktivität, für die *Praxis* den Nachteil, methodisch zu aufwendig und daher nicht praktikabel zu sein. — Auch das Lebensalter erlaubt beim individuellen Patienten offenbar keine genügend zuverlässige Voraussage über den zu erwartenden Therapieerfolg. In der täglichen Praxis wird man deshalb weiterhin pragmatisch vorgehen und einfach ausprobieren müssen, ob ein Patient auf β-Rezeptorenblocker bzw. ein Diuretikum mit einer befriedigenden Blutdrucksenkung reagiert oder nicht.

2 Besitzen β-Rezeptorenblocker eine „kardioprotektive" Wirkung?

Wie insbesondere die Daten der Veterans Administration Study (1967, 1970) zeigen, führt eine antihypertensive Behandlung mit Thiaziden, Reserpin und Hydralazin zwar zu einer eindrucksvollen Senkung der Schlaganfall- und Herzinsuffizienz-Häufigkeit. Es ergaben sich jedoch keine sicheren Hinweise dafür, daß sich durch eine konventionelle antihypertensive Therapie die Häufigkeit des Herzinfarkts bzw. des plötzlichen Herztodes beeinflussen läßt. Demgegenüber weisen die Ergebnisse neuerer Untersuchungen darauf hin, daß eine konsequente Blutdrucksenkung auch zu einer Verminderung des Infarktrisikos führt (Berglund u.Mitarb. 1978; Hypertension Detection and Follow-up Program Cooperative Group 1979).

Da dem sympathischen Nervensystem eine bedeutsame Rolle für das Zustandekommen von Arrhythmien, die mit und ohne nachweisbare Zeichen eines frischen Herzinfarkts zum plötzlichen Herztod führen können, zugeschrieben wird, lag die Vermutung nahe, daß sich durch β-Rezeptorenblocker eine Senkung der Häufigkeit des plötzlichen Herztods bei Hypertonikern erzielen läßt. Tatsächlich konnte in einigen Studien an Patienten, die bereits einen Herzinfarkt durchgemacht hatten, eine Abnahme kardial bedingter Todesfälle unter einer β-Blockerlangzeittherapie beobachtet werden (Vedin u.Mitarb. 1975; Multicentre International Study 1975). Nach den Ergebnissen dieser Studien scheinen β-Rezeptorenblocker in der *sekundären Prävention* des tödlichen Reinfarkts wirksam zu sein. Ungewiß ist jedoch gegenwärtig noch, ob β-Rezeptorenblocker auch wirkungsvoll in der *primären Prävention* angewendet werden können und somit die Wirksamkeit der konventionellen antihypertensiven Therapie (s.o.) zu übertreffen vermögen. Zwar beobachtete Lambert (1974) bei Hypertonikern, die großenteils noch keinen Myokardinfarkt durchgemacht hatten, ebenfalls eine signifikante Verminderung des plötzlichen Herztods sowie ein selteneres Auftreten von Infarkten bei Patienten, die mit β-Rezeptorenblockern behandelt wurden. Die hohe Inzidenz von 15,4% Infarkten und 7,9% Fällen von plötzlichem Herztod pro Jahr in der Kontrollgruppe in dieser Studie zeigt jedoch, daß es sich hier um ein ausgewähltes Patientenkollektiv handelt, so daß die Ergebnisse nicht verallgemeinert werden können. Gegenwärtig werden verschiedene prospektive Doppelblindstudien mit β-Rezeptorenblockern durchgeführt, um herauszufinden, ob bei Hypertonikern, deren antihypertensive Behandlung einen β-Rezeptorenblocker einschließt, der Herztod bzw. der Myokardinfarkt seltener auftritt als bei nicht mit β-Blockern behandelten Hypertonikern.

2.1 Zusammenfassung und Schlußfolgerungen

Für die Basistherapie der arteriellen Hypertonie stellen Diuretika und β-Rezeptorenblocker alternative Behandlungsmöglichkeiten dar. Der durchschnittliche Effekt auf den Ruheblutdruck ist bei beiden Behandlungsprinzipien etwa gleich stark. Während β-Rezeptorenblocker auch belastungsbedingte Blutdruckanstiege zu reduzieren vermögen, scheinen die Diuretika den Belastungsblutdruck nicht sicher zu beeinflussen. Gegenüber zentral angreifenden Substanzen wie Reserpin, Clonidin oder α-Methyl-Dopa besitzen β-Rezeptorenblocker den Vorzug einer relativ geringen Nebenwirkungsquote, gegenüber den Diuretika haben sie den Vorzug, keine Laborkontrolluntersuchungen notwendig zu machen. Die universelle Anwendbarkeit der β-Rezeptorenblocker wird eingeschränkt durch Kontraindikationen wie manifeste Herzinsuffizienz, stärkergradige Bradykardie, insbesondere beim alten Patienten, höhergradiger AV-Block oder Bronchialobstruktion. Die den β-Rezeptorenblockern heute teilweise zugeschriebene „kardioprotektive" Wirkung ist für die primäre Prävention des Herzinfarkts bzw. des Todes infolge koronarer Herzkrankheit bisher nicht bewiesen.

Da die Ergebnisse einiger Studien darauf hinzuweisen scheinen, daß der blutdrucksenkende Effekt beim jüngeren Patienten ausgeprägter ist als bei älteren Patienten und da Kontraindikationen gegen die Anwendung von β-Rezeptorenblockern bei älteren Patienten häufiger bestehen, empfiehlt sich die primäre Gabe eines β-Rezeptorenblockers insbesondere beim jüngeren Hypertoniker etwa bis zum 55. Lebensjahr. Beim älteren Hypertoniker, der nicht selten auch schon die Zeichen einer beginnenden Herzinsuffizienz aufweist, empfiehlt sich dagegen in 1. Linie die Gabe eines Diuretikums. Da sich sowohl mit einem β-Rezeptorenblocker wie mit einem Diuretikum allein nur bei einer Minderzahl von Patienten eine ausreichende Blutdrucksenkung erzielen läßt, stellen Diuretika und β-Rezeptorenblocker in der Mehrzahl der Fälle nicht nur alternative, sondern sich ergänzende Behandlungsmethoden dar. Eine ganze Reihe handelsfertiger Kombinationspräparate, bestehend aus einem β-Rezeptorenblocker und einem Diuretikum, haben sich bereits in der praktischen Therapie bewährt. Sofern eine Basistherapie mit einem Diuretikum und einem β-Rezeptorenblocker noch nicht zu einem ausreichenden blutdrucksenkenden Effekt führt, kommt als nächster Therapieschritt in 1. Linie die Verordnung eines Vasodilatators, z.B. von Dihydralazin, in Betracht.

Literatur

Berglund G, Wilhelmsson L, Sannerstedt R, Hansson L, Andersson O, Sivertsson R, Wedel H, Wikstrand J (1978) Coronary heart-disease after treatment of hypertension. Lancet I: 1

Birkenhäger WH, de Leeuw PW, Kho TL, Wester A, Vandongen R, Falke HE (1978) Selection of hypertensive patients for treatment with beta-blockers. In: Mäurer W, Schömig A, Dietz R, Lichtlein P (Hrsg) Beta-Blockade 1977. Thieme, Stuttgart, S 113

Bühler FR, Laragh JH, Baer L, Vaughan ED Jr, Brunner HR (1972) Propranolol inhibition of renin secretion. N Engl J Med 287: 1209

Bühler FR, Burkart F, Lütold BE, Küng M, Marbet G, Pfisterer M (1975) Antihypertensive beta blocking action as related to renin and age: A pharmacologic tool to identify pathogenetic mechanisms in essential hypertension. Am J Cardiol 36: 653

Distler A (1980) Beta-Rezeptorenblocker in der Hypertoniebehandlung. Nieren Hochdruckkrankh 9: 167

Distler A, Keim HJ, Philipp T, Philippi A, Walter U, Werner E (1974) Austauschbares Natrium, Gesamtkörperkalium, Plasmavolumen und blutdrucksenkende Wirkung verschiedener Diuretika bei Patienten mit essentieller Hypertonie und niedrigem Plasmarenin. Dtsch Med Wochenschr 99: 864

Distler A, Keim HJ, Cordes U, Philipp T, Wolff HP (1978) Sympathetic responsiveness and antihypertensive effect of beta-receptor blockade in essential hypertension. Am J Med 64: 446

Drayer JIM, Kloppenborg PWC, Festen J, van t'Laar A, Benraad TJ (1975) Intrapatient comparison of treatment with chlorthalidone, spironolactone and propranolol in normoreninemic essential hypertension. Am J Cardiol 36: 716

Drayer JIM, Keim HJ, Weber MA, Case DB, Laragh JH (1976) Unexpected pressor responses to propranolol in essential hypertension. An interaction between renin, aldosterone and sympathetic activity. Am J Med 60: 897

Dunn FG, Melville DI, Jones JV, Lorimer AR, Lawrie TDV (1978) Standardized stress and hypertension: Comparison of effect of propranolol and methyldopa. Br J Clin Pharmacol 5: 223

Esler MD, Nestel PJ (1973) Evaluation of practolol in hypertension. Br Heart J 35: 469

Hansson L (1973) Beta-adrenergic blockade in essential hypertension. Effects of propranolol on haemodynamic parameters and plasma renin activity. Acta Med scand [Suppl 550]

Hollifield JW, Sherman K, Zwagg RV, Shand DG (1976) Proposed mechanisms of propranolol's antihypertensive effect in essential hypertension. N Engl J Med 68: 295

Hypertension Detection and Follow-up Program Cooperative Group (1979) Five-year findings of the hypertension detection and follow-up program. I. Reduction in mortality of persons with high blood pressure, including mild hypertension. JAMA 242: 2562

Karlberg BE, Kågedal B, Tegler L, Tolagen K (1976) Renin concentrations and effects of propranolol and spironolactone in patients with hypertension. Br Med J I: 251

Klumpp F, Braun B, Klaus D, Lemke R, Zehner J (1976) Die Behandlung der essentiellen Hypertonie mit Propranolol. Dtsch Med Wochenschr 101: 1482

Lambert DMD (1974) Hypertension and myocardial infarction. Br Med J 4: 685

Lederballe Pedersen O (1976) Comparison of metoprolol and hydrochlorothiazide as antihypertensive agents. Eur J Clin Pharmacol 10: 381

Ménard J, Bertagna X, N'Guyen PT, Degoulet P, Corvol P (1976) Rapid identification of patients with essential hypertension sensitive to acebutolol. Am J Med 60: 886

Multicentre International Study (1975) Improvement in prognosis of myocardial infarction by long-term beta-adrenoreceptor blockade using practolol. Br Med J 3: 735

Paterson JW, Dollery CT (1966) Effect of propranolol in mild hypertension. Lancet II: 1148

Prichard BNS, Gillam PMS (1969) Treatment of hypertension with propranolol. Br Med J I: 7

Stumpe KO, Kolloch R, Vetter H, Gramann W, Krück F, Ressel C, Higuchi M (1976) Acute and long-term studies of the mechanisms of action of beta-blocking drugs in lowering blood pressure. Am J Med 60: 853

Thomas GW, Ledingham JGG, Beilin LJ, Yeates KM (1976) Renin unresponsiveness and the effects of oxprenolol, methyldopa and spironolactone in patients with essential hypertension. Aust NZ J Med [Suppl 3] 6:44

Vaughan ED Jr, Laragh JH, Gavras I, Bühler FR, Gavras H, Brunner HR, Baer L (1973) Volume factor in low and normal renin essential hypertension. Treatment with either spironolactone or chlorthalidone. Am J Cardiol 32:523

Vedin A, Wilhelmsson C, Werkö L (1975) Chronic alprenolol treatment of patients with acute myocardial infarction after discharge from hospital. Effects on mortality and morbidity. Acta Med Scand [Suppl 575]

Veterans Administration Cooperative Study group on Antihypertensive Agents (1967) Effects of treatment on morbidity: Results in patients with diastolic blood pressures averaging 115 through 129 mm Hg. JAMA 202:1028

Veterans Administration Cooperative Study Group on Anthihypertensive Agents (1970) Effects of treatment on morbidity in hypertension. II. Results in patients with diastolic blood pressure averaging 90 through 114 mm Hg. JAMA 213:1143

Weidmann P, Beretta-Piccoli C, Ziegler W, Hirsch D, de Châtel R, Reubi FC (1976) Beziehungen zwischen Blutdruck, Blutvolumen, Plasma-Renin und Urin-Katecholaminen während Betablokkade bei essentieller Hypertonie. Klin Wochenschr 54:765

Woods JW, Pittman AW, Pulliam CC, Werk EE, Waider W, Allen CA (1976) Renin profiling in hypertension and its use in treatment with propranolol and chlorthalidone. N Engl J Med 294:1137

Treatment of Congestive Cardiomyopathy

F. Waagstein

1 Introduction

In the treatment of congestive cardiomyopathy (COCM) one may differ between active treatment with drugs, surgical intervention with valvular replacement, pacemakers, or heart transplantation (Table 1) and secondary prevention (Table 2), which is also of utmost importance.

No specific medical treatment has yet been proven to cure or even prolong survival in patients with COCM. There is no doubt that drugs normally used for the treatment of congestive heart failure give symptomatic relief and are of value at least in short-term use. Only if there is a consistent improvement of the myocardium can prolonged survival be expected (Table 3).

Table 1. Treatment of congestive cardiomyopathy

● Diuretics	● Antiarrhythmics
● Digitalis	● Corticosteroids
● Reduction of physical activity	● Surgical treatment
● Beta$_1$ agonists	● Cardiac transplantation
● Pacemaker therapy	

Table 2. Secondary prevention in congestive cardiomyopathy

● Adequate protein and vitamin supply	
● Anticoagulants	
● Treat:	Anemia
	Infections
	Hypertension
● Avoid:	Alcohol
	Tobacco
	Central stimulatory agents
	Excessive activity
	Pregnancy
	Excessive cold, heat, high humidity
	Tricyclic antidepressant drugs

Table 3. Effect of treatment in congestive cardiomyopathy

Symptomatic relief

↓

Improved hemodynamics

↓

Improved myocardial systolic and diastolic function

↓

Prolonged survival

2 Diuretics

Diuretics merely give symptomatic relief by reducing filling pressure (Table 3). As long as one is moving along the flat part of the ventricular function curve relating stroke volume to filling pressure, dyspnea and hypoxia secondary to pulmonary congestion are reduced without otherwise affecting the hemodynamics. A further reduction of filling pressure may reduce stroke volume and even lower the systemic blood pressure.

3 Digitalis

Digitalis has a documented but modest positive inotropic effect in heart failure due to ischemic heart disease and COCM [10]. Digitalis is probably of greatest value in cases of auricular fibrillation with high heart rate, whereas this drug may be of less importance when the patient is in sinus rhythm with a normal heart rate. Despite improvement of indices of contractility there may not be an increase in cardiac output or ejection fraction nor a decrease in filling pressure [3]. There is no evidence that the progression of the disease can be stopped by digitalis administration.

4 Reduction of Physical Activity (Bed Rest)

Bed rest is well documented to be of value in all types of heart failure and it must be emphasized that immobilization of the patients is necessary every time there is an exacerbation, especially when combined mitral and tricuspidal regurgitation is present. Long-term immobilization has been shown by McDonald et al. [8] to improve all variables of heart function but relapse was common after interruption of bed rest. This type of treatment can therefore not be generally recommended in COCM.

5 Beta$_1$ Agonists

Beta$_1$ agonists have been shown to improve the hemodynamics in acute studies. After 12 h of continuous infusion of dopamine in a group of patients with COCM, the positive response initially seen had already disappeared [7]. With dobutamine there was also a tendency to decrease the efficacy of the drug after 24 h, but this was less pronounced, probably because the drug has also a beta$_2$-stimulatory property which makes it act partially as a vasodilator [7]. Long-term stimulation with catecholamine drugs in COCM must be considered to be potentially hazardous since a COCM-like clinical picture is often seen in patients with high endogenous production of catecholamines like in pheochromocytomas [1].

6 Pacemaker and Antiarrhythmic Therapy

Many patients with COCM have symptomatic arrhythmias. Multiple ventricular ectopics considered innocent in otherwise healthy individuals may cause harm in patients with COCM due to decreased cardiac reserve. Primary depressions of sinus node function and disturbances in AV conduction are common and may require a pacemaker to avoid cardiac arrest or to increase heart rate properly.

7 Corticosteroids

Corticosteroids may be of value in selected cases of myocarditis or when COCM is a secondary manifestation of a systemic disease. In these cases, endomyocardial biopsies may be of value for selection of patients for corticosteroid therapy. Generally, steroids cannot be recommended in the routine therapy.

8 Surgical Treatment

Mitral and tricuspidal regurgitation are usually reduced by bed rest and vasodilator therapy. It is generally agreed that valvular surgery should not be performed in COCM since operative mortality is formidable and because surgery is not intervening with the primary cause of failure.

9 Cardiac Transplantation

Cardiac transplantation may offer the only alternative in patients with COCM. The problem of rejection may be solved, since there has been a marked progress in immunological treatment recently [2]. However, limited access to donor hearts and the difficulty of matching recipient and donor will probably make large-scale heart transplantations impracticable. It is important that the decision to transplant is taken early enough to avoid an increased operative risk and bad long-term results due to changes in liver, lung, and kidneys, secondary to long-standing heart failure [9].

10 Beta Blockade

Since 1973, beta blockers have been used for treatment of COCM patients in Göteborg. The initiation of this paradoxal regimen for treatment of patients with severe depression of systolic myocardial function originated from observations made in patients with ischemic heart disease, tachycardia, and fulminant pulmonary edemas.

Four patients with ischemic heart disease and a history of one or more myocardial infarctions were admitted to the emergency room with supraventricular tachycardia or sinus tachycardia and fulminant pulmonary edemas. All were on chronic digitalis and diuretics for congestive heart failure. The pulmonary edema was resistant to conventional treatment with diuretics, morphine, theophyllamine, tourniquets, and attempts to DC conversion. When practolol was given in doses from 6–20 mg i.v. a dramatic improvement of left heart failure concomitant with a reduction of heart rate was seen within minutes (Fig. 1) [14].

The mode of action of beta blockade in these cases is not clear but hypothetically a high heart rate in these patients could be deleterious by increasing ventricular stiffness and thereby increasing filling pressure (Table 4). Administration of beta blockade could reverse this process (Table 5). It is suggested that ischemia in this type of patient might be responsible for the decrease in compliance seen during tachycardia. When this mode of treatment was applied in

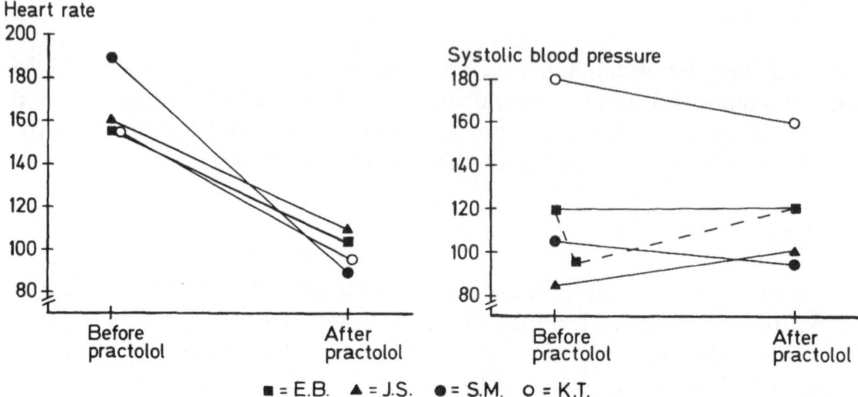

Fig. 1. Effect of practolol in acute myocardial infarction with tachycardia and congestive heart failure

Table 4. Effect of tachycardia in IHD

Tachycardia in IHD → (sympathetic stimulation)	Increased stiffness
	Decreased subendo-cardial flow
	↓
	Increased filling pressure
	↓
	Pulmonary edema

Table 5. Effect of abolition of tachycardia in IHD by beta blockade

Abolition of tachycardia in IHD (beta blockade) →	Decreased stiffness
	Improved subendo-cardial flow
	↓
	Decreased filling pressure
	↓
	Reversal of pulmonary edema

patients with COCM, severe failure, and tachycardia, the first few patients responded rapidly by a reduction of dyspnea and other clinical signs of severe failure parallel with a reduction in heart rate. A similar reaction to beta blockade as in ischemic heart disease might explain the immediate favorable effect. Pacing studies in patients with COCM have shown, according to some authors (e.g., [5]) that tachycardia decreases lactate extraction markedly, whereas there is no production of lactate. Our own experiences in a limited number of observations show only slight reduction in lactate during rapid auricular or ventricular pacing, but a rise in filling pressure is consistently observed, in contrast to what is seen in normals.

When the selective beta blocker metoprolol is given i.v. in a dose of 15 mg to patients with COCM, there is a reduction of heart rate and a slight drop in systolic blood pressure but no significant change in filling pressure or stroke volume (Fig. 2) [14]. When patients are exercised or paced, no differences are seen compared to controls except for a slightly lower systolic blood pressure [11, 14]. The immediate metabolic effect is a reduction of MV_{O_2} parallel with a reduction in heart rate and rate-pressure product despite the fact that acute

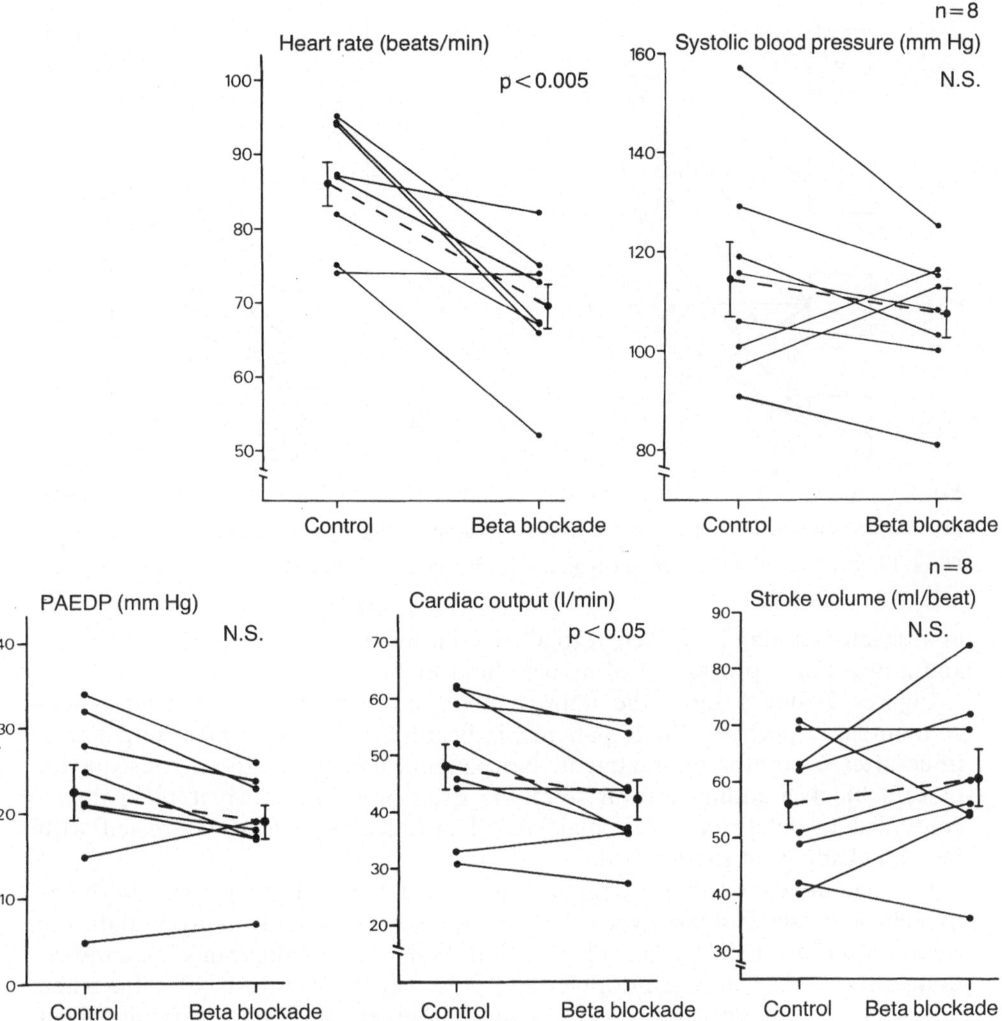

Fig. 2. Hemodynamic effects of metoprolol in congestive cardiomyopathy at rest

beta blockade in these patients increases the end-diastolic volume. An increase in compliance might explain that tension does not increase and cause a rise in MV_{O_2}. The ventricular stiffness seems to be reduced acutely by beta blockade in COCM [4].

On long-term treatment with beta blockers in COCM, some patients respond very favorably with a gain in functional group and ejection fraction, and reduction of left ventricular and left atrial size and the heart on chest X-ray [12]. Normalization of pathological pulse curves, disappearance or reduction of extra sounds and signs of mitral and tricuspidal regurgitations were also observed. However, some patients do not improve or may even deteriorate dramatically after some days on beta blockade. In some of these patients, beta blockade has to be withdrawn. In others, temporary reductions and a slow increase

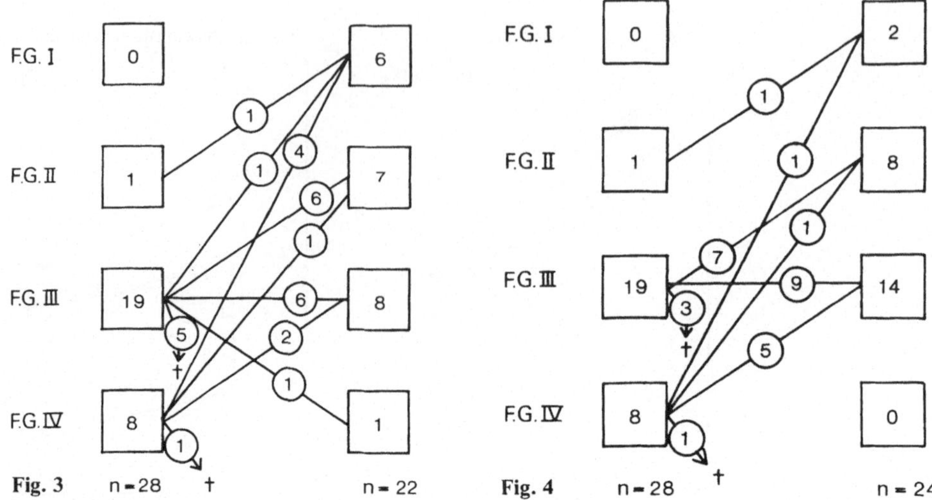

Fig. 3. Effect on functional group in congestive cardiomyopathy after 6 months on beta blockade

Fig. 4. Effect on functional group in congestive cardiomyopathy after 24 months on beta blockade

in dose later on may be sufficient to allow continued beta blocker administration and a possible improvement of myocardial function.

Figures 3 and 4 show the improvement in functional group after 6 and 24 months, respectively, in 28 patients, indicating that improvement might continue after 6 months of treatment. No patients died as a direct consequence of beta blocker administration since the drug was withdrawn if the patients continued to deteriorate. The majority of late deaths in COCM treated with beta blockade were sudden [13].

It is recommended that attempts to give beta blockade to patients with extremely depressed systolic myocardial function should be done in hospital during careful monitoring of the clinical condition. Serial echocardiograms in combination with phonocardiogram doppler and pulse curves seem to be of value when following the patient and when deciding whether to stop or continue beta blocker therapy in difficult cases. Patients in functional group III are generally discharged a few days after the start of beta blockade, and adjustment of the maintenance dose can be performed at the outdoor policlinic.

In a subgroup of patients attempts were made to withdraw beta blockade after 26 months (range 6–50 months) of chronic treatment under careful observation of clinical and noninvasive investigation of cardiac function. In 6 of 15 patients a relapse into heart failure was obvious within a few days to a few weeks, and in the remaining patients an increase in third heart sound and rapid filling wave was seen. There was also a significant reduction in ejection fraction [13]. Some patients were unwilling to stop treatment with beta blockers after having experienced increased dyspnea after a few days withdrawal of beta blockade [13].

The last part of our investigation strongly suggests a cause relationship of beta blockade for improvement of patients with COCM. At present we are unable to predict, on the basis of our data, which patient will respond favorably to beta blockade.

11 Secondary Prevention of Congestive Cardiomyopathy

Whatever the cause of COCM, it is essential to guarantee an adequate protein supply. Vitamins, especially thiamine, are essential for a normal myocardial function. Deficiency of thiamine may be present in the advanced forms of COCM with severe right heart failure and anorexia. Anemia must rapidly be corrected. Alcohol tolerance of the myocardium is decreased in COCM regardless of etiology of the disease, and alcohol should be absolutely prohibited. Nicotine has a strong vasoconstrictor property and should therefore be avoided. Pregnancy should be avoided in the more advanced forms of COCM, even in the absence of clinical symptoms of failure if noninvasive investigation shows depressed myocardial function. Chronic use of high doses of tricyclic antidepressants has been shown to depress myocardial function and give rise to histological changes not distinguishable from COCM. For this reason, these drugs should not be used in congestive cardiomyopathy [6].

References

1. Baker G, Zeller N II, Weitzner S, Leach JK (1972) Pheochromocytoma without hypertension presenting as cardiomyopathy. Am Heart J 83:683–693
2. Bieber CP, Shumway NE (1979) Cardiac transplantation 1979. Ann Thorac Surg 28:205–207
3. Cohn K, Selzer A, Kersh ES, Karpman LS, Goldschlager N (1975) Variability of hemodynamic responses to acute digitalization in chronic cardiac failure due to cardiomyopathy and coronary artery disease. Am J Cardiol 35:461–467
4. Ikram H, Chan W, Bennett SI, Bones PJ (1979) Haemodynamic effects of acute beta-adrenergic receptor blockade in congestive cardiomyopathy. Br Heart J 42:311–315
5. Kuhn H, Lösse B, Boch H, Becker R, Hort W (to be published) Prognosis of patients with congestive cardiomyopathy (CCM) — therapeutic, haemodynamic, morphologic and metabolic aspects. Proceedings from Congestive Cardiomyopathy Symposium, Kiruna, Sweden 1980. Astra Cardiovasc
6. Laks MM, French W, Billingham M (1979) Toxic effects of drugs on the heart muscle. Exerpta Med Int Congr Ser 470:651–656
7. Leier CV, Heban PT, Huss P, Bush CA, Lewis RP (1978) Comparative systemic and regional hemodynamic effects of dopamine and dobutamine in patients with cardiomyopathic heart failure. Circulation 58:466–475
8. McDonald CD, Burch GE, Walsh JJ (1972) Prolonged bed rest in the treatment of idiopathic cardiomyopathy. Am J Med 52:41–50
9. Samuelsson R (1980) Vi klarar hjärttransplantation i Sverige. Stanfordprogrammets organisation — ekonomi. Lakartidningen 77:4098–4099
10. Selzer A, Malmborg RO (1962) Hemodynamic effects of digoxin in latent cardiac failure. Circulation 25:695–702
11. Swedberg K, Hjalmarson Å, Holmberg S (1979) Effects of work and acute beta-receptor blockade on myocardial noradrenaline release in congestive cardiomyopathy. Clin Cardiol 2:424–430
12. Swedberg K, Hjalmarson Å, Waagstein F, Wallentin I (1980) Beneficial effects of long-term beta-blockade in congestive cardiomyopathy. Br Heart J 44:117–133
13. Swedberg K, Hjalmarson Å, Waagstein F, Wallentin I (1980) Adverse effects of beta-blockade withdrawal in patients with congestive cardiomyopathy. Br Heart J 44:134–142
14. Waagstein F, Swedberg K, Hjamarson Å, Waldenström A, Wallentin I (to be published) Possible role of catecholamines in congestive heart failure: Acute and long-term effect of beta-blockade indicating a negative influence of catecholamines in congestive cardiomyopathy. Proceedings from Congestive Cardiomyopathy Symposium, Kiruna, Sweden 1980. Astra Cardiovasc

Langzeitstudien — Grundsätze und Probleme heute

K.K. Überla

Einen kurzen Überblick über Langzeitstudien und ihre Probleme zu geben, bedeutet, auf viele wichtige Einzelheiten verzichten. Gestatten Sie mir daher einen Spazierflug über das Gebiet aus der Vogelperspektive, ohne auf einzelne β-Blocker-Studien einzugehen, gewissermaßen als allg. Einleitung in die Sitzung.

Es gibt verschiedene Formen der Erkenntnisgewinnung. Man kann durch Nachdenken zu Einsichten kommen, man kann theoretische Modellvorstellungen entwickeln und sie auf die Wirklichkeit übertragen. Der letzte Lehrmeister in der Medizin aber ist die Empirie, das wiederholbare Eintreten von Erfolgen an einer Masse von gleichartigen Patienten. Dazu sind Versuchsplanung und Statistik nötig.

Wenn man Erscheinungen am Kranken empirisch studieren will, gibt es grundsätzlich 3 Studienansätze, sieht man von den vielen Varianten ab:
1. Die kontrollierte klinische Studie,
2. die Beobachtungsstudie,
3. die retrospektive Fallkontrollstudie.

Die kontrollierte klinische Studie ist ein wissenschaftliches Experiment. Ihr Kennzeichen ist die Zufallszuteilung. Studien ohne Zufallszuteilung sind keine kontrollierten Studien, wie gut die klinische Kontrolle auch sei. Kausalschlüsse im Sinn einer Wirksamkeitsaussage können nur mit solchen kontrollierten Studien erreicht werden.

Beobachtungsstudien sind dadurch gekennzeichnet, daß eine definierte Gruppe von Kranken über kürzere oder längere Zeit in die Zukunft hinein beobachtet wird, ohne daß eine randomisierte Kontrollgruppe gleichzeitig mitgeführt wird. Dabei können alle Patienten dieselbe Therapie erhalten. Der natürliche Verlauf der Krankheit und die Therapie zusammen bewirken das Ergebnis. Hier kann man lediglich historische Vergleiche heranziehen.

Fallkontrollstudien schließlich gehen von einer definierten Gruppe von Patienten mit bestimmten Ereignis aus, z.B. einer Nebenwirkung. Zu diesen Patienten wird im nachhinein eine Vergleichsgruppe gebildet. Für Patienten und Vergleichsgruppe werden bestimmte Tatbestände festgestellt, z.B. aus alten Krankenakten, und statistische Vergleiche durchgeführt. Solche Fallkontrollstudien sind weniger aufwendig als prospektive Studien. Sie sind in der möglichen Aussage aber viel schwächer. Grundsätzlich können sie lediglich Hypothesen hervorbringen, solche aber nicht beweisen. Die Störeinflüsse sind nicht kontrollierbar und können nie ganz ausgeschaltet werden. Wenn wir etwas empirisch über Langzeitwirkungen von Medikamenten in Erfahrung bringen wollen, müssen wir Langzeitstudien durchführen; Spekulation genügt nicht. Chronische Krankheiten sind in ihrer Ätiologie und Pathogenese hoch komplex. Die Ansprechzeiten auf Behandlungen sind lang. Es gibt alle Möglichkeiten für den Einfluß bekannter und unbekannter Störvariablen. Schwere Nebenwirkungen können Jahre später auftreten. Die Behandlungsschemata variieren weit und sind für einzelne Patienten einmalig, wenn man genau ist. Nahezu überall sind also Fallen für den Forscher.

Was sind Langzeitstudien? Langzeitstudien sind Studien, in denen die Beobachtungszeit pro Patient länger als 6–12 Monate ist. Solche Studien dauern in der Durchführung wesentlich länger: 1 Jahr Planungszeit, 1–5 Jahre Rekrutierungszeit, 1–3 Jahre Beobachtungszeit und 1 Jahr Auswertungszeit sind Erfahrungswerte für kontrollierte Langzeitstudien, die sich sehr schnell zu Gesamtzeiten von 10 Jahren und mehr summieren. Kontrollierte Studien oder Beobachtungsstudien können Langzeitstudien sein. Fallkontrollstudien werden i. allg. nicht dazu gerechnet. Im folgenden klammere ich die Fallkontrollstudien aus.

Langzeitstudien werden oft als Multizentrenstudien durchgeführt, an denen zahlreiche Ärzte oder mehrere Kliniken beteiligt sind. Solche Multizentrenstudien sind nötig, weil man mehr Patienten braucht, als an einer Stelle behandelt werden, weil die Rekrutierungszeit verkürzt werden muß, die Übertragbarkeit und Verallgemeinerungsfähigkeit besser ist, wenn an verschiedenen Orten Patienten gesammelt werden.

Die Probleme von Langzeitstudien sind Legion. Ich möchte sie in 4 Gruppen ordnen und wenigstens jeweils einige herausgreifen: Probleme der Planung, Probleme der Durchführung, Probleme der Auswertung und allgemeine Probleme.

1 Probleme der Planung

1.1 Protokollerstellung

Die Entwicklung eines guten Studienprotokolls für eine Langzeitstudie dauert etwa 1 Jahr. Diese Zeit wird meist unterschätzt. Das Studienprotokoll muß sehr spezifisch und detailliert sein. Die Übereinstimmung der verschiedenen Kliniken in den Prozeduren ist nicht leicht zu erreichen. Die Teilnehmer an einer Langzeitstudie ändern sich, nicht aber das Protokoll, das eine der wenigen Konstanten während einer Studie ist und die konkreten Handlungen zahlreicher Ärzte und Hilfskräfte im Detail regeln muß. Die Erfassungsbogen müssen erprobt sein ebenso wie die Zusammenarbeit mit einer zentralen Stelle für Organisation und statistische Planung und Auswertung. Entscheidend jedoch ist die sorgfältig bedachte klinische Fragestellung, die wissenschaftlich oder praktisch vielversprechend sein muß.

1.2 Kriterien

Die genaue Festlegung von Einschluß- und Ausschlußkriterien für einzelne Patienten ist nötig zur Beschreibung des Kollektivs und zur Ermittlung der Selektion aus dem Gesamtmaterial, sowie zum Vergleich mit anderen Studien. Die Qualität der Zielkriterien entscheidet über den Erfolg einer Studie. Wer das Falsche beobachtet, kann nicht das Richtige finden.

1.3 Fallzahl

Die Bestimmung der nötigen Fallzahl ist nicht allein ein statistisches Problem. Die verfügbaren Patienten, die mögliche Zeit, die möglichen Ein-, Ausschluß-

und Zielkriterien, die Größe der vermuteten Wirkung, die Drop-out-Rate und andere Gesichtspunkte neben dem Fehler erster und zweiter Art sind entscheidend. Statistische Formeln allein genügen also nicht und führen oft zu praktischem Unsinn. Wenn man etwa 100–500 Patienten pro Gruppe hat, einigermaßen häufige Zielkriterien und einen Effekt in der Größenordnung vom Faktor 2, dann liegt man in einem vernünftigen Bereich. Es ist allerdings klug, die Anfangsschätzungen der Kliniker über die Zahl der Patienten, die sie in einer Studie einbringen können, um 30–50% zu reduzieren. Bei Fallzahlen von mehreren 1 000 sind der organisatorische Aufwand und die zahlreichen möglichen Störgrößen abzuwägen gegen den zu erwartenden Erkenntnisgewinn, der nicht proportional zur Fallzahl wächst.

1.4 Patient consent

Die Zustimmung der Patienten wirft praktische Probleme auf. Nach dem geltenden Arzneimittelrecht ist nur bei Prüfungen von Medikamenten, die nicht zugelassen sind, eine Aufklärung und Zustimmung erforderlich, die nicht unbedingt schriftlich zu erfolgen hat. Man muß die Form der Zustimmung — ob schriftlich, mit Protokoll durch eine Hilfsperson oder in anderen Weise — bei jeder klinischen Prüfung sorgfältig durchdenken. Es ist besser, die Aufklärung etwas weiter zu führen, als minimal vorgeschrieben ist.

2 Probleme der Durchführung

2.1 Verantwortung des Arztes

Jeder teilnehmende Arzt bzw. die teilnehmende Klinik ist nicht nur für die Patienten verantwortlich, sondern auch für die korrekte Einhaltung des Studienprotokolls und für die Richtigkeit und Integrität ihrer Daten. Die Genauigkeit der Dokumentation ist ein Problem in der Durchführung, besonders bei Langzeitstudien, wo das Interesse aller Beteiligten nachläßt.

2.2 Zentrales Monitoring

Eine Multizenterlangzeitstudie muß von einer zentralen Stelle kontinuierlich betreut und überwacht werden. Briefe, Telex, persönliche Besuche, Berichte, ein ständiger Datenfluß kennzeichnen ein gutes Monitoring. Die kontinuierliche Dateneingabe ist besonders wichtig. Die Zusammenarbeit mit vielen Klinikern erfordert Sensibilität und Durchhaltevermögen in der gleichen Weise.

2.3 Zwischenauswertungen

Es gibt keine allgemein akzeptierte Regel oder statistische Formel für den vorzeitigen Abbruch einer Prüfung. Zwischenauswertungen können Hinweise geben, statistische Formeln dürfen aber nicht als automatische Entscheidungsregel betrachtet werden. Demokratische Entscheidungen von ethischen Komitees — wie sie in den USA vorgeschrieben sind — haben nicht notwendig etwas mit wissenschaftlicher Wahrheit zu tun. Meiner Meinung nach muß der erfahrene klinische Forscher, kontrolliert durch gleichrangige Fachleute, verantwortlich entscheiden. Wenige Zwischenauswertungen — etwa im jährlichen Abstand — sind dazu ausreichend.

3 Probleme der Auswertung

3.1 Selektion

Ein meist ungelöstes Problem ist das der Selektion, d.h. man weiß nicht, ob und mit welchen systematischen Fehlern die Patienten, die in der Studie sind, ausgewählt wurden aus allen Patienten, die hätten aufgenommen werden können entsprechend dem Protokoll. Ein Logbuch aller Patienten, die behandelt wurden mit der gleichen oder ähnlichen Diagnose, auch wenn sie nicht in die Studie aufgenommen wurden, ist dazu nötig. Diese Information fehlt meist. Für die Wirksamkeitsaussage ist sie jedoch nicht nötig.

3.2 Compliance

In nahezu allen Langzeitstudien ist die Compliance ein wichtiges Problem. Es muß überprüft werden, in welchem Umfang die Probanden tatsächlich das Medikament nehmen bzw. inwieweit man sich in der Durchführung an das Therapieschema hält. Ob eine schlechte Compliance dazu verwendet werden sollte, die Patienten zu beeinflussen, kann unterschiedlich beurteilt werden. Wenn die Compliance schlecht ist, kann eventuell die Wirksamkeit nicht gezeigt werden. Ist andererseits die Wirksamkeit nachweisbar, hat auch eine schlechte Compliance nicht einen so großen störenden Effekt gehabt. Wirksamkeitsunterschiede zwischen Patienten mit guter und schlechter Compliance sind dann zu beobachten.

3.3 Hypothesenbildung

Nach dem statistischen Test bezüglich der primären Zielkriterien ist die Auswertung nicht beendet. Langzeitstudien bringen so viel Information über den natürlichen Verlauf der Krankheit hervor und sind so teuer, daß man mehr tun muß, als nur einen einzigen statistischen Test anzuwenden. Eine Vielfalt von statistischen Verfahren zur Hypothesenbildung und explorativen Datenanalyse stehen zur Verfügung. Der Einfluß von Risikofaktoren und ihr Vergleich mit der Therapiewirkung, das Herausarbeiten der Patientengruppen, die auf die Therapie ansprechen und derer, die nicht ansprechen, oder der Versuch, die Stabilität der Ergebnisse mit mehreren statistischen Methoden zu zeigen, sind Fragestellungen, die man bearbeiten kann. Der statistische Signifikanztest ist eine Sache, die Herausarbeitung von Informationen und Hypothesen eine andere.

4 Allgemeine Probleme

4.1 Relevante Fragestellung

Für Langzeitstudien ist die Auswahl einer sensiblen und relevanten Fragestellung entscheidend. Der Standardvergleich zwischen 2 bekannten Behandlungsverfahren ist meist nicht sehr stimulierend von einem wissenschaftlichen Gesichtspunkt aus. Es sind differenzierte Fragestellungen zu suchen und unintelligente Vergleiche zu vermeiden. Langzeitstudien setzt man erst an, wenn man schon einiges weiß über das Gebiet. Man sollte dann auch differenziert fragen.

4.2 Balance Inhalt/Methodik

In guten Studien sind Methodik und Inhalt zu einer einheitlichen Fragestellung verschmolzen. Es reicht nicht aus, ein guter Statistiker zu sein oder ein guter

Kliniker, beides muß zu einem Ganzen werden. Wenn man solche Studien und Forscher entwickelt und ausbilden kann, bleibt immer eine offene Frage.

4.3 Klare Indikation

Indikationen für randomisierte klinische Studien und Beobachtungsstudien müssen klarer eingehalten werden. Man sollte z.B. randomisierte klinische Studien nur ansetzen, wenn man eine gute Fragestellung hat, das statistische Instrumentarium wirklich zur Verfügung steht und wenn die Organisation Aussichten auf Erfolg bietet. Solche klare Indikationen für Studien bilden sich erst langsam heraus.

4.4 Studien in der niedergelassenen Praxis

Studien in der niedergelassenen Praxis sind hinsichtlich der Verfahren z.B. im Labor, schwerer zu standardisieren. Man ist i.allg. auf weniger genaue und erheblich eingeschränkte Diagnostik angewiesen. Die Variabilität von Praxis zu Praxis ist groß. Die räumliche Entfernung trägt zur Erschwernis der Organisation bei. Die Übertragbarkeit von Ergebnissen aus Studien in der niedergelassenen Praxis ist jedoch besser. Wenn hier etwas herauskommt, dann wird es auch in der breiten Anwendung Bestand haben können. Studien aus der Klinik bieten immer das Übertragungsproblem in die Verhältnisse der ganz anders gearteten Praxis. Nach dem Arzneimittelgesetz müssen die Hersteller 2 Jahre nach der Zulassung einen Erfahrungsbericht vorlegen. Hierzu bieten sich grundsätzlich Beobachtungsstudien in der niedergelassenen Praxis an.

4.5 Anwendung auf den Einzelfall

Die Anwendung statistischer Massenaussagen auf den Einzelfall ist grundsätzlich möglich und erwünscht. Man macht ja schließlich Studien, um Therapierichtlinien für den Einzelfall zu verbessern. Die Übertragung auf den Einzelfall ist bisher dem einzelnen Arzt und seinem Wissen überlassen. Methodisch wäre es denkbar, auch hierfür Modelle und Standards aufzustellen. Was fehlt, ist ein ständig fortgeschriebenes Kompendium therapeutischer Handlungsanweisungen für den Arzt, dessen Inhalt sich auf empirisch nachgewiesene Fakten stützt, die konsensfähig sind und das nicht auf Spekulationen einzelner Schulen beruht.

Langzeitstudien können — trotz aller Probleme — bei überschaubarem Aufwand und in überschaubarer Zeit mit überzeugenden Ergebnissen durchgeführt werden, auch wenn man am Ende kontrovers diskutiert. Negativ gesehen könnten Langzeitstudien bis zu einem gewissen Grad nutzlose Seitenarme des Flusses der wissenschaftlichen Entwicklung sein, breit, aber nicht tief. Sie können auch als Alibifunktion mißbraucht werden.

Positiv gesehen tragen Langzeitstudien zur systematischen Sammlung von Wissen über den natürlichen Verlauf von Krankheiten unter definierten Therapieschemata bei. Sie können in der Zukunft ein Paradigma werden für die Gestaltung des menschlichen kranken Lebens und für unsere medizintechnische Kultur. Als Instrument der Erkenntnisgewinnung sind sie jedenfalls unersetzlich.

Auswertung einer Hochdrucktherapiestudie mit Bupranolol, einem β-Rezeptorenblocker

M.A. Schreiber, B. Höfling

Therapiestudien, vor allem im Bereich der Arzneimittelstudien, haben nach heutigem Verständnis nur Gültigkeit, wenn strenge methodische Voraussetzungen der kontrollierten klinischen Studie angewandt werden. Ein Wirksamkeitsnachweis mit quasi beweisender Kraft wird nur bei Vorliegen der dabei geforderten methodischen Grundvoraussetzungen anerkannt. Dies sind vor allem die Zufallszuteilung (Randomisation) und das Vorhandensein einer mitgeführten Kontroll- oder Vergleichsgruppe neben der eigentlichen Versuchsgruppe.

Die Studie, deren Ergebnisse nachfolgend vorgestellt werden sollen, erfüllt, wie viele andere Studien, diese beiden Voraussetzungen nicht; sie ist weder randomisiert noch hat sie eine eigene Kontrollgruppe. Sie gehört zur Klasse der offenen Feldstudien bzw. Beobachtungsstudien. Gelegentlich werden diese werbewirksam noch mit dem schmückenden Beiwort prospektiv ausgestattet, was jedoch ihre methodische Qualität für die theoretische Beweisführung nicht wesentlich erhöht, sondern eher eine Selbstverständlichkeit ist.

Dennoch — und das sei vorweg gesagt — haben diese offenen Feldstudien ihre volle Berechtigung und weit mehr als nur praktische Bedeutung, wenn sie in der ihnen zukommenden Indikation eingesetzt werden. Angezeigt sind sie vor allem in der sog. Phase IV der Arzneimittelüberwachung, des "post marketing surveillance", der systematischen Anwendungsüberwachung von im Markt befindlichen Arzneimitteln; hierbei aber nicht nur von solchen, die erst „auf Bewährung", also bedingt zugelassen sind (AMG § 49, Abs. 6; § 28, Abs. 3).

1 Studienansatz und erste Auswertungsergebnisse

Die vorliegende Therapiestudie wurde an 3335 Hypertoniepatienten multizentrisch an rd. 300 Kliniken und deren Ambulanzen über ganz Deutschland verteilt durchgeführt. Laut Prüfanleitung wurden dabei Patienten mit einer Hypertonie des Schweregrads I oder II (diastolisch bis 105 bzw. 115), die möglichst bisher unbehandelt waren, einbezogen. Als Ausschlußkriterien galten die bei β-Blockern üblichen Kontraindikationen; diese brauchen hier nicht aufgezählt zu werden und können als bekannt vorausgesetzt werden. Die Einhaltung der allgemeinen Dosieranleitung, zunächst 1 Tbl. tgl., dann Steigerung und später Reduktion der Dosis, läßt sich aus den Daten selbst ablesen und bestätigen und steht nicht nur im Prüfplan.

1.1 Alter, Geschlecht, Risikofaktoren

Die Alters-/Geschlechtsverteilung zeigt eine Häufung im 5. Lebensjahrzehnt: $^1/_3$ aller behandelten Hypertoniker, sowohl männliche als auch weibliche, gehö-

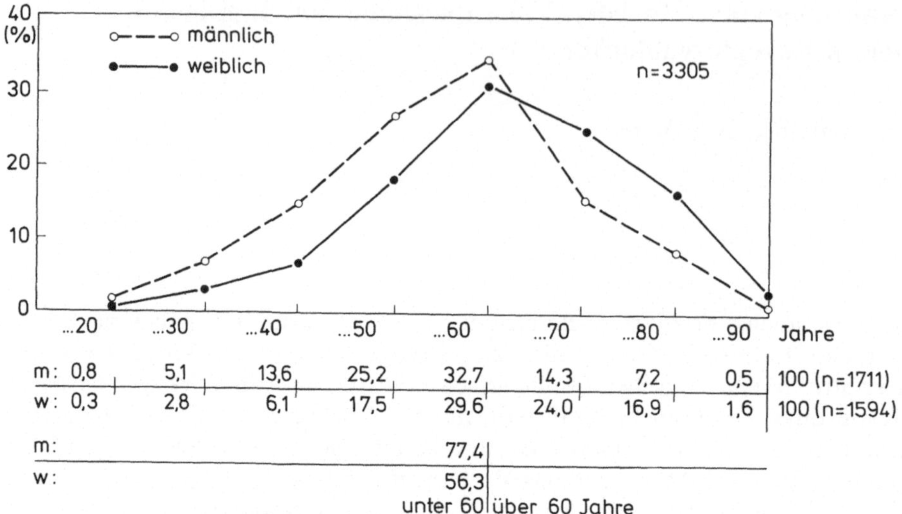

Abb. 1. Alters- und Geschlechtsverteilung

Alter	männlich	weiblich	n	%
...90	24%	76%	34	1,0%
...80	32%	68%	395	11,8%
...70	39%	61%	633	19,0%
...60	54%	46%	1042	31,2%
...50	60%	40%	715	21,4%
...40	70%	30%	334	10,0%
...30	66%	34%	133	4,0%
...20	74%	26%	19	0,6%
	50%		30	0,9%
	52% ♂	♀ 48%	3335	100%

Insgesamt

Abb. 2. Geschlechtsverteilung einzelner Altersgruppen

ren dieser Altersdekade an. Davor und danach zeigen sich signifikante Unterschiede in den Geschlechtern: männliche Patienten überwiegen in jüngeren Jahren, weibliche Patienten dagegen in älteren Jahren (Abb. 1).

Die unterschiedliche Geschlechtsverteilung in jüngeren und älteren Altersschichten wird in Abb. 2 nochmals besonders deutlich.

Das Vorhandensein einer essentiellen Hypertonie wurde bei 88% der Patienten angegeben und überwiegt damit die sekundäre Hypertonie, die nur bei etwa jedem 10. Patienten genannt wurde.

Tabelle 1. Risikofaktoren, Begleiterkrankungen, Nebenwirkungen (n = 3335)

	$\male : \female$		
Risikofaktoren (Ja-Antworten)			Begleiterkrankungen (Score)
Diabetes Mellitus	23,0	42:58	(Häufigkeit des Eintrags)
Hyperlipoproteinämie	27,4	57:43	keine 24,1
Hyperuricämie	19,1	62:38	eine 34,6
Adipositas	51,5	52:48	zwei 23,7
Nikotinabusus	28,1	76:24	drei 17,6
Risikoerkrankungen (Score)			Nebenwirkungen (Score)
kein Risiko	19,5		(Häufigkeit des Eintrags)
ein Risiko	34,1		keine 80,2
zwei Risiken	29,1		eine 15,7
drei Risiken	13,2		zwei 4,1
vier Risiken	3,6		
fünf Risiken	0,6		

Die im Erhebungsbogen vorgegebenen Risikofaktoren wurden bei 80% aller Patienten einfach oder kombiniert als vorhanden angekreuzt. In Tabelle 1 sind die für sich genommenen Häufigkeiten der einzelnen Risiken eingetragen ohne Berücksichtigung deren Kombinationen (die Prozentsätze ergänzen sich hier also nicht zu 100). Rechts ist für jedes der Risiken das Verhältnis der Geschlechter abzulesen. Bemerkenswert erscheint das Vorliegen der Fettleibigkeit in etwa 50% bei beiden Geschlechtern; unter Berücksichtigung der Altersverteilung heißt dies aber: die Männer in jüngeren Jahren tun's diesbezüglich den älteren Frauen gleich.

1.2 Wirkung, Dosis, Nebenwirkungen

Die therapeutische Wirkung läßt sich übersichtlich aus dem systolischen und diastolischen Blutdruckverhalten und der Pulsfrequenz ablesen; Abb. 3 zeigt dies summarisch als arithmetisches Mittel zu den einzelnen Kontrollzeitpunkten.

Die stärkste Wirkung zeigt sich in der ersten und zweiten Woche: die Blutdruckmittelwerte sinken in den Normbereich, die mittlere Pulsfrequenz pendelt sich ein, ausgehend von 82, auf ca. 70 Schläge/min.

In diesem anfänglichen Zeitraum findet auch, genau entsprechend der Dosieranleitung im Prüfplan, eine zunehmende Höherdosierung statt mit nachfolgender leichter Reduzierung.

Die wesentliche Dosissteigerung liegt zwischen dem 1. und 3. Kontrollzeitpunkt (Tabelle 2).

Nebenwirkungen konnten vom Arzt zu jedem der 8 Kontrollzeitpunkte eingetragen werden. In 80,2% der Fälle wurde keine Eintragung vorgenommen. Das bedeutet umgekehrt, daß eine oder mehrere Nebenwirkungen bei ca. 20% der Patienten mitgeteilt wurden.

Im Vergleich zu anderen Studien, die bei ca. 12% bis 13% der Fälle Nebenwirkungen angeben, erscheint dies eher als hoch; solche Prima-vista-Vergleiche einer einfachen Zahlengegenüberstellung sind jedoch ohne genauere Analyse der Art der Nebenwirkungen und ihrer Gewinnung methodisch unzulässig. Dies-

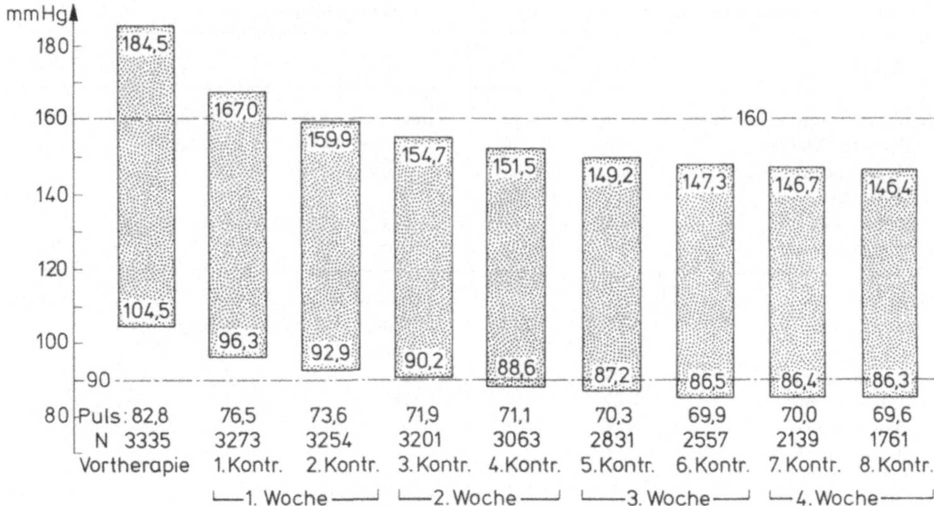

Abb. 3. Blutdruck und Puls im Verlauf von 4 Wochen. Mittelwerte der im Liegen erfolgten Messungen

Tabelle 2. Tagesdosis [mg] im Verlauf von 4 Wochen

Zeitpunkt	Fallzahl	Minimum	Maximum	Mittelwert	Standard-abweichung
vor Therapie	668	40	300	*115,5*	47,2
1. Kontrolle	3230	40	700	*114,7*	44,0
2. Kontrolle	3195	25	600	*128,6*	53,1
3. Kontrolle	3151	25	900	*142,4*	62,2
4. Kontrolle	2995	25	900	*145,6*	64,4
5. Kontrolle	2777	40	900	*147,1*	68,9
6. Kontrolle	2484	25	900	*146,2*	67,6
7. Kontrolle	2092	25	400	*145,0*	66,6
8. Kontrolle	1701	25	400	*145,2*	67,0

bezüglich modifizierende Faktoren für Häufigkeitsangaben von Nebenwirkungen sind u.a. auf seiten des Patienten seine Mitteilungsbereitschaft bzw. Indolenz (und hier gibt es sicher nicht nur tageszeitliche Schwankungen [Lemmer], sondern auch regionale Unterschiede), auf seiten des Arztes Annahmebereitschaft einerseits und eine eventuelle Unlust für zusätzliche Dokumentation andererseits.

Erwähnt sei auch der sog. „information bias" (Feinstein). Damit ist gemeint, daß Nebenwirkungen soweit erwartet (Literatur, Beipackzettel, Pressemitteilungen etc.) auch häufiger gesehen bzw. einer Therapieform zugeordnet und angelastet werden als dies unvoreingenommenerweise geschehen würde.

Näher auf die Nebenwirkungsproblematik einzugehen, würde den Rahmen dieses Kurzreferats sprengen. Von den insgesamt 60 angegebenen verschiedenen Nebenwirkungen seien deshalb nur die häufigsten, ungeachtet ihrer medizinischen Bedeutung, genannt (Tabelle 3).

Tabelle 3. Die häufigsten Nebenwirkungen, rangiert nach der Häufigkeit des Eintrags

Schwindel	514	Orthostase	79	Dyspnoe/Atemnot	25
Kopfschmerz	257	Mundtrockenheit	64	AV-Block	24
Müdigkeit	219	Stenocardie	32	Ödeme	20
Übelkeit	108	Magenbeschwerden	31	Obstipation	20
Bradycardie	95				

1.3 Vorzeitiger Abbruch und vollständige Beobachtung

Von den anfänglich 3335 Patienten sind bis zum 8. Kontrollzeitpunkt am Ende der 4. Woche ca. die Hälfte, nämlich 47%, zu unterschiedlichen Zeitpunkten ausgeschieden (Abb. 4). Zu dieser Gruppe wurden alle Patienten zusammengefaßt, die zu irgendeinem Zeitpunkt vorzeitig aus der Studienbeobachtung ausschieden, bzw. von denen keine wenigstens 4 Wochen dauernde studiengerechte Dokumentation ihres Blutdruckverhaltens eingereicht wurde. Es erhebt sich die Frage nach den Gründen dieses Ausscheidens: war entweder das Therapieziel erreicht, oder traten gehäuft Nebenwirkungen auf, oder waren weder Wirkung noch Nebenwirkungen vorhanden?

Wir haben versucht dieser Frage nachzugehen, soweit dies mit einer statistischen Analyse bei der vorgegebenen Merkmalsstruktur dieser Studie überhaupt möglich ist sowie bei diesem sicher inhomogenen Teilkollektiv der Dropout-Fälle.

Im Vergleich zum verbliebenen Stammkollektiv mit vollständiger Beobachtung zeigt sich dabei, daß bei den Ausgeschiedenen einerseits die jüngeren (unter 40 J.), andererseits vor allem die älteren Jahrgänge (über 60 J.) signifikant

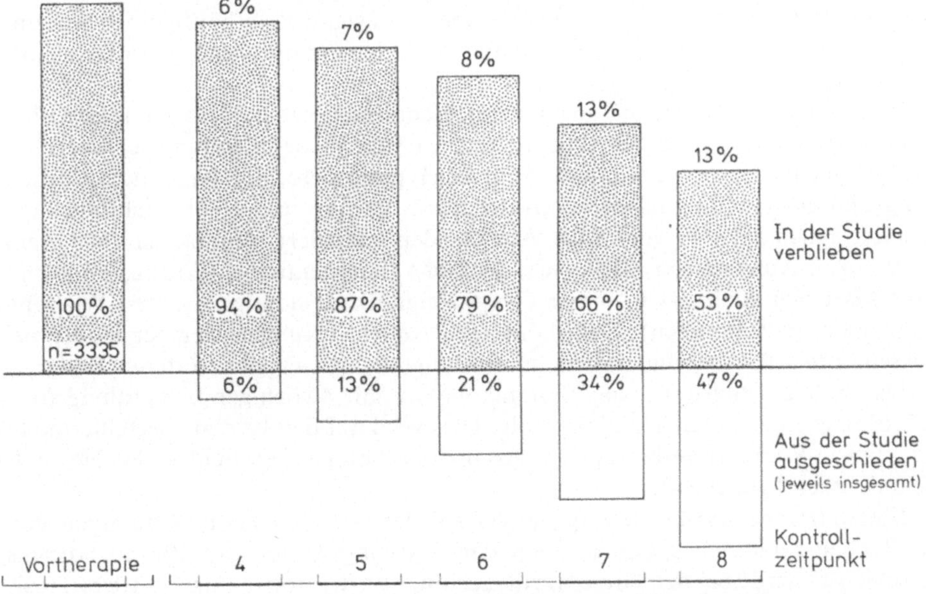

Abb. 4. Ausscheiden von Patienten während der Beobachtungszeit von 4 Wochen

Tabelle 4. Prozentualer Anteil von Patienten mit „normalem" und „erhöhtem"
systolischen und diastolischen Blutdruck zu Beginn und am Ende der Studie

Blutdruck [mm Hg]		Beginn der Studie	Ende der Studie
systolisch	diastolisch		
unter 160	unter 95	3,9%	73,4%
unter 160	über 95	12,6%	12,8%
über 160	unter 95	10,6%	5,9%
über 160	über 95	72,9%	8,0%
		100,0%	100,0%

häufiger vertreten sind. Die insgesamt wenigen sekundären Hochdruckfälle (11%
im Gesamtkollektiv) gehören ebenfalls vorwiegend dieser Gruppe an.

Nebenwirkungen sind bei den Ausgeschiedenen hochsignifikant weniger vor-
handen; die Wirksamkeit wird jedoch häufiger als unzureichend bezeichnet.
Vor allem findet sich das insgesamt (1,4%) seltene Urteil der unzureichenden
Verträglichkeit vorwiegend in dieser Gruppe.

Die Dosismittelwerte liegen bei den Patienten mit vorzeitigem Behandlungs-
bzw. Beobachtungsabbruch während der ersten 3 Kontrollzeitpunkte allerdings
deutlich über den Dosismittelwerten des 4wöchigen Stammkollektivs mit vollständiger 4wöchiger Beobachtung und dementsprechend ist auch der Pulsabfall
bei den Ausgeschiedenen anfangs stärker vorhanden. Die höheren Dosismittelwerte lassen zunächst vermuten, daß diese vielleicht durch das Vorhandensein
von mehr schwereren Hypertonien bedingt sind. Dem ist aber nicht so, im
Gegenteil: die schweren Hypertonien finden sich signifikant häufiger im Stammkollektiv mit der kompletten Beobachtung und den anfangs geringeren Dosismittelwerten.

Will man diese Ergebnisse zusammenfassend interpretieren, so kann hypothe-
tisch formuliert werden: es scheint, daß es sich in der Gruppe der vorzeitig
Ausgeschiedenen vorwiegend um leichtere Hypertonieformen handelt, bei denen
aufgrund einer anfänglichen relativen Überdosierung und einer nachfolgenden
Unverträglichkeit das vorzeitige Ausscheiden induziert worden ist. Mit dem
vorzeitigen Ausscheiden fällt eine eigentliche therapeutische Wirkung weg und
so erklärt sich auch das in dieser Gruppe signifikant häufigere Urteil Wirkung
„unzureichend" (s. oben). Daß dann auch Nebenwirkungen weniger häufig bei
diesem Teilkollektiv eingetragen wurden, fügt sich zwangslos in dieses Bild.

Die andere Teilgruppe, das Stammkollektiv mit 4wöchiger Behandlung (n =
1 776) zeigt einen guten Therapieerfolg. Dies wird auf den beiden Vierfeldertafeln
durch die „Wanderungsbewegung" aus dem pathologischen Feld in das Normal-
feld deutlich (Tabelle 4).

Eine differenzierte Dosierung im Verlauf der längeren Beobachtungszeit von
4 Wochen zeigt sich, wenn je nach den Ausgangswerten des Bluthochdrucks
geschichtet wird: bei der Grenzwerthypertonie ist die notwendige mittlere Dosis
nach 2 Wochen mit 153 mg offenbar erreicht, während dies bei den beiden

Tabelle 5. Mittlere Tagesdosis (mg) bei 4 Patientengruppen mit verschiedenen Blutdruck-Ausgangs-
werten im Verlauf der Behandlung (n = 1630)

	Gruppe 1	Gruppe 2	Gruppe 3	Gruppe 4
Systolische Blutdruckwerte [mm Hg] am Beginn	121–140	141–160	161–200	201–240
Patienten [Anzahl]	723	664	225	18
Mittlere Tagesdosis [mg]				
1. Kontrollzeitpunkt	109,6	112,4	113,0	116,7
4. Kontrollzeitpunkt	139,6	153,4	172,7	173,5
7. Kontrollzeitpunkt	129,6	153,2	183,7	235,3

höheren Hypertoniegruppen nach 4 Wochen noch nicht der Fall zu sein scheint
(Tabelle 5).

1.4 Wirksamkeit, Verträglichkeit, Weiterbehandlung

Das Urteil des behandelnden Arztes über Wirksamkeit und Verträglichkeit haben wir nicht nur gutgläubig übernommen, sondern haben es an den ebenfalls
im Datenmaterial vorhandenen objektiven Meßgrößen geprüft und fanden es
statistisch bestätigt.

Dieses Urteil (Tabelle 6) attestiert in 84% aller Behandlungsfälle eine gute
und sehr gute Wirksamkeit, in 10% eine mäßige, in 6% eine unzureichende.

Nur bei ca. 1% aller Fälle des Gesamtkollektivs wird die Verträglichkeit
als unzureichend beurteilt, bei 3% als mäßig. Gute und sehr gute Verträglichkeit
wird in 96% ausgesprochen.

Daraus resultiert laut Angabe der behandelnden Ärzte eine hohe Weiterbe-
handlungsquote von über 88% aller Fälle, die anfänglich in die Studie aufgenommen wurden.

Tabelle 6. Urteil des behandelnden Arztes (n = 3335)

Wirksamkeit [Urteil]:	Sehr gut	39,4
	Gut	44,5
	Mäßig	10,2
	Unzureichend	6,0
Verträglichkeit [Urteil]:	Sehr gut	55,2
	Gut	40,6
	Mäßig	2,9
	Unzureichend	1,4
Weiterbehandlung:	Ja	88,5
	Nein	11,5

Fahrstudie Höhenried (Pilotstudie)*

M.J. Halhuber, D. Brendemühl, U. Schmidt, B. Zrenner

1 Einleitung

Die Frage nach der Beeinflussung der Fahrtüchtigkeit durch Herz-Kreislaufer-krankungen einerseits und durch Medikamente andererseits ist in den letzten Jahren zunehmend diskutiert worden. Der Entzug einer Fahrerlaubnis bedeutet „im Leben eines Menschen im Industriezeitalter eine derartig einschneidende Maßnahme (‚soziale Amputation')" [1], daß eine solche Entscheidung eine gute Begründung verlangt.

Hat die — heute weltweit angewandte — Therapie mit β-Blockern verkehrsre-levanten, eventuell negativen Einfluß auf das Fahrverhalten, wie Braun [2] an-nimmt? Diese Frage ist um so wichtiger, als β-Rezeptorenblocker auch bei vielen Koronarkranken zur Anwendung kommen und die Beipackzettel unsere Patienten verunsichern.

1.1 Allgemeiner Versuchsansatz und Arbeitshypothesen

In der Pilotstudie sollten folgende Fragen untersucht werden: Wie verhält sich die Fahrtauglichkeit von Patienten im subakuten Stadium nach Herzinfarkt (in jener Phase, in der erfahrungsgemäß die Rekonvaleszenten sich frühestens wieder ans Steuer setzen) zu der von Patienten ohne koronare Herzerkrankung?

Wie verhält sich die Fahrtauglichkeit einer mit Bupranolol und Isosorbiddini-trat behandelten Gruppe zu einer mit Plazebo und Isosorbissinitrat behandelten Gruppe von Infarktpatienten?

Aufgrund dieser Fragestellungen gehen wir von folgenden Arbeitshypothesen aus: Die Fahrtauglichkeit der Infarktpatienten unterscheidet sich nicht von der einer Kontrollgruppe von Patienten ohne koronare Herzerkrankung.

β-Rezeptorenblocker führen zu keiner Verschlechterung der kraftfahrwesent-lichen Leistung.

Nachdem bisher in der einschlägigen Literatur nur über Untersuchungen mit dem Simulator oder auf einem Testgelände berichtet wurde, sollte die Fahrtaug-lichkeit durch eine 2malige Fahrprobe in der realen Verkehrssituation mit jewei-lig anschließender psychometrischer Diagnostik, wobei alle Infarktpatienten an den beiden Untersuchungstagen ein 24-h-Bandspeichergerät trugen, beurteilt werden.

---

* Diese Arbeit enthält wesentliche Teile der Dissertation von cand. med. B. Zrenner.
  Die statistische Auswertung dieser Pilotstudie wurde vom Institut für Biostatistik W. Buck, Köln, durchgeführt

In dieser Studie, die bezüglich der Medikation mit dem β-Rezeptorenblocker Bupranolol (Betadrenol) als randomisierte Doppelblindstudie angelegt war, handelt es sich um eine Kombination aus standardisierter Fahrprobe und verschiedenen psychometrischen Testverfahren. Die Studie wurde von März bis Juli 1980 an der Herz-Kreislauf-Klinik Höhenried durchgeführt.

1.2 Versuchsablauf

Der Versuchsablauf sah folgendermaßen aus: Am Tag der Aufnahme in die Klinik wurde der Patient vom zuständigen Stationsarzt untersucht (Tabelle 1). In den anschließenden 3 Tagen fand die apparative Diagnostik (wie Ruhe-EKG, Fahrrad-Ergometrie, Röntgen-Thorax, klinisch-chemische Laboruntersuchung) statt. Somit hatte der Patient Zeit, sich an die neue Umgebung zu gewöhnen. In diesem Zeitraum wurden die Patienten auch mit der Durchführung der Studie vertraut gemacht. Nach dieser Vorbereitungsphase erfolgte der Leertest, bei dem alle Infarktpatienten ein 24-h-Bandspeicher-EKG trugen. Ansonsten war die Durchführung der gesamten Untersuchung für Infarktpatienten und Kontrollgruppe gleich: In der Regel wurden pro Tag 4 Fahrten durchgeführt, denen sich jeweils eine 30minütige Pause anschloß. Der dann folgende psychometrische Teil der Untersuchung bestand aus in fester Reihenfolge angewandten Testver-

Tabelle 1. Kurzes Schema des Studienablauf

Aufenthalt des Pat.	Infarktgruppe		Kontrollgruppe
1. Tag	Aufnahme in die Klinik: Allgem. ärztliche Untersuchung		
2.–4. Tag	Ruhe-EKG, Fahrradergometrie, Röntgen-Thorax, klinisch-chemische Laboruntersuchung, Aufklärung des Patienten		
ab 5. Tag	*Leertest:* Anlegen des Bandspeichers Fahrt mit dem Meßwagen 30 min Pause Psychometrische Diagnostik		*Leertest:* Fahrt mit dem Meßwagen 30 min Pause Psychometrische Diagnostik
ab 1. Tag nach Leertest	Studienmedikation		
	Verum 2 × 100 mg Bupranolol 2 × 40 mg Isosorbiddinitrat	Plazebo 2 × 1 Tabl. Placebo 2 × 40 mg Isosorbiddinitrat	
	Teilnahme an Bewegungstherapie		Teilnahme an Bewegungstherapie
14 oder 21 Tage nach Leertest	*Retest:* Durchführung wie beim Leertest (ohne Gießen-Test) Beratung des Patienten		*Retest:* Durchführung wie beim Leertest (ohne Gießen-Test) Beratung des Patienten

fahren. In den folgenden 14 bzw. 21 Tagen erfolgte die Verabreichung der Studienmedikation an die Infarktpatienten. In diesem Zeitraum nahmen alle Patienten an dem für sie vorgesehenen Klinikprogramm teil.

Nach Ablauf dieser Zeit wurde der Retest in unveränderter Form durchgeführt. Am Ende des Retests wurden die Patienten in einer kleinen Beratung durch die Verkehrspsychologen über ihre persönlichen Ergebnisse unterrichtet.

1.3 Methodik und Untersuchungsgut

Die Auswertung des 24-h-Bandspeicher-EKGs erfolgte im Kreislauflabor der Klinik Höhenried, und zwar halbautomatisch mit Hilfe des „Elektrokardioscanner Typ 660 A" und überprüft von Schinz. Die Klassifikation der ventrikulären Extrasystolen erfolgte nach Lown und Wolf [3]. Die Werte für die Herzfrequenz aus dem Bandspeicher-EKG sind das arithmetische Mittel aus im 5-min-Abstand ermittelten Frequenzmessungen. Ansonsten wurden die Herzfrequenz durch Handmessung und der Blutdruck nach Riva Rocci ermittelt.

1.3.1 Die standardisierte Fahrprobe

„Kernstück der Untersuchung ist eine standardisierte Fahrprobe, die in Anlehnung an den Kölner Fahrverhaltenstest nach Kroj und Pfeiffer [4] entwickelt wurde. Sie wurde an die besonderen Erfordernisse einer pharmakognostischen Untersuchung und an die örtlichen Gegebenheiten angepaßt. Die Fahrprobe unterlag standardisierten Bedingungen, d.h. Fahrzeug, Fahrstrecke, Anweisungen des Fahrlehrers, Beobachtungs- und Meßpunkte, Aufgaben und Bewertungsmaßstäbe waren bei allen Fahrten gleich" [5]. Um zirkadiane Schwankungen zu vermeiden und eine vergleichbare Verkehrsdichte zu erzielen, wurde die Fahrstrecke „von jedem Patienten im Leer- und Retest zur selben Tageszeit, bis auf wenige Ausnahmen auch am selben Wochentag durchfahren. Alle Fahrten wurden auf einem vorschriftsmäßig ausgerüsteten Fahrschulwagen (Ford Taunus 1600, Kombi) in Anwesenheit sowohl eines auf diesem Gebiet erfahrenen Fahrlehrers als auch eines Verkehrspsychologen durchgeführt.

Die gesamte Fahrstrecke war 54 km lang. Die durchschnittliche Fahrzeit betrug 89,1 min. Die Streckenführung war so angelegt, daß nach einer ca. 5 km langen Einübungsphase auf wenig befahrenen Straßen zu je $^1/_3$ Fahrbahnabschnitte auf Landstraßen, Stadtstraßen und Autobahnen zu befahren waren. So war ein breites Anforderungsspektrum an die Fahrtüchtigkeit des Patienten gegeben. Die erforderlichen Instruktionen und Fahranweisungen gab der Fahrlehrer, bei jedem Patienten gleich, an fixen Punkten der Fahrstrecke. An 79 festgelegten, für jede Fahrprobe gleichen Beobachtungspunkten wurde das Fahrverhalten der Patienten bei 109 Aufgabestellungen vom mitfahrenden Verkehrspsychologen auf einem Protokollbogen als falsch, richtig oder nicht beobachtbar signiert.

1.3.2 Das psychometrische Testprogramm

Das psychometrische Testprogramm bestand aus folgenden Einzeltests:

Gießen-Test nach Beckmann und Richter [6]
Emotionalitätsinventar nach Ullrich und Ullrich [7]

Aufmerksamkeitsbelastungstest nach Brickenkamp
Einfachreaktionstest
Wiener Determinationsgerät nach Mierke:

Hier wird die „sensomotorische Reaktionsfähigkeit unter Dauerbelastung erfaßt. Bei diesem Experiment sollen die Patienten auf verschiedene optische und akustische Signale hin, deren Abfolge nicht erlernbar ist, bestimmte zugeordnete Handtasten und Fußpedale möglichst schnell und richtig betätigen" [5].

1.4 Untersuchungsgut

An der Studie nahmen 25 Infarktpatienten (Durchschnittsalter 48,3 Jahre) und als Kontrollgruppe 25 Patienten ohne koronare Herzerkrankung (Durchschnittsalter 40,6 Jahre), die alle stationär in der Klinik Höhenried aufgenommen waren, teil.

2 Medizinische Ergebnisse

2.1 Vergleich Verum/Plazebogruppe

Im Bandspeicher-EKG zeigt sich beim Vergleich der Verum- gegen die Plazebogruppe, daß die Herzfrequenz (Tabelle 2) beim Retest unter Bupranolol um 8 Schläge/min langsamer ist bei der Autofahrt; jedoch auch in der Plazebogruppe nimmt die Frequenz um 7 Schläge/min ab. Ähnlich verhält es sich bei der Herzfrequenz während der Psychometrie, denn auch da ist die Senkung der Herzfrequenz in beiden Gruppen fast gleich groß, so daß keine statistisch signifikanten Unterschiede festzustellen sind. Nachts bleibt die Herzfrequenz in beiden Gruppen unverändert.

Die ventrikulären Extrasystolen wurden von Leer- zu Retest verglichen (Abb. 1–4). Aufgrund der geringen Fallzahl war es nicht möglich, statistisch signifikante Unterschiede festzustellen. Aus Abb. 5 läßt sich jedoch ersehen, daß in der Verumgruppe ein optischer Trend zur Einstufung in eine niedrigere Klasse nach Lown festzustellen ist, während die Plazebogruppe im Retest eher in eine höhere Lown-Klasse fällt.

2.2 Vergleich Infarktpatienten — Kontrollgruppe

Ein Vergleich der Blutdruckwerte von Infarktpatienten und Kontrollgruppe im Leertest (Tabelle 3) zeigt, daß die Infarktpatienten während der Fahrt einen

Tabelle 2. Bandspeicher-EKG. Herzfrequenz der Infarktpatienten (L = Leertest, R = Retest)

		Verum	Plazebo	Stat. Beurteilung
Autofahrt	L	94	101	Im Vergleich Leer- gegen Retest ergeben sich
	R	86	94	keine signifikanten Unterschiede
Psychometrie	L	89	94	
	R	85	91	
Nachts	L	67	69	
	R	67	69	

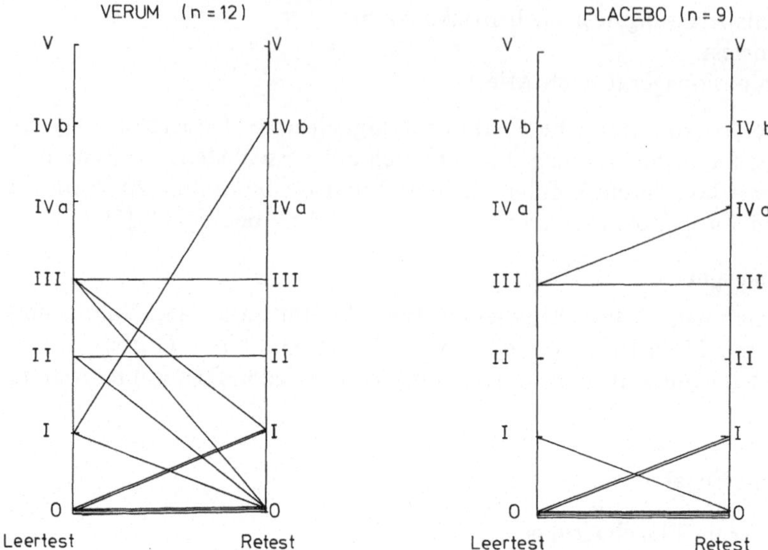

Abb. 1. Veränderungen der ventrikulären Extrasystolen (Autofahrt). Klassifikation nach Lown u. Wolf [3]

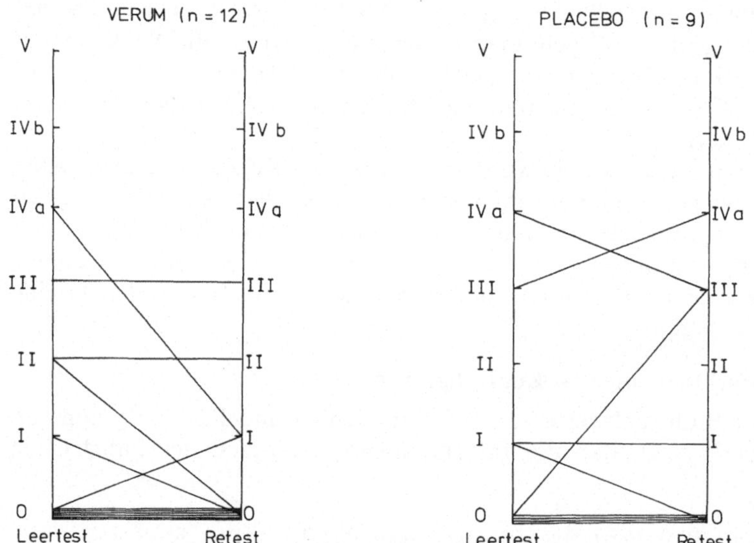

Abb. 2. Veränderungen der ventrikulären Extrasystolen (Psychometrie). Klassifikation nach Lown u. Wolf [3]

durchweg höheren systolischen Blutdruck aufweisen (Abb. 6) — der Unterschied ist statistisch signifikant — als die Kontrollgruppe.

Auch der Puls der Infarktpatienten (Tabelle 4) liegt im Leertest durchweg höher, als der der Kontrollgruppe, deren Herzfrequenz annähernd gleich bleibt im Vergleich zur Ausgangsfrequenz vor der Fahrt.

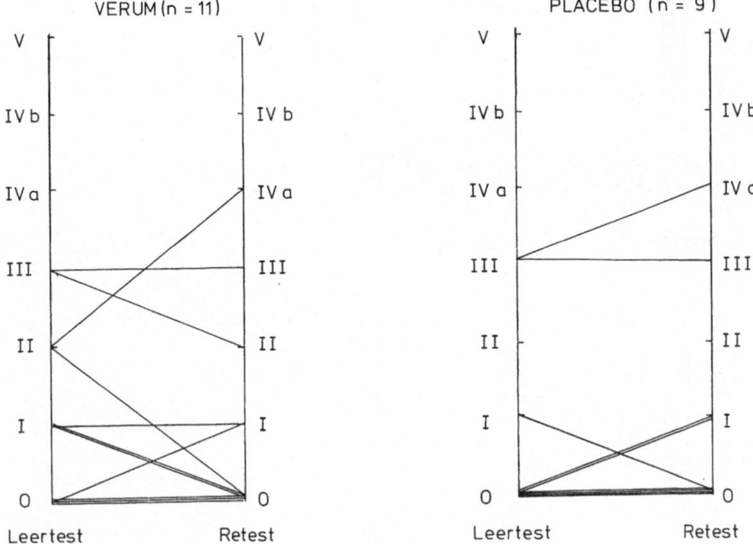

Abb. 3. Veränderungen der ventrikulären Extrasystolen (nach von 2 bis 3 Uhr). Klassifikation nach Lown u. Wolf [3]

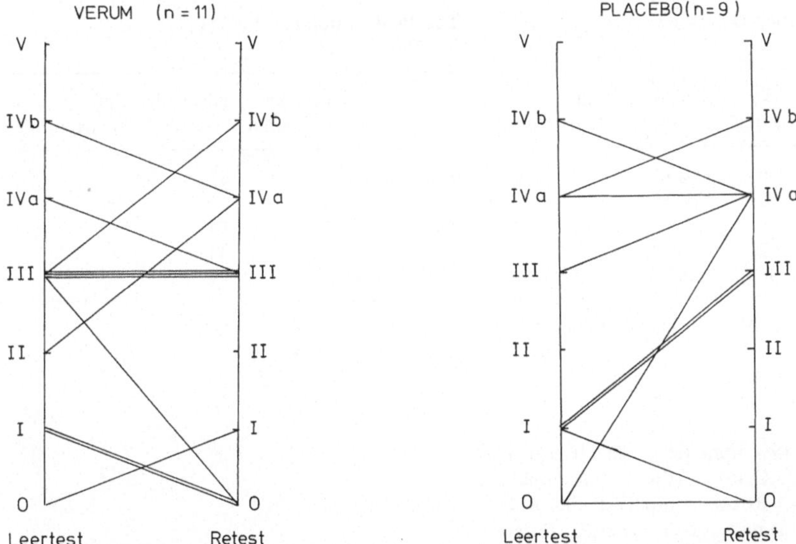

Abb. 4. Veränderungen der ventrikulären Extrasystolen im gesamten Bandspeicherzeitraum (24 h). Klassifikation nach Lown u. Wolf [3]

Während der Psychometrie war die Herzfrequenz (Tabelle 5) der Infarktgruppe durchwegs höher als die der Kontrollgruppe, statistisch signifikant ist jedoch nur der Frequenzunterschied vor Beginn der Untersuchung (vor EMI). Auffällig ist hier, daß nach Bewältigung des Wiener Determinationsgerätes in beiden Gruppen die höchste Pulsfrequenzen zu beobachten sind.

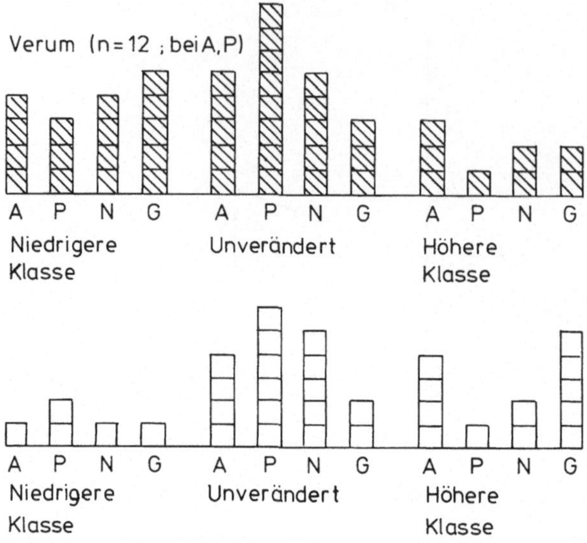

Abb. 5. Ventrikuläre Extrasystolen der Infarktpatienten. Vergleich Plazebo — Verum von Leerzu Retest (*A* Autofahrt, *P* Psychometrie, *N* Nacht, *G* Gesamtzeitraum)

Tabelle 3. Blutdruck (Leertest).
n = 25/Gruppe

	Infarkt-patienten	Kontroll-gruppe	Stat. Beurteilung
Vor Fahrt	134/86	132/92	− / −
MP 1	141/90	131/91	× × / −
MP 2	141/89	131/93	× × / −
MP 3	140/92	132/95	× / −
Nach Fahrt	136/90	130/92	× / −

MP1 = Landstraße, MP 2 = Autobahn, MP 3 = Stadtstraße

Tabelle 4. Autofahrt. Puls (Leertest).
n = 25/Gruppe

	Infarkt-patienten	Kontroll-gruppe	Stat. Beurteilung
Vor Fahrt	86	82	−
MP 1	88	84	−
MP 2	88	84	−
MP 3	91	84	−
Nach Fahrt	89	83	—

Tabelle 5. Psychometrie. Herzfrequenz (Leertest). N = 25/Gruppe (EMI = Emotionalitätsinventar, d_2 = Brickenkamp-Test, RZM = Reaktionszeitmessung, WDG = Wiener Determinationsgerät)

	Infarkt-patienten	Kontroll-gruppe	Stat. Beurteilung
Vor EMI	87	78	$p = 0,05$
Vor d_2	88	82	−
Vor RZM	88	84	−
Vor WDG	86	82	−
Nach WDG	94	87	−

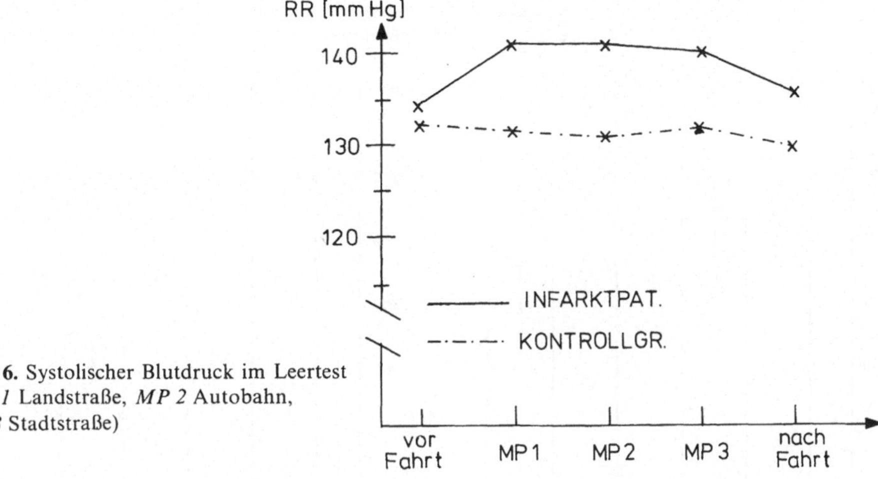

Abb. 6. Systolischer Blutdruck im Leertest
(*MP 1* Landstraße, *MP 2* Autobahn,
MP 3 Stadtstraße)

3 Verkehrspsychologische Ergebnisse

3.1 Vergleich Verum — Plazebo

An der Reaktionsuhr (Abb. 7a, b) erreichten beide Gruppen an Hand- und
Fußtaste eine Verbesserung der Reaktion, wobei die Verumgruppe sich noch
mehr verbesserte als die Plazebogruppe. Statistisch ist dieser Unterschied jedoch
nicht signifikant. Die durchschnittliche Reaktionszeit am Wiener Determinationsgerät nahm in beiden Gruppen ab (Abb. 8a, b), bei der Verumgruppe
sogar etwas mehr als bei der Plazebogruppe, wobei dies statistisch nicht signifikant wird.

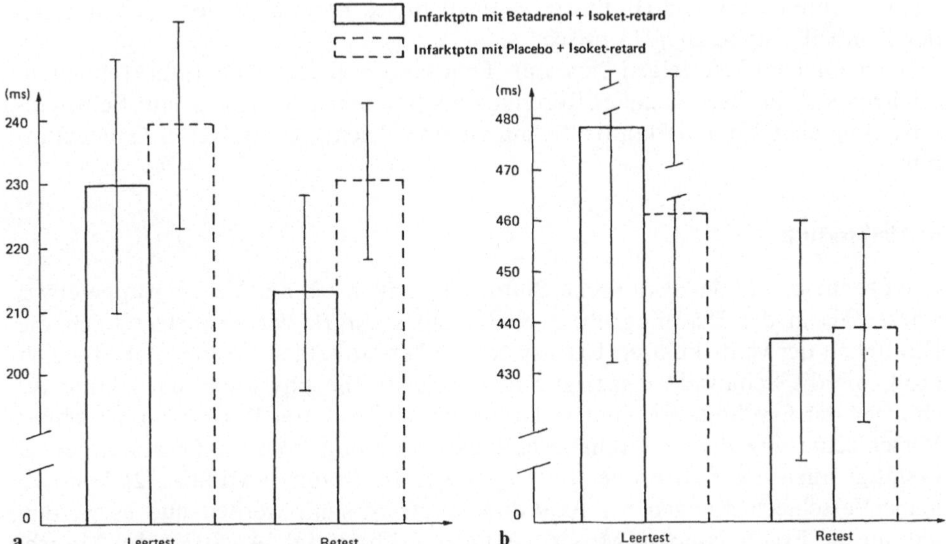

Abb. 7a, b. Reaktionszeiten an der Reaktionsuhr. **a** Handtaste. **b** Fußtaste

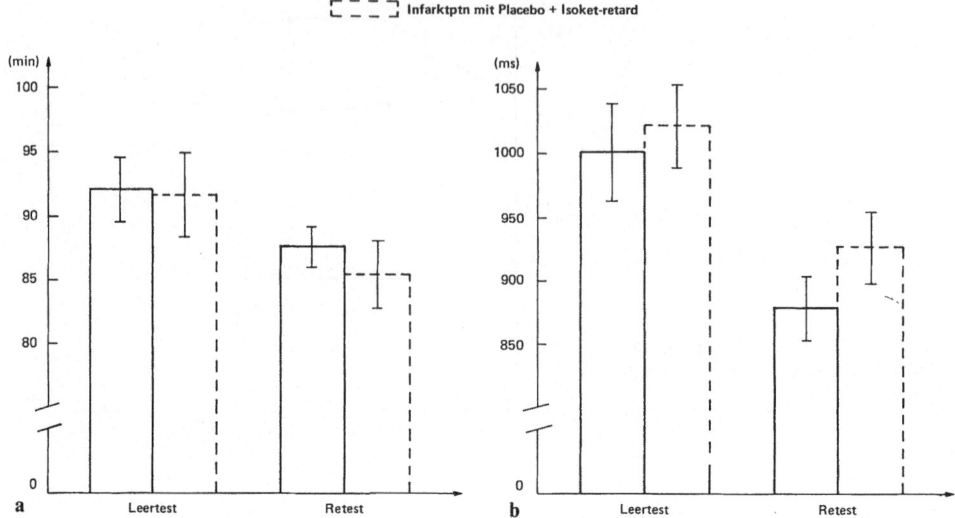

Abb. 8a, b. Fahrprobe und WDG. **a** Fahrzeit (min). **b** Durchschnittliche Reaktionszeit am WDG (ms)

Bei der Fahrprobe zeigten sich bezüglich der angelegten Kriterien keine signifikanten Unterschiede.

3.2 Vergleich Infarktpatienten — Kontrollgruppe

Bei der Fahrprobe zeigen sich keine wesentlichen Unterschiede zwischen beiden Gruppen, auch nicht am Wiener Determinationsgerät und im d_2-Test. Bei der Reaktionszeitmessung ergab sich ein Trend ($p = 6,94\%$): Reaktionszeit der Infarktpatienten an Hand-/Fußtaste 234/470 m/sec gegenüber der Reaktionszeit der Kontrollgruppe 204/411 m/sec.

Beim Gießen-Test zeigen sich nur Trendunterschiede: Die Infarktpatienten schätzen sich in ihrer sozialen Resonanz als potenter ein, neigen laut Selbsteinschätzung eher zur Überkontrolle und zu einer leicht depressiveren Grundstimmung.

4 Diskussion

Die Frequenz und der systolische Blutdruck sanken bei der Verumgruppe etwas stärker als in der Plazebogruppe, aber nicht so stark wie erwartet. Auch die Häufigkeit der ventrikulären Extrasystolen blieb in beiden Gruppen etwa gleich groß, wie die Schaubilder gezeigt haben. Die psycho-physiologischen Untersuchungen der Psychometrie deuten darauf hin, daß es unter Bupranolol zu keiner Verschlechterung der kraftfahrwesentlichen Leistung kommt. Dieses Ergebnis bestätigt auch die Fahrprobe. Im Gegensatz zu Braun u. Mitarb. [2] konnten keine Verschlechterungen der Reaktionszeit festgestellt werden und es werden hiermit die Ergebnisse von Moser u. Mitarb. [8] bestätigt. Auch Keul u. Mitarb. [9] kommen bei einer Langzeitautofahrt-Studie unter β-Blockern zu dem Ergebnis, daß das Fahrverhalten unter β-Rezeptorenblockade nicht ungünstig beeinflußt und „auch subjektiv ... keine nachteilige Beeinträchtigung angegeben" wurde.

Beim Vergleich der Infarktpatienten mit der Kontrollgruppe scheinen die höheren systolischen Blutdruckwerte bei der Autofahrt dafür zu sprechen, daß das Autofahren für die Infarktpatienten eine, wenn auch geringgradig höhere Belastung darstellt. Hier, wie auch bei den Ergebnissen der Psychometrie muß aber der Altersunterschied von fast 8 Jahren berücksichtigt werden, denn die Unterschiede in der Reaktionszeit sind bekanntlich auch altersabhängig. Der Herzfrequenzunterschied zu Beginn der Psychometrie scheint auf eine höhere Erwartungsspannung der Infarktpatienten hinzudeuten, die sich auch mit dem Vorgang der Studie mehr identifizierten als die Patienten der Kontrollgruppe.

Abschließend kann man aufgrund der gefundenen Ergebnisse folgendes vorläufige Resumée ziehen: Die Fahrleistung der Infarktpatienten wird durch die Gabe von Bupranolol nicht nachweisbar beeinträchtigt und Infarktpatienten zeigen auch keine signifikant schlechtere Fahrleistung als eine Kontrollgruppe mit Patienten ohne koronare Herzerkrankung. Es handelt sich hier um die Ergebnisse einer Pilotstudie. Die Hauptstudie mit etwa 100 Infarktpatienten läuft derzeit noch.

Literatur

1. Halhuber MJ (1979) Der Herz- und Kreislaufkranke als Kraftfahrer. Ther Ggw 118:209–226
2. Braun P, Reker K, Friedel B, Kockelke W (1978) Fahrversuche mit Betarezeptorenblockern. Bundesanstalt für Straßenwesen, Köln
3. Lown B, Wolf MA (1971) Approaches to sudden death from coronary heart disease. Circulation 44:130–142
4. Kroj G, Pfeiffer G (1973) Der Kölner Fahrverhaltenstest (K-F-V-T). Frankfurt a.M.
5. Brendemühl D (1980) Fahrtauglichkeitsuntersuchungen an Infarktpatienten. In: 5. Höhenrieder Werkstattgespräch „Psychosozialer Stress und koronare Herzkrankheit"
6. Beckmann D, Richter HE (1975) Gießen-Test. Huber, Bern
7. Ullrich R, Ullrich R (1977) Das Emotionalitätsinventar (EMI-B). München
8. Moser L, Schmidt U, Lundt PV (1977) Die Auswirkungen eines Beta-Rezeptorenblockers auf die Kraftfahreignung. Köln (Kölner Informationen zur Verkehrssicherheit, Nr. 1)
9. Keul J, Huber G, Lehmann M (1979) Herzfrequenz und Stoffwechselgrößen bei Langzeitautofahrten unter Beta-Rezeptorenblockade (Bunitrolol). Med Welt 30:1080–1085

Chronic Beta Blockade after Myocardial Infarction

Prevention of Sudden Death in Patients with Ischemic Heart Disease

F. Waagstein, Å. Hjalmarson

1 Introduction

Patients with ischemic heart disease run a high risk of developing ventricular fibrillation and sudden death. During the last decade, great efforts have been made to prevent sudden death in these patients by the use of specific antiarrhythmics and beta blockers and by by-passing stenotic coronary vessels. The aim of this presentation is to review a number of these studies, some of which present promising results, whereas in others the effect of beta blockade is absent or difficult to interpret (Table 1).

Pretreatment with beta blockers in animals undergoing ligation of a major coronary vessel increases the fibrillation threshold and prevents to some degree the development of ventricular fibrillation, whereas administration of beta blockade after ischemia has been established as less effective in preventing severe arrhythmias (Khan et al. 1972). Prophylactic use of beta blockade in patients with ischemic heart disease is therefore also to be preferred in man.

2 Retrospective Studies

In an uncontrolled study in 1965, Snow reported that mortality in patients who had undergone a myocardial infarction and were given beta blockers after 1 week of onset of infarction showed a lower mortality rate than AMI patients who had not been treated with beta blockers. The follow-up, however, was short, the number of patients was small ($n = 89$), and the study was uncontrolled and retrospective. Amsterdam and co-workers (1968) reported that patients with angina pectoris who were treated with propranolol had a significantly lower mortality rate than untreated patients (5.7% vs 14.5%) over a follow-up period of 18 months. Lambert reported in 1972 that in a mixed population of 234 patients with hypertension and/or angina pectoris over a period of 2 years there was a reduction in the number of nonfatal reinfarctions in beta-blocker-treated patients compared to those without beta blockade (6% vs 36%) and also for fatal reinfarction and sudden death (3% vs 21%).

3 Prospective Studies

The first controlled beta blocker study was performed in New Zealand in 1968 by Norris and co-workers. They administered a low dose of propranolol 20 mg × 4 perorally during the first 3 weeks after onset of infarction. There was no

Table 1. Studies on beta blockade in ischemic heart disease

Type of study	Diagnosis	No of pts. beta blockade/ non-beta blockade	Drug	Duration	Effects		Reinfarction beta blockade/ non-beta blockade	Authors
					Sudden death beta blockade/ non-beta blockade	Total death cardiac beta blockade/ non-beta blockade		
Retrospective	Status post AMI	—	Propranolol	<1 month	—	16/35 (%)	—	Snow (1965)
Retrospective	Angina and/or hypertension	46/43	Propranolol	18 months	—	5.7/14.5 (%)	—	Amsterdam et al. (1968)
Retrospecitve	Angina or status post AMI	117/117	Propranolol	12 months	—	3/21 (n)	6/36 (n)	Lambert (1972)
Prospective blind	AMI	226/228	Propranolol	3 weeks	—	31/24 (n) N.S.	—	Norris et al. (1968)
Prospective blind	Status post AMI	38/39	Alprenolol	12 months	—	3/3 (n) N.S.	—	Reynolds and Whitlock (1972)
Prospective blind	Status post AMI	114/116	Alprenolol	24 months	3/11 (n) Significant	—	14/7 (n) N.S.	Wilhelmsson et al. (1974)
Prospective blind	Status post AMI	69/93	Alprenolol	24 months	1/9 (n) Significant	7/13 (n) Significant	4/15 (n) Significant	Ahlmark et al. (1974)
Prospective blind	AMI	151/147	Practolol	24 months	——	45/41 (n) Significant	—	Barber et al. (1975)
Prospective blind	Status post AMI	1524/1514	Practolol	14 months	30/52 (n) Significant	47/73 (n) Significant	—	Multicentre International Study (1975)
Prospective blind	AMI	238/242	Alprenolol	12 months	—	<65 years 9.3/20.4 (%) Significant >65 years 49/35 (%) Significant	—	Andersen et al. (1979)
Prospective blind	Status post AMI	945/939	Timolol	12–33 months	47/95 (n) Significant	58/113 Significant	14.4/20.1 (%) Significant	Norwegian Multi-center Study Group (1981)

difference in mortality. The beta blocker doses were low and effective blood concentrations may have been delayed by administering the drug as tablets. The follow-up time was very short compared to later studies.

Reynolds and Whitlock (1972) gave alprenolol or placebo to 87 patients for 1 year from onset of myocardial infarction. There was no difference in mortality and nonfatal reinfarctions but a significantly better rehabilitation rate in the beta blocker group. The incidence of heart failure was not higher in the beta blocker group. The dose of beta blocker was sufficiently high to guarantee proper beta blockade, but oral administration causes a delay in obtaining a proper concentration of beta blockers in serum. The number of patients was far too low to detect a difference in mortality between the groups.

In 1974, Wilhelmsson et al. found that in 230 patients discharged alive from hospital after myocardial infarction and stratified into four risk groups according to size of infarction and complications like heart failure, AV block, and ventricular arrhythmia, there were significantly lower total mortality and sudden deaths in the two highest risk groups among the beta-blocker-treated patients (3 vs 11) after 2 years. The relatively long follow-up time and allocation of patients to different risk groups may explain why a study with a relatively low number of patients was able to show a difference in mortality between the two groups. Another Swedish group, Ahlmark et al. (1974) demonstrated in an open study of 162 patients a reduction of sudden deaths (1 vs 9) as well as a reduction in number of nonfatal reinfarctions after alprenolol 100 mg four times a day.

The most extensive prospective study hitherto is a multicenter study with practolol including from 67 centers 3,038 patients who were given practolol 200 mg twice daily or placebo for 14 months (Multicentre International Study 1975). There was a significant reduction in total deaths (47 vs 73), which was, however, significant only for anterior infarctions (22 vs 48) and not for inferior infarctions. There was a trend toward a decrease in sudden deaths both among patients with anterior infarctions (19 vs 33) and those with inferior infarctions (11 vs 19). In the study there was a great number of withdrawals.

Barber and co-workers (1975) performed a study in acute myocardial infarction starting at entry in hospital and with a duration of 24 months. There was no difference in mortality between placebo and beta-blocker-treated patients, but a subgroup of patients with an initial heart rate exceeding 100 beats/min had a markedly lower mortality in the beta blocker group (Barber et al. 1975).

Andersen et al. (1979) administered alprenolol 200 mg twice daily or placebo early after onset of infarction to 480 patients who were followed for 12 months. Mortality was significantly reduced in patients below 65 years in the whole group studied as well as in those who developed myocardial infarction. Among patients older than 65 years no significant difference was observed in the beta blocker group compared to the placebo group. Therefore there was no difference in mortality for the whole group.

Recently, a multicenter study from Norway showed that sudden death, cardiac death, and reinfarction were significantly reduced after beta blocker administration from day 7 to day 21 after onset of infarction and lasting from 12 to 33 months (Norwegian Multicenter Study Group 1981).

In summary, a few well-designed studies have shown that mortality in ischemic heart disease has been reduced when beta blockers were administered after myocardial infarction. There are so far no conclusive data to answer the question of whether beta blockade should be started immediately after onset of infarction or should be postponed until the patient's condition has been stabilized after infarction. Theoretically, however, early administration of beta blockade should be an advantage since preservation of the ischemic myocardium may be obtained when beta blockers are given in the ischemic phase of myocardial infarction.

References

Ahlmark G, Saetre H, Korsgren M (1974) Reduction of sudden deaths after myocardial infarction. Lancet 2:1563

Amsterdam EA, Wolfson S, Gorlin R (1968) Effect of therapy on survival in angina pectoris. Ann Intern Med 68:1151

Andersen MP, Bechsgaard P, Frederiksen J, Hansen DA, Jürgensen HJ, Nielsen B, Pedersen F, Pedersen-Bjergaard O, Rasmussen SL (1979) Effect of alprenolol on mortality among patients with definite or suspected acute myocardial infarction. Preliminary results. Lancet 2:865

Barber JM, Boyle D McC, Chaturvedi NC, Singh N, Walsh MJ (1975) Practolol acute myocardial infarction. Acta Med Scand (Suppl 587):213

Khan MI, Hamilton JT, Manning GW (1972) Protective effect of beta adrenoceptor blockade in experimental coronary occlusion in conscious dogs. Am J Cardiol 30:831

Lambert DMD (1972) Beta blockers and life expectancy in ischemic heart disease. Lancet 1:793

Multicentre International Study (1975) Improvement in prognosis of myocardial infarction by long-term beta-adrenoceptor blockade using practolol. Br Med J 3:735

Norris RM, Caughey DE, Scott PJ (1968) Trial of propranolol in acute myocardial infarction. Br Med J 2:398

Norwegian Multicenter Study Group (1981) Timolol-induced reduction in mortality and reinfarction in patients surviving acute myocardial infarction. N Engl J Med 304:801

Reynolds JL, Whitlock RML (1972) Effects of a beta-adrenergic receptor blocker in myocardial infarction treated for one year from onset. Br Heart J 34:252

Snow PJD (1965) Effect of propranolol in myocardial infarction. Lancet 2:551

Wilhelmsson C, Vedin JA, Wilhelmsen L, Tibblin G, Werkö L (1974) Reduction of sudden deaths after myocardial infarction by treatment with alprenolol. Preliminary results. Lancet 2:1157

β-Rezeptorblockade in der Anästhesie

K. van Ackern

Die Einführung von β-Rezeptorenblockern in die Therapie führte in der Anästhesie zu einer ähnlichen Kontroverse wie die vorausgegangene Diskussion nach Einführung der ersten Antihypertensiva. Die Meinungen darüber, ob β-Rezeptorenblocker während der Anästhesie sinnvoll seien oder nicht, gingen von enthusiastischer Befürwortung bis zu strikter Ablehnung. Die Beantwortung dieser Frage wurde um so bedeutender, als inzwischen diese Substanzgruppe zum festen therapeutischen Rüstzeug bei der Behandlung von ischämischer Herzerkrankung und Hypertonie wurde.

Nach den heute vorliegenden zahlreichen retro- und prospektiven Studien und der klinischen Erfahrung, die inzwischen gesammelt werden konnte, kann zu dem Problem β-Rezeptorenblocker und Anästhesie eine, wie wir glauben, hinreichend fundierte Antwort geben werden.

Das Thema soll anhand von 3 Fragen diskutiert werden:

1) Präoperatives Absetzen einer Langzeittherapie mit β-Rezeptorenblockern,
2) Interaktion von β-blockierenden Substanzen und Narkotika,
3) Indikation zur intravenösen Applikation von β-Rezeptorenblockern während Anästhesie.

1 Präoperatives Absetzen einer Langzeittherapie mit β-Rezeptorenblockern

Die Frage, ob eine präoperative β-Rezeptorenblocker-Therapie vor Anästhesiebeginn abgesetzt werden soll oder nicht, war lange Zeit umstritten. So war es z.B. auf dem Annual Meeting of the American Society of Anesthesiologists 1972 die einhellige Meinung der dort an einem Panel über dieses Thema diskutierenden Anästhesisten, Chirurgen und Kardiologen, daß bei einem elektiven operativen Eingriff eine präoperativ bestehende β-Rezeptorenblocker-Therapie abgesetzt werden sollte. Eine ähnliche Meinung vertraten u.a. auch Ayscue et al. (1972) [2]. Der Hauptgrund, eine solche Langzeittherapie zu unterbrechen, wurde darin gesehen, daß die hämodynamische Kompensationsmöglichkeit des Organismus durch Blockade des sympathischen Nervensystems eingeschränkt sei. So seien diese Patienten u.a. besonders gefährdet bei intraoperativem Blutverlust, Hypoxie, Hyperkapnie und anderen intraoperativ auftretenden physiologischen Störfaktoren. Eine Gefahr könnte weiter darin liegen, daß die Applikation der negativ-inotrop wirkenden Narkotika bei bestehender β-blockierender Therapie zu einer gefährlichen Myokarddepression führen könnte. Darüber hinaus berichten Viljoin et al. (1972) [24] über eine Serie von allerdings nur 5 Patienten, die nach Vorbehandlung mit Propranolol bei koronarchirurgischen

Eingriffen Schwierigkeiten, besonders beim Abgehen von der Herz-Lungen-Maschine, zeigten.

Inzwischen liegen zahlreiche klinische retro- und auch prospektive Untersuchungen darüber vor, daß plötzlicher Entzug von β-Rezeptorenblockern zu hypertensiven Krisen, Arrhythmien, erneutem Auftreten von Angina pectoris bis hin zum akuten Myokardinfarkt und plötzlichen Herztod führt [1, 5, 7, 13, 14, 19].

Die von einigen Autoren gefürchteten Komplikationen während Anästhesie, wie Hypotension und Bradykardie, treten bei Fortführung einer β-adrenergen Blockade nicht häufiger auf als bei unbehandelten Patienten [11, 16, 19] oder Patienten, bei denen präoperativ eine solche Therapie unterbrochen wurde [19]. Die Patienten sind vielmehr auch während der Narkose durch ihre Bereitschaft gefährdet, bei sympathischer Stimulierung mit exzessiven Blutdruckanstiegen und myokardialen Ischämien zu reagieren. Es treten bei unbehandelten Patienten und Patienten mit präoperativ unterbrochener β-Rezeptorenblocker-Therapie intraoperativ häufiger hypertensive Reaktionen und Herzfrequenzsteigerungen mit konsekutiver ST-Senkung im EKG auf als bei Fortführung einer solchen Therapie bis unmittelbar vor Operationsbeginn [19].

Eine der gefährlichsten Phasen während der Narkose ist die Narkoseeinleitung. Hier befürchten wir nicht allein, wie früher häufig betont, eine Hypotension, sondern auch die gehäuft auftretenden hypertensiven Reaktionen, besonders bei koronar vorgeschädigten Patienten. In der Vergangenheit wurde die Aufmerksamkeit mehr auf die Verminderung des myokardialen Sauerstoffantransports durch Hypotension und Bradykardie bei koronar erkrankten Patienten gerichtet. Der anderen Seite des Mißverhältnisses bei Koronarinsuffizienz, dem inadäquaten Anstieg des myokardialen Sauerstoffverbrauchs durch Hypertension und Herzfrequenzsteigerung, wurde lange Zeit keine Bedeutung beigemessen. Besonders die Laryngoskopie und Intubation während der Narkoseeinleitung ist ein massiver sympathischer Reiz, der auch normalerweise mit einem kurzfristigen Anstieg von Blutdruck und Herzfrequenz sowie gelegentlichem Auftreten von Arrhythmien einhergeht [21, 12]. So wurde z.B. bei 22 Herz-Kreislauf-gesunden, jungen (33 ± 2 Jahre) Patienten nach Narkoseeinleitung ein durchschnittlicher Anstieg des mittleren arteriellen Drucks unmittelbar nach Laryngoskopie und Intubation von 25 mm Hg (2–45 mm Hg) beobachtet [9]. Diese Veränderungen sind noch ausgeprägter und gefährlicher bei hypertensiven und koronar vorgeschädigten Patienten. So werden hypertensive Krisen während Laryngoskopie und Intubation mit Blutdruckanstiegen auf 290 mm Hg systolisch und Erhöhung der Herzfrequenz von mehr als 145 Schlägen/min beobachtet, die bei einem entsprechend vorgeschädigten Herzen bis zu linksventrikulären Drücken von mehr als 40 mm Hg mit Herzversagen und Lungenödem führen können [6].

Ein solches Beispiel zeigt auch Abb. 1: Es sind die hämodynamischen Veränderungen vor der Narkose, 2 und 10 min nach Laryngoskopie und Intubation bei einer nicht vorbehandelten hypertensiven Patientin dargestellt. Nach Narkoseeinleitung fällt der Blutdruck — hier nicht dargestellt — kurzfristig auf 100/50 mm Hg ab. Etwa 15 s nach trachealer Intubation kommt es zu einem erneuten hypertensiven Anstieg des Blutdrucks sowie einem ausgeprägten Bigeminus. Der

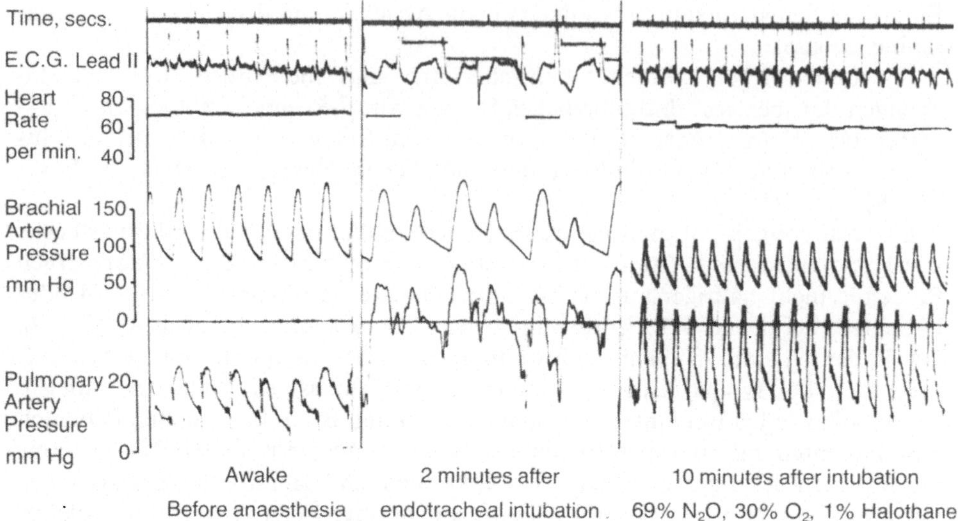

Abb. 1. Hämodynamische Veränderungen vor und nach Laryngoskopie und trachealer Intubation. Aufgetragen sind das EKG, die Herzfrequenz, der arterielle Druck, gemessen in der A. radialis, sowie der Druck in der A. pulmonalis. (Nach Prys-Roberts et al. [15])

pulmonale Druck steigt unter der Belastung auf mehr als 60 mm Hg an und bleibt auf diesem Niveau. Noch 10 min nach Intubation besteht die massive Senkung der ST-Strecke im EKG als Zeichen einer myokardialen Ischämie fort. Der Blutdruck ist zu dieser Zeit erniedrigt, das Herzzeitvolumen ist von 4,2 l/min in Ruhe auf 2,84 l/min abgefallen.

Diese Reaktionen treten bei Patienten, die nicht mit β-blockierenden Substanzen vorbehandelt sind oder deren adrenerg-blockierende Therapie präoperativ abgesetzt worden ist, häufiger und ausgeprägter auf als bei mit β-Blockern vorbehandelten Patienten [15, 11, 19]. Dieser Zusammenhang ist auch in Abb. 2 dargestellt. Während der Anstieg von Herzfrequenz und Blutdruck in den mit β-Blockern behandelten Gruppen I und II unter der Intubation nur gering ausgeprägt ist, steigt der systolische Druck in der nicht mit β-Blockern behandelten Gruppe III im Mittel um 60 mm Hg und die Herzfrequenz um 20 Schläge/min an. In Gruppe I und II werden keine Arrhythmien oder Zeichen einer myokardialen Ischämie im EKG beobachtet. Im Gegensatz dazu treten in Gruppe III in 38% der Fälle Arrhythmien, begleitet von ischämischen Zeichen im EKG nach der Intubation, auf.

Die geäußerten Argumente, daß unter β-blockierender Therapie die kardiovaskulären Kompensationsmöglichkeiten des Organismus eingeschränkt seien, konnten weitgehend entkräftet werden. So lassen sich unter den standardisierbaren Bedingungen des Tierexperiments keine gravierenden Unterschiede in der Reaktionsweise auf die aufgezählten Noxen nachweisen zwischen Tieren, die mit β-blockierenden Substanzen vorbehandelt sind, und solchen, die nicht vorbehandelt sind [8, 17, 18].

Auch die Befürchtung, daß mit β-Blockern vorbehandelte Patienten nach koronarchirurgischen Eingriffen nur mit Schwierigkeiten von der Herz-Lungen-

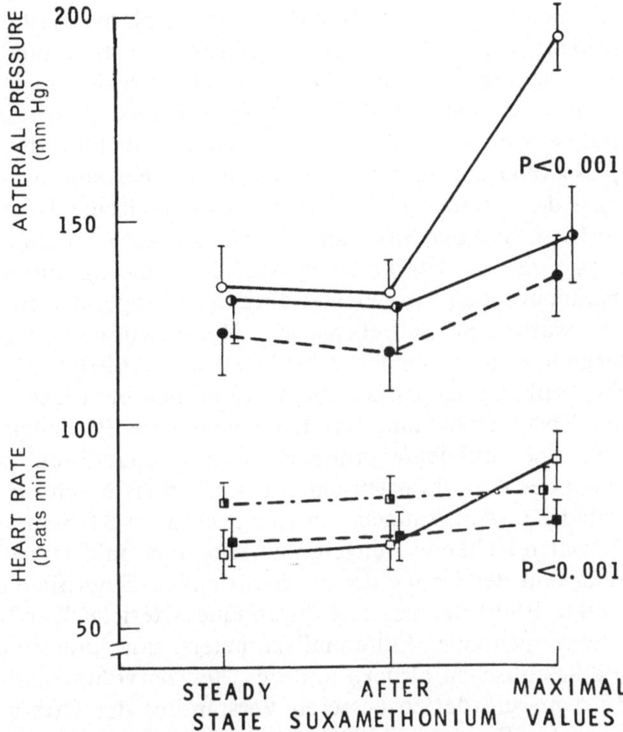

Abb. 2. Die Veränderungen von Herzfrequenz und arteriellem Druck unter Steady-state-Bedingungen während Narkose (*steady state*), nach Applikation von Suxamethonium (*after suxamethonium*) sowie die maximalen Veränderungen nach Intubation (*maximal values*). Gruppe I (*ausgefüllte Symbole*) besteht aus 12 Patienten, denen nach Anästhesiebeginn, aber vor Intubation 0,4 mg/kg KG Practolol i.v. appliziert wurde; Gruppe II (*geteilte Symbole*) setzt sich zusammen aus 11 Patienten, die mit 1,5 mg/kg KG in 6stündlichem Abstand peroral vorbehandelt waren; in Gruppe III (*nicht ausgefüllte Symbole*) waren 30 hypertensive Patienten, die antihypertensiv, jedoch nicht mit β-Rezeptoren vorbehandelt waren. (Nach Prys-Roberts et al. [16])

Maschine abgehen, konnte von anderen Untersuchungsgruppen nicht bestätigt werden (z.B. [11, 19]).

Es ist deshalb nicht einzusehen, warum Patienten gerade in einer Situation, in der sie besonders gefährdet und einer besonderen Belastung ausgesetzt sind, ihre schützende Therapie entzogen werden soll. Dies ist um so mehr zu betonen, da gerade die Problematik der Anästhesie bei koronar vorerkrankten Patienten, wie wir bei kritischer Bestandsaufnahme feststellen müssen, bisher nicht befriedigend gelöst ist. So liegt etwa die unmittelbare intra- und postoperative Infarkthäufigkeit bei Patienten ohne Herzerkrankung bei 0,6%. Wird jedoch innerhalb von 3 Monaten nach einem Infarkt operiert, so tritt zu 40% ein Reinfarkt auf, der wiederum zu mehr als 70% letal endet. Liegt der Infarkt mehr als 6 Monate zurück, so beträgt die Reinfarktquote zwischen 5 und 6%, ein Risiko also, das 10mal höher liegt als bei koronar gesunden Patienten (Tarhan et al. [20]). Diese Zahlen haben sich, soweit sich das statistisch erfassen läßt, in den letzten 40 Jahren nicht wesentlich geändert. So berichtet Brumm (1939) [4]

von einer Reinfarktquote von 6% und Goldman (1977) [10] über eine Reinfarktinzidenz von 5,5%. Diese Reinfarktquote tritt unabhängig von der Art der
Narkose und auch unabhängig von der Art des operativen Eingriffs auf. Selbst
wenn die Statistiken über einen solch langen Zeitraum nicht sicher vergleichbar
sind, so sind sie doch in ihrer Aussage ernüchternd.

Es gibt kaum einen Hinweis dafür, daß besondere Anästhetika oder Techniken
spezielle Vorteile für Patienten mit ischämischer Herzerkrankung bringen. Eine
Verbesserung der Situation ist eher aus einem tieferen Verständnis der Pathophysiologie der zugrundeliegenden Erkrankung und des sich daraus ergebenden
therapeutischen Vorgehens während intraoperativ auftretender Komplikationen
zu erwarten. So sind ebenso wie Hypotensionen auch hypertensive Reaktionen
sorgfältig zu vermeiden oder bei ihrem Auftreten konsequent zu therapieren.
Zur Senkung des Risikos kann wesentlich beitragen: Eine sorgfältige präoperative Voruntersuchung, um den Zustand des Patienten besser definieren zu können, eine suffiziente präoperative Vorbehandlung, wenn möglich, sowie von
seiten des Anästhesisten ein entsprechendes Monitoring. Dazu gehören präkardiale EKG-Ableitungen, um eine eventuelle ST-Senkung als Zeichen einer myokardialen Ischämie frühzeitig zu erkennen, und je nach Ausmaß der Vorschädigung und der Größe des zu erwartenden Eingriffs ein invasives Vorgehen, wie
direkte Blutdruckmessung durch eine arterielle Kanüle und vor allem das Einschwemmen eines Pulmonaliskatheters, um Änderungen des linksventrikulären
enddiastolischen Drucks und des Herzzeitvolumens besser erfassen zu können.
Zu dem geforderten besseren Verständnis der Pathophysiologie dieser hochgefährdeten Patienten und damit zur Senkung des intra- und postoperativen Risikos zählt es auch, eine vorbestehende Therapie, wie z.B. mit β-Rezeptorenblokkern präoperativ nicht zu unterbrechen bzw. diese Substanzen gezielt einzusetzen.

2 Interaktion von β-Blockern und Narkotika

Durch eine β-blockierende Therapie können die physiologischen Kompensationsmechanismen des adrenergen Systems, wie schon erwähnt, je nach Zustand
des Patienten mehr oder weniger ausgeprägt eingeschränkt werden. Die gebräuchlichen Narkotika wirken dosisabhängig negativ inotrop. Ist die Myokardinsuffizienz bei Patienten erheblich ausgeprägt, so kann dieser Effekt der Narkotika die Kompensationsfähigkeit eines so vorgeschädigten Herzens überschreiten.
Es könnten sich die negativ-inotropen Effekte von β-blockierenden Substanzen
und Anästhetika in ungünstiger und gefährlicher Weise addieren. Deshalb ist
es wichtig, den präoperativen Zustand des Patienten, wie oben beschrieben,
genau zu erfassen, ihn evtl. präoperativ, etwa durch Digitalisierung, zu verbessern, oder bei intraoperativem Auftreten der geschilderten Gefahren durch vasoaktive Substanzen rechtzeitig einzugreifen. Es soll im Folgenden auf die zahlreich möglichen Interaktionen zwischen β-Rezeptorenblockern und Anästhetika,
soweit sie überhaupt bekannt sind, nicht ausführlich eingegangen werden. Ich
möchte nur als Pars pro toto zwei Substanzgruppen herausgreifen. Das sind
zum einen die heute gebräuchlichen Inhalationsanästhetika Halothan und Enflu

ran sowie die intravenös applizierbaren morphinartigen Substanzen, das Morphin selbst und das kürzer wirkende Fentanyl.

Halothan und Enfluran wirken dosisabhängig negativ-inotrop. In klinischer Dosierung ist dieser myokarddepressive Effekt jedoch gering. Sie senken weiterhin den arteriellen Druck, Enfluran stärker als Halothan, und vermindern die Herzfrequenz. Hier ist die Wirkung von Halothan deutlicher als von Enfluran. Dies sind ähnliche hämodynamische Effekte, wie bei den β-Rezeptorenblockern beobachtet, obwohl im Unterschied dazu diese Wirkungen nicht über Rezeptoren vermittelt werden. Ähnliche hämodynamische Wirkungen zeigen Morphin und Fentanyl. Diese intravenös applizierten Substanzen besitzen einen, wenn auch ebenfalls gering ausgeprägten negativ-inotropen Effekt und bewirken vor allem eine deutliche Verminderung der Herzfrequenz und des peripheren Widerstands. Von Halothan und Enfluran ist darüber hinaus bekannt, daß sie das Ausmaß einer experimentell induzierten myokardialen Ischämie vermindern können [3, 22, 23]. Hinzu kommt, daß durch ihre Applikationsart, schnelles An- und Abfluten durch Beimischung in die Einatmungsluft, die Sedierung, die diese Inhalationsanästhetika bewirken, leicht steuerbar vertieft oder zurückgenommen werden kann. Deshalb erscheint aufgrund ihrer Eigenwirkung eine Kombinationsanästhesie mit den aufgeführten Substanzen, etwa Halothan oder Enfluran, einem Sauerstoff-Lachgas-Gemisch der Einatmungsluft beigemischt, kombiniert mit der vorzüglichen analgetischen Wirkung des Fentanyls, sinnvoll.

3 Indikation zur intravenösen Applikation β-blockierender Medikamente während Narkose

Neben der schon erwähnten orotrachealen Intubation bei der Narkoseeinleitung führen zahlreiche chirurgische Manöver, wie etwa Hautinzision, Sternotomie bei thorakalen Eingriffen oder Zug an der Mesenterialwurzel bei abdominellen Operationen, zu einer verstärkten Katecholaminausschüttung mit konsekutiver Hypertension und Tachykardie und den sich hieraus ergebenden Gefahren bei entsprechend vorgeschädigten Patienten. Eine therapeutische Intervention mit β-Blockern während Anästhesie scheint nur dann angemessen, wenn ein Anstieg des myokardialen O_2-Verbrauchs bei entsprechend vorgeschädigten Patienten vorliegt bzw. vermutet werden kann. Das ist z.B. der Fall bei Tachykardien, die mit ST-Senkung als Zeichen einer myokardialen Ischämie einhergehen, bei Vorhofarrhythmien von mehr als 200 Schlägen/min und wiederholten ventrikulären Arrhythmien, ganz besonders wenn sie durch eine vermehrte Katecholaminausschüttung bewirkt werden.

Das therapeutische Vorgehen während Anästhesie bei Hypertension und Tachykardie nach Ausschluß anderer Ursachen, wie z.B. einer Hypoxie, soll im folgenden kurz dargestellt werden, da es sich aufgrund der anderen Möglichkeiten und anderen Umstände während Anästhesie von dem Vorgehen unter nicht operativen Situationen unterscheidet.

Vorgehen bei Hypertension. Bei Anstieg des systolischen Drucks über 150 mm Hg wird versucht, den Patienten durch tiefere Sedierung und ausreichende Analgesie vegetativ abzuschirmen. Sollten diese Maßnahmen erfolglos sein, so wird versucht, durch Anwendung eines kurzwirkenden Vasodilatators, wie z.B. Nitroglycerin (20–50 µg/min i.v.) oder Nitroprussidnatrium (10–100 µg/min i.v.), intravenös den Blutdruck auf das gewünschte Niveau zu reduzieren.

Vorgehen bei Tachykardie. Zunächst wird ebenfalls versucht, durch Vertiefen der Narkose den Patienten vor sympathischer Stimulierung abzuschirmen. Reichen diese Maßnahmen nicht aus, so kann versucht werden, durch steigende Dosen eines β-Rezeptorenblockers (intravenös) die Herzfrequenz zu reduzieren. In der Regel wird mit relativ kleinen Dosen, z.B. mit 0,1–0,5 mg Propranolol begonnen. Es werden selten Dosen von mehr als 2–3 mg Propranolol benötigt.

4 Zusammenfassung

Wie bei jeder differenzierten Therapie ist auch bei der Behandlung mit β-Rezeptorenblockern das Risiko in jedem Einzelfall sorgfältig abzuwägen. Nach bisherigem Wissenstand erscheint, wie hier dargestellt wurde, die Unterbrechung einer präoperativ bestehenden Therapie mit β-Blockern vor operativen Eingriffen gefährlicher zu sein, als die möglichen Interaktionen bei Fortführung einer solchen Behandlung.

Literatur

1. Alderman EL, Coltart J, Wettach GE (1974) Coronary artery syndromes after sudden propranolol withdrawl. Ann Intern Med 81:625
2. Ayscue QA, Brown BR, Fabian LW, Frederickson EL, Morrow DH, Shimosato S (1972) The experts opinion. Surv Anesth 16:484
3. Bland JHL, Lowenstein E (1976) Halothane induced decrease in experimental myocardial ischemia in the nonfailling canine heart. Anesthesiology 456:287
4. Brumm H, Willius FA (1939) The surgical risk in patients with coronary disease. JAMA 112:2377
5. Diaz RG, Somberg J, Freeman E (1974) Myocardial infarction after propranolol withdrawl. Am Heart J 88:257
6. Dingle HR (1966) Antihypertensive drugs and anaesthesia. Anesthesia 21:151
7. Editorial (1975) Beta-blockade withdrawl. Lancet 2:592
8. Foex P, Prys-Roberts C (1974) Interaction of beta-receptor blockade and PCO_2-levels in the anesthetized dogs. Brit J Anaesth 46:397
9. Forbes AM, Dally FG (1970) Acute hypertension during induction of anesthesia and endotracheal intubation in normotensive man. Br J Anaesth 42:618
10. Goldman L, Caldera DL, Nussbaum SR, Southwick FS, Drogstad D, Murray B, Burke DS, O'Malley TA, Goroll AH, Caplan CH, Nolan J, Carabello B, Slatter EE (1977) Multifactorial index of cardiac risk in noncardiac surgical procedures. N Engl J Med 297:845
11. Kaplan JA (1975) Propranolol and cardiac surgery: A problem of the anesthesiologist? Anesth Analg 54:571
12. King BD, Harris LC, Griefenstein FE, Elder JD, Dripps RD (1951) Reflex circulatory responses to direct laryngoscopy and tracheal intubation performed during general anesthesia. Anesthesiology 12:556
13. Miller RR, Olson HG, Amsterdam EA (1975) Propranolol withdrawl rebound phenomenon. Exacerbation of coronary events after abrupt cessation of antianginal therapy. N Engl J Med 293:416
14. Pantano JA, Lee Y (1976) Abrupt propranolol withdrawl and myocardial contractility — a study of effects in normal man. Arch Intern Med 136:867
15. Prys-Roberts C, Green LT, Meloche R, Foex P (1971) Studies of anaesthesia in relation to

hypertension. II. Haemodynamic consequences of induction and endotracheal intubation. Br J Anaesth 43:531
16. Prys-Roberts C, Foex P, Biro GP, Roberts JG (1973) Studies of anaesthesia in relation to hypertension. V: Adrenergic beta-receptor blockade. Brit J Anaesth 45:671
17. Prys-Roberts C, Roberts JG, Foex P, Clarke TNS, Bennett MJ, Ryder WA (1976) Interaction of anesthesia, beta-receptor blockade and blood loss in dogs with induced myocardial infarction. Anesthesiology 45:326
18. Roberts JG, Foex P, Clarke TNS, Prys-Roberts C, Bennett MJ (1976) Haemodynamic interactions of high-dose propranolol pretreatment and anaesthesia in dog. II: The effects of acute arterial hypoxaemia at increasing depth of halothane anaesthesia. Br J Anaesth 48:403
19. Slogoff St, Keats AS, Ott E (1978) Preoperative propranolol therapy and aortocoronary bypass-operation. JAMA 240:1487
20. Tarhan S, Moffitt EA, Taylor WF, Giuliani ER (1972) Myocardial infarction after general anesthesia. JAMA 220:1451
21. Tomori Z, Widdicombe JG (1969) Muscular, bronchomotor and cardiovascular reflexes elicited by mechanical stimulation of the respiratory tract. J Physiol 200:25
22. Van Ackern K, Jesch F, Kreuzer E, Reichart B (1980) Influence of enflurane on experimental myocardial ischemia in dogs. Excerpta Medica 533:152
23. Van Ackern K, Mittmann U (1981) Concept in patients with hypertension and coronary heart disease — clinical and experimental aspects. In: Inhalation Anaesthesia Today and Tomorrow. Springer, Heidelberg Berlin New York

Angstbehandlung mit Benzodiazepinen und β-Blockern in der ärztlichen Praxis

O. Benkert

Diagnostik und Therapie der Angst sind einem steten Wandel unterworfen. Neue *Behandlungsprinzipien* entstehen einmal aufgrund von medikamentösen Neuentwicklungen und zum anderen auf der Basis neuer Erkenntnisse über neurochemische Vorgänge im Zentralnervensystem. Neue nicht-medikamentöse Behandlungsprinzipien werden zur Zeit auf der Basis psychologischer Angsttheorien (Lader 1980) entwickelt.

Die *Diagnostik* der Angst ist deshalb schwierig, weil der Begriff Angst nicht fest definiert ist, Abgrenzungen zum depressiven Syndrom und neurasthenischen Syndrom fließend sind und schließlich die Wichtung „psychischer" und „somatischer" Anteile bei der Angst unterschiedlich gehandhabt werden.

1 Diagnostik

Grob umrissen ist Angst das Gefühl einer unbestimmten Unheimlichkeit, die jeder Mensch als Realangst, z.B. bei äußeren Bedrohungen oder schweren Erkrankungen, erleben kann. Diese „normale" Angst wird dann behandlungsbedürftig, wenn sie in ihrem Ausprägungsgrad unerträglich stark oder beunruhigend lange auftritt. Bei Angstzuständen können folgende Symptome — auch isoliert — auftreten. Die eher typischen Symptome sind vorangestellt:

– unbestimmte Angst	– Abgeschlagenheit
– isolierte Angst (z.B. vor Spinnen)	– Niedergedrückte Stimmung
– generalisierte Angst	– Schlafstörungen
(z.B. vor Dunkelheit, Menschenmengen)	– Sexuelle Funktionsstörungen
– innere Unruhe	– Magen-Darm-Beschwerden
– Gefühl der Gespanntheit	– Schweißausbrüche
– Konzentrationsstörungen	– Schwindelgefühle
– Merkfähigkeitsschwäche	– vegetative Symptome

Im folgenden Zusammenhang tritt Angst in typischer Weise auf:

als Angstanfall

– einmalige Reaktion
– vereinzelte oder auch sich wiederholende panikartige Angstzustände
– „Horrortrip" (z.B. nach LSD)

als Begleitangst

– bei Neurosen
– bei affektiven oder schizophrenen Psychosen
– bei organischen Psychosen (z.B. Alkoholentzugssyndrom, Thyreotoxikose)

als Angstneurose

Hier steht die Angst ganz im Vordergrund. Diese neurotische Angst wird mit unterbewußten Triebimpulsen, insbesondere Aggressionen und Sexualität in Verbindung gebracht, deren Realisation im Rahmen eines neu aufgetretenen Konfliktes nun als Gefahr erlebt wird.

als Phobie

Neben der unbestimmten, frei flottierenden Angst — also Angst ohne erkennbaren Objektbezug — gibt es eine isolierte Angst, z.B. vor Tieren, und eine generalisierte Angst vor Situationen, z.B. Agoraphobie, Klaustrophobie, die normalerweise solche Gefühle nicht hervorrufen würden. Diese Ängste werden Phobien genannt. Als Ursache werden ebenfalls unterbewußte Konflikte in der Kindheit oder negative Lernerfahrungen diskutiert.

als Herzangst-Syndrom

Bei Angstzuständen kann häufig das Überwiegen eines *psychischen* oder eines *somatischen* Anteils erkannt werden. Noch häufiger als bei der Depression wird bei der Angst deutlich, daß es sich um einen psycho-somatischen Vorgang handelt, bei dem psychische und körperliche Störungen zugleich auftreten können und Ausdruck einer gleichen seelischen Grundstörung sind. Häufig stehen bei der überwiegend somatischen Angst kardiovaskuläre Symptome im Vordergrund. Es handelt sich dann um ein *Herzangst-Syndrom*. Unter diesem Begriff werden alle angstbesetzten Störungen, die sich auf das Herz beziehen, zusammengefaßt (Michaelis 1970; Richter u. Beckmann 1973). Es werden beim Herzangst-Syndrom folgende Symptome besonders häufig festgestellt:

- anfallsweise Beschwerden
- Furcht vor Herzkrankheit
- Todesangst
- Herzklopfen, Herzjagen oder Herzstolpern
- Stiche, Schmerzen oder Ziehen in der Brust
- Atembeschwerden

2 Therapie

2.1 Benzodiazepine

Die Behandlung von Angstzuständen wird differenziert auf der Grundlage der Diagnostik vorgenommen. Soweit es sich um eine *Begleitangst bei Psychosen* oder anderen *organischen Erkrankungen* handelt, wird zunächst die Grundkrankheit behandelt. Benzodiazepine können vorübergehend zusätzlich verordnet werden. Sobald es sich aber um eine *Begleitangst* bei *Neurosen* oder eine *Angstneurose* handelt, sollten psychotherapeutische Maßnahmen im Vordergrund der Behandlung stehen. Es ist aber gerade in der ärztlichen Praxis gerechtfertigt, eine medikamentöse Behandlung frühzeitig zur schnellen Symptombefreiung zu beginnen.

Die medikamentöse Behandlung der Angst mit Benzodiazepinen hat sich bewährt. In den Übersichtsarbeiten von Klein und Davis (1969) und Solomon und Hart (1978) wurde für die Behandlung mit Benzodiazepinen eine *Erfolgsquote* von 80 bzw. 89,7% angegeben. In einer weiteren Übersichtsarbeit weist Freedman (1980) aber auch darauf hin, daß eine zusätzliche Psychotherapie grundsätzlich gegenüber der alleinigen medikamentösen Therapie eine bessere therapeutische Wirkung habe.

Über den *Wirkmechanismus* der Benzodiazepine sind in den letzten Jahren wichtige Einzelheiten bekannt geworden (Lit. s. Benkert u. Hippius 1980): einmal verstärken sie die hemmende Funktion gaba-erger Neurone. Dieser Mechanismus könnte die antikonvulsive und muskelrelaxierende Wirkung der Benzodiazepine erklären; möglicherweise hat die Hemmfunktion auf gaba-erge Neurone auch für die anxiolytische und sedierende Wirkung der Benzodiazepine eine Bedeutung. Zum anderen wurden im Zentralnervensystem Benzodiazepin-Rezeptoren gefunden. Es ist aber noch nicht sicher, ob es für diese Rezeptoren auch natürliche Liganden — möglicherweise endogen anxiolytisch wirkende Substanzen — gibt.

Bei der Anwendung von Benzodiazepinen können mehrere *Begleit- und Nebenwirkungen* insbesondere bei akuter Überdosierung und bei chronischen Intoxikationen auftreten (Benkert u. Hippius 1980). Vor allem die mögliche Abhängigkeitsentwicklung zwingt zu einer zeitlich begrenzten Anwendung von Benzodiazepinen. Zwar wird von einigen Autoren darauf hingewiesen, daß bei der häufigen Anwendung von Benzodiazepinen die beobachteten Abhängigkeitsentwicklungen und Entzugssymptome im Vergleich zu anderen suchtmachenden Substanzen sehr gering seien (Marks 1978; Carranza 1980); es kann aber nicht übersehen werden, daß langfristige und hohe Benzodiazepin-Medikation immer wieder Abhängigkeitsentwicklungen und bei raschem Absetzen Entzugssymptome, die auch mit Krampfanfällen verbunden sein können, beobachtet werden.

2.2 β-Blocker

Eine Erweiterung der Angstbehandlung ist seit einigen Jahren durch β-Blocker gegeben. Sie können dann eingesetzt werden, wenn die somatischen Anteile der Angst mit kadiovaskulären Symptomen, Magen-Darm-Beschwerden, Schwitzen und anderen vegetativen Symptomen überwiegen. Über erste positive Erfolge berichteten Granville-Grossman und Turner bereits 1966. In einer Vielzahl weiterer Arbeiten konnte dann die positive Wirkung auf die somatische Angst, insbesondere aber das Herzangst-Syndrom bestätigt werden (Übersichten: Floru 1971; Jefferson 1974; Benkert 1978).

Es gibt aber auch Untersuchungen, in denen ein signifikanter Unterschied zwischen β-Blockern und Plazebo bei Patienten mit Angst nicht bestätigt werden konnte; es wird nur ein Besserungstrend bei einigen somatischen Parametern angegeben (z.B. Wheatley 1977; Müller u.Mitarb. 1980).

Es muß bei Untersuchungen einer therapeutischen Wirkung bei Angstpatienten berücksichtigt werden, daß der Wirksamkeitsnachweis mit erheblichen methodologischen Problemen verbunden ist (Benkert et al. 1981). Angst kann als Syndrom für experimentelle Untersuchungen noch nicht so exakt definiert werden, als daß von verschiedenen Untersuchern vergleichbare homogene Patientengruppen zusammengestellt werden könnten (s.o.). Dieser Mangel fällt besonders

bei ambulanten Patienten auf, bei denen aber wegen der Häufigkeit des Auftre-
tens von Angst klinische Prüfungen mit anxiolytisch wirkenden Substanzen
durchgeführt werden. Obwohl also die bisherigen experimentellen Untersuchungen den wissenschaftlichen Kriterien für klinische Prüfungen mit Tranquilizern
noch nicht genügen, rechtfertigen die bis jetzt gewonnenen empirischen Daten
dennoch die Empfehlung, in der Routine-Therapie, β-Blocker dann einzusetzen,
wenn somatische Angst im Vordergrund steht. Diese Empfehlung ist auch deswe-
gen gerechtfertigt, weil — unter Berücksichtigung der Kontraindikationen für
β-Blocker — die Nebenwirkungen geringer als bei Benzodiazepinen sind.

Methodisch leichter ist der Wirksamkeitsnachweis von β-Blockern bei *einmaligen Angstsituationen,* wie z.B. Examensangst, Rednerangst oder anderen einmaligen Streßsituationen (Übersicht: Kelly 1980). Wenn vor solchen Situationen
über erhebliche Angstreaktionen geklagt wird, ist die Gabe einer einmaligen
niedrigen Dosis von β-Blockern der Verordnung von Benzodiazepinen vorzuzie-
hen. Müdigkeit tritt unter β-Blockern wesentlich seltener als unter Benzodiazepinen auf.

Die Wirkung von β-Blockern bei somatischer Angst und einmaligen Angstsituationen wird auf die periphere β-Rezeptorenblockade zurückgeführt. Neben
dieser physiologischen Wirkung ist gleichzeitig ein psychologischer Effekt anzunehmen: Durch Beeinflussung von Tachykardie und Extrasystolen kann ein
Circulus vitiosus durchbrochen werden, der sonst in angstmachenden Situationen
durch Erwartungshaltung, Übererregung mit z.B. Tachykardie und Extrasystolen
und darauffolgende Angst aufrecht erhalten wird.

3 Medikamentöse Richtlinien für die praktische Anwendung

Für die praktische Anwendung von Benzodiazepinen und β-Blockern können
für die ärztliche Praxis folgende Empfehlungen gegeben werden:
1. Bei sehr schweren Angstzuständen und bei Überwiegen psychischer Angst
   werden Benzodiazepine (z.B. Diazepam, Oxazepam, Lorazepam) gewählt.
2. Bei Überwiegen der somatischen Angst — besonders beim Herzangst-Syndrom — werden zunächst β-Blocker gewählt: z.B. Beginn mit 20 mg Propranolol oder Oxprenolol bis ca. 3×20 mg in der 1. Woche und bis 3×40 mg
   in der 2. und den folgenden Wochen.
3. Bei vorübergehenden einmaligen oder zu erwartenden Angstzuständen können entweder 1–2 h vor dem Ereignis 40 mg Propranolol oder Oxprenolol
   gegeben werden. Vorher sollte ein Versuch mit einer niedrigeren Dosierung
   vorangegangen sein, um festzustellen, wieweit Müdigkeit nach einer einmaligen Applikation auftritt.
4. Bei chronischen Angstzuständen und Verordnung von β-Blockern ist darauf
   zu achten, daß es sich um eine symptomatische Therapie handelt. Wenn
   nach 4 Wochen kein sicherer Erfolg zu beobachten ist und dieser auch nicht
   anhält, muß eine diagnostische und therapeutische Zäsur erfolgen. Längerfri-
   stige Verordnung von β-Blockern und auch Benzodiazepin sollte nur als
   Begleitmedikation bei psychotherapeutischen Maßnahmen erfolgen.
5. Bei Begleitangst, z.B. bei einer endogenen Depression oder Schizophrenie
   werden bei Angstzuständen zunächst Antidepressiva bzw. Neuroleptika einge-

setzt. Kommt es dann zu keiner Angstlinderung, können zusätzlich vorübergehend Benzodiazepine verordnet werden. Steht die Angst ganz im Mittelpunkt der Psychose, können schon frühzeitig Benzodiazepine zusätzlich gegeben werden.

6. Bei Phobien können neben psychotherapeutischen Maßnahmen Antidepressiva, z.B. Imipramin, verordnet werden. Eine Wirksamkeit von β-Blockern konnte bisher nicht gezeigt werden. Die Wirksamkeit von Benzodiazepinen ist unbefriedigend.

7. Bei sich wiederholenden schweren Angstattacken helfen sehr niedrige Dosen Imipramin (10–25 mg täglich). Benzodiazepine haben bei dieser Indikation kaum eine Wirkung, von β-Blockern ist sie nicht gezeigt worden.

8. Bei Verordnung von β-Blockern bei psychiatrischen Indikationen müssen nach vorheriger internistischer Untersuchung die Kontraindikationen (obstruktive Lungenerkrankungen, Herzinsuffizienz, AV-Überleitungsstörungen, Bradykardie, insulinpflichtiger Diabetes, Gravidität) streng beachtet werden. β-Blocker müssen auch nach kurzfristiger Anwendung sehr langsam abgesetzt werden.

Literatur

Benkert O (1978) Indikationen für Beta-Rezeptorenblocker in der Psychiatrie. Internist (Berlin) 19:542–546

Benkert O, Hippius H (1980) Psychiatrische Pharmakotherapie. Ein Grundriß für Ärzte und Studenten, 3. Aufl. Springer, Berlin Heidelberg New York

Benkert O, Holsboer F, Orengo P (1981) Zum Wirksamkeitsnachweis von Antidepressiva. In: Lechner H, Kugler L, Fontanari D (ed) Chronischer Alkoholismus; Depressives Syndrom. Excerpta Med, Amsterdam, pp 102–113

Carranza J (1980) Long term use and abuse of benzodiazepines. Pharmakopsychiatr Neuropsychopharmacol 13:254–258

Floru L (1971) Klinische Behandlungsversuche des lithiumbedingten Tremors durch einen Betarezeptorenantagonisten (Propranolol). Int Pharmacopsychiatry 6:197

Freedman AM (1980) Psychopharmacology and psychotherapy in the treatment of anxiety. Pharmakopsychiatr Neuropsychopharmacol 13:277–289

Granville-Grossman KL, Turner P (1966) The effect of propranolol on anxiety. Lancet II:788

Jefferson JW (1974) Beta-adrenergic receptor blocking drugs in psychiatry. Arch Gen Psychiatry 31:681

Kelly D (1980) Clinical review of beta-blockers in anxiety. Pharmakopsychiatr Neurosychopharmacol 13:259–266

Klein DF, Davis J (1969) Diagnosis and drug treatment of psychiatric disorders. Williams & Wilkins, Baltimore

Lader M (1980) Einige somatische Aspekte der Angst. Nervenarzt 51:1–8

Marks J (1978) The benzodiazepines, use, overuse, misuse, abuse. MTP Press, Lancaster

Michaelis R (1970) Das Herzangstsyndrom. Karger, Basel

Müller AA, Binz U, Wendt G, Stoll K-D (1980) Placebocontrolled comparison of the effects of oxprenolol and diazepam in patients with cardiac neurosis. In: Abstracts of the 12. Congress of the Collegium Internationale Neuro-Psychopharmacologicum Göteborg 1980, Suppl to Prog in Neuropsychopharmacol, p 254

Richter H-E, Beckmann D (1973) Herzneurose, 2. Aufl. Thieme, Stuttgart

Solomon K, Hart R (1978) Pitfalls and prospects in clinical research on antianxiety drugs: Benzodiazepines and placebo. A research review. J Clin Psychiatry 39:823–831

Wheatley D (1977) Beta-adrenergic blocking drugs in anxiety. In: Wheatley D (ed) Stress and the heart. Raven, New York, pp 47–59

Kontraindikationen und Nebenwirkungen von β-Rezeptorenblockern

J. Cyran

1 Einleitung

Bei der Verordnung eines jeden Medikaments gilt der Grundsatz, daß der erhoffte therapeutische Nutzen gegen die möglicherweise auftretenden Nebenwirkungen abzuwägen ist.

Nach der Definition des Arzneimittelgesetzes von 1976 sind Nebenwirkungen die beim bestimmungsmäßigen Gebrauch eines Arzneimittels auftretenden unerwünschten Begleiterscheinungen (§ 4 Abs. 13, Arzneimittelgesetz, 1976). In „bestimmungsmäßigem Gebrauch" sind dabei vom Gesetzgeber gezielte Indikationsstellung und individuelle Dosierung eingebunden.

Nebenwirkungen von β-Rezeptorenblockern werden in spezifische, unspezifische und substanzspezifische Nebenwirkungen unterteilt.

Unter spezifischen Nebenwirkungen versteht man die Nebenwirkungen, die auf die Blockade der β-Rezeptoren zurückzuführen sind.

Unter unspezifischen Nebenwirkungen versteht man Nebenwirkungen, die sich nicht auf die Hemmung der β-Rezeptoren zurückführen lassen und deshalb nicht voraussehbar sind.

Unter substanzspezifischen Nebenwirkungen werden Nebenwirkungen verstanden, die nicht auf die Hemmung der β-Rezeptoren zurückzuführen sind, sondern nur bei Gebrauch einer bestimmten Einzelsubstanz auftreten (Typ Practolol).

Zur Identifizierung der Natur und Häufigkeit von Nebenwirkungen, die bei der Behandlung mit β-Rezeptoren auftreten, wurden umfassende klinische Studien durchgeführt. Groß angelegte Studien mit 800 hospitalisierten Patienten für Propranolol, 199 Patienten für Practolol und 4400 Patienten für Oxprenolol ergaben übereinstimmend, daß bei etwa 10% der mit β-Rezeptorenblockern behandelten Patienten mit Nebenwirkungen zu rechnen ist [3]. Das ist im Vergleich zu den Nebenwirkungsraten anderer Substanzgruppen, insbesondere von Antihypertensiva (18–42%), eine verhältnismäßig geringe Zahl. Allerdings muß beim Vergleich von Nebenwirkungsraten berücksichtigt werden, wie der Fragebogen angelegt war, ob z.B. Patienten Nebenwirkungen berichtet haben oder gezielt befragt wurden.

Das Boston Collaborative drug surveillance program, das bei 800 hospitalisierten Propranolol-behandelten Patienten durchgeführt wurde, wies bei 10 Patienten (1,3%) lebensbedrohliche Nebenwirkungen und bei 69 Patienten (8,6%) nicht lebensbedrohliche Nebenwirkungen auf (Tabelle 1). Lebensbedrohliche Schockzustände waren bei 5 Patienten, ein Lungenödem bei 3 Patienten, ein

Tabelle 1. β-Rezeptorenblocker (Propranolol). Boston collaborative drug surveillance program (1978). Nebenwirkungen bei 800 Hospitalisierten Patienten

	Patienten	
	n	%
Lebensbedrohlich		
Schock	5	0,6
Bradykardie mit Angina pectoris	1	0,1
Lungenödem	3	0,4
AV-Block III. Grads	1	0,1
	10	1,3
Nicht lebensbedrohlich		
Bradykardie	17	2,1
Hypotonie mit Synkope	16	2,0
Herzinsuffizienz	9	1,1
Gastrointestinale Störungen	9	1,1
ZNS-Beschwerden	9	1,1
Asthma bronchiale	4	0,5
AV-Block [2:1]	1	0,1
Erythem, Fieber	3	0,4
Anstieg des Phenytoinspiegels	1	0,1
	69	8,6
Total	79	9,9

AV-Block III. Grades und eine Bradykardie schwersten Ausmaßes, verbunden mit Angina pectoris, bei je einem Patienten aufgetreten. Die nicht lebensbedrohlichen Nebenwirkungen bestanden in Bradykardie, Herzinsuffizienz, Hypotonie, gastrointestinalen Störungen und zentral-nervösen Beschwerden.

Chemisch leiten sich alle β-Rezeptorenblocker vom Isoprenalin ab. Die Affinität zum β-Rezeptor wird durch die N-Isopropyl-Äthanolamin-Struktur bestimmt, die durch einen Butylsubstituenten wie z.B. in Bupranolol oder Bunitrolol verstärkt wird (Abb. 1). Die Seitenkettenaffinität, meist ein substituierter aromatischer Rest, bestimmt die pharmakokinetischen, β_1-selektiven, intrinsischen und unspezifischen Membranwirkungen. Der experimentell gesicherten, unspezifischen Membranwirkung kommt unter klinischen Bedingungen keine Bedeutung zu.

Differentialtherapeutische Bedeutung haben die unterschiedlichen pharmakokinetischen Eigenschaften der β-Rezeptorenblocker. Die lipophilen Eigenschaften von β-Rezeptorenblockern sind eng mit deren unspezifischen Wirkungen korreliert. Alle β-Rezeptorenblocker werden nach oraler Einnahme zu 70–90% resorbiert. In Abhängigkeit von ihrer Lipophilität werden die einzelnen β-Rezeptorenblocker überwiegend hepatisch metabolisiert (Propranolol, Bupranolol, Alprenolol, Metoprolol, Oxprenolol) oder vorwiegend glomerulär filtriert und damit renal eliminiert (Atenolol, Nadolol, Sotalol). Bei Niereninsuffizienz werden

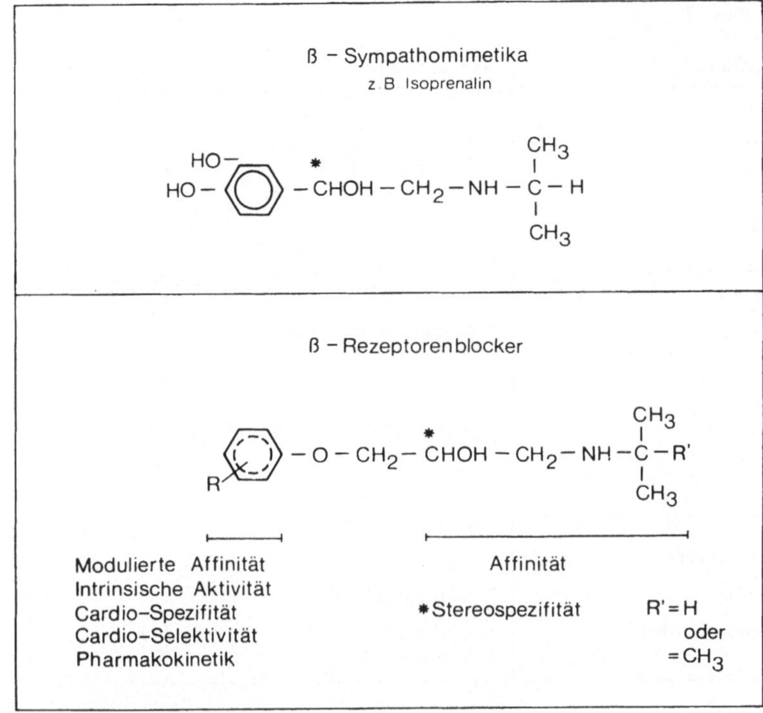

Abb. 1. Chemische Konstitution und Wirkung von β-Rezeptorenblockern [4]

vorwiegend renal eliminierte β-Rezeptorenblocker verzögert ausgeschieden, während bei Störungen der Leberfunktion — auch bei vermindertem Durchflußvolumen — die Metabolisierung lipophiler β-Rezeptorenblocker verzögert ist. Lipophile β-Rezeptorenblocker unterliegen einem weit höheren first pass effect als gering lipophile β-Rezeptorenblocker und haben damit eine geringere Bioverfügbarkeit. Nach der ersten Leberpassage erreichen nur ca. 10% des oral applizierten Alprenolol, 30% des Propranolol, aber 100% des Sotalol den großen Kreislauf. Dieser first pass effect ist abhängig von Lebensalter, Leberdurchflußrate und der Interaktion mit anderen Medikamenten.

1.1 Spezifische Wirkung von β-Rezeptorenblockern

Die spezifische Wirkung von β-Rezeptorenblockern im einzelnen Organ ist abhängig von der Anzahl der Rezeptoren im Organ, d.h. der Rezeptordichte, dem organspezifischen Verhältnis von α- zu β-Rezeptoren, β_1- zu β_2-Rezeptoren sowie dem Ausmaß der sympathischen Stimulation. Ausdrücklich muß festgestellt werden, daß absolute Organspezifitäten für β_1- oder β_2-Rezeptoren nicht existent sind.

Entsprechend dem unterschiedlichen Verteilungsmuster von β_1- zu β_2-Rezeptoren lassen sich β_1-typische und β_2-typische Organsysteme unterscheiden (Tabelle 2). Beispiel eines β_1-typischen Organes ist das Herz, weswegen eine Blok-

Tabelle 2

Lokalisation	Rezeptorfunktion	Blockade
β_1-Typ Herz	↑ Frequenz Kontraktilität Leitungsgeschwindigkeit	↓
Niere		
Juxtaglomerulärer Apparat	↑ Reninfreisetzung	↓
Noradrenerge Nervenendigung	↑ Noradrenalinfreisetzung	↓
β_2-Typ Gefäße Bronchialtrakt Uterus	↓ Tonus der glatten Muskulatur	↑
Pankreas [β-Zellen]	↑ Insulinfreisetzung (?)	↓
Fettgewebe	↑ Lipolyse (?)	↓
Leber	↑ Glykogenolyse (?)	↓
Skelettmuskel	↑ Glykogenolyse (?) ↑ Tremor	↓

kade der kardialen β-Rezeptoren zu einer Abnahme von Herzfrequenz, AV-Überleitungszeit und Kontraktilität führt. Wichtigstes β_2-typisches Organ ist der Bronchialtrakt. Durch β_2-Blockade wird eine cholinerge oder histaminerg bedingte broncho-konstriktorische Wirkung demaskiert.

1.2 Spezifische Nebenwirkungen

Spezifische Nebenwirkungen sind entsprechend der pharmakologischen Wirkung der β-Rezeptorenblocker auf β_1- und β_2-Rezeptoren in ihrem Pathomechanismus nachvollziehbar und deshalb häufig voraussehbar. Deshalb kann der prozentuale Anteil spezifischer Nebenwirkungen bei sorgfältiger Auswahl der Patienten und unter Beachtung der Kontraindikationen einer β-Rezeptorenbehandlung niedrig gehalten werden [2].

Lebensbedrohliche spezifische Nebenwirkungen sind meist durch myokardiales Pumpversagen, Herzrhythmusstörungen oder eine akute respiratorische Insuffizienz verursacht (Tabelle 3).

Tabelle 3. β-Rezeptorenblocker. Spezifische Nebenwirkungen

Lebensbedrohlich:
  Akutes Linksherzversagen (Lungenödem)
  Herzinsuffizienz
  Herzrhythmusstörungen (Bradykardie, sinuatrialer Block)
  Hypotonie
  Bronchospasmus

1.3 Herz-Kreislauf-System

Bei drohender oder manifester Herzinsuffizienz werden katecholamininduzierte adrenerge Kompensationsmechanismen herangezogen. Mit einer akuten Verschlechterung der Pumpfunktion des Herzens muß deshalb gerechnet werden, wenn

1. das notwendige Herzzeitvolumen nur durch eine Herzfrequenzsteigerung aufrecht erhalten werden kann und der negativ chronotrope Effekt der β-Rezeptorenblockade zu einer Frequenzverlangsamung mit konsekutiv abfallendem Herzzeitvolumen führt,

2. die adrenerg induzierte myokardiale Kontraktilitätssteigerung infolge β-Sympathikolyse abnimmt oder

3. die Hemmung der peripheren β_2-Rezeptoren zu einem relativen Überwiegen der α-Rezeptoren mit Zunahme des peripheren Systemwiderstands und dementsprechend zu einer Steigerung der myokardialen Nachlast führt. Mit dieser Nebenwirkung ist insbesondere bei Patienten mit Phäochromozytom, also erhöhten Plasmakatecholaminspiegeln, zu rechnen.

Aus diesen Wirkungsmechanismen ergibt sich, daß mit kardialen Nebenwirkungen fast ausschließlich bei Patienten mit manifester oder kompensierter Herzinsuffizienz zu rechnen ist. Außerdem wird verständlich, daß diese Nebenwirkungen schon nach einer kleinen Initialdosis auftreten können. In fraglichen Fällen empfiehlt sich daher ein Beginn der β-Rezeptorenblockertherapie mit einer sehr niedrig gewählten Dosis (z.B. 10 mg Propranolol, ggf. erst nach Applikation eines Diuretikums und nach Digitalisierung).

Die negativ chronotrope und negativ dromotrope Wirkung von β-Rezeptorenblockern kann sowohl zu einer pathologischen Bradykardie wie auch zum Auftreten von Überleitungsstörungen bis zum höhergradigen AV-Block führen. Diese Nebenwirkung tritt vor allem bei Patienten mit kompensatorisch erhöhtem sympathischem Antrieb auf, d.h. vor allem bei solchen Patienten, bei denen bei vorgeschädigtem Reizleitungssystem eine normale AV-Überleitungzeit nur unter erhöhter adrenerger Aktivität aufrecht erhalten werden kann.

Auch bei Substanzen mit intrinsischer Aktivität (Pindolol, Oxprenolol, Alprenolol) muß mit dem Auftreten von Sinusbradykardie oder AV-Blockierungen gerechnet werden, solange die Therapie bei vorgeschädigtem Reizleitungssystem begonnen wird. Trotzdem sollte, wenn man sich bei solchen Patienten zu einer β-Rezeptorenblockertherapie entschließt, für diese Behandlung ein β-Rezeptorenblocker mit intrinsischer Aktivität gewählt werden. Gleichzeitig muß eine sorgfältige Überwachung dieser Patienten gewährleistet sein.

1.4 Bronchialsystem

Endogene Katecholamine führen durch dauernde Stimulation der β_2-Rezeptoren zu einer Dilatation der glatten Bronchialmuskulatur. Im Vordergrund unerwünschter Nebenwirkungen infolge Blockade der β_2-Rezeptoren steht daher eine Erhöhung des Atemwegswiderstands, die auch beim Gesunden nachweisbar ist. Gefürchtet ist vor allem die Auslösung eines akuten Asthmaanfalls beim Asthmatiker. Auch bei Patienten mit chronisch-obstruktiven Lungenerkrankungen ist die Auslösung einer akuten respiratorischen Insuffizienz infolge β-Rezeptorenblockertherapie möglich.

Mit der Entwicklung sog. β_1-selektiver β-Rezeptorenblocker war die Hoffnung verbunden, daß deren Wirkung auf die β_2-Rezeptoren geringer ist, zumal viele der unerwünschten Nebenwirkungen durch die β_2-Rezeptorenblockade hervorgerufen werden. Zwischenzeitlich hat sich jedoch herausgestellt, daß bei höherer Dosierung die sog. kardioselektiven β_1-Rezeptorenblocker (Atenolol, Metoprolol, Sotalol) auch zu einer Blockade der β_2-Rezeptoren führen, vergleichbar Bupranolol oder Propranolol.

Trotzdem sollte bei Patienten mit obstruktiven Lungenwegserkrankungen, bei denen eine Therapie mit β-Rezeptorenblockern notwendig ist, diese mit β_1-Rezeptorenblockern begonnen werden, da zum einen die Zunahme des Atemwegswiderstands geringer ist als beim Einsatz nicht β_1-selektiver β-Rezeptorenblocker und zum anderen sich die Komplikation einer plötzlichen Zunahme des Atemwegswiderstands mit selektiven β_2-Stimulatoren wie Fenoterol, Salbutamol rascher und gezielter therapieren läßt.

1.5 Nicht lebensbedrohliche spezifische Nebenwirkungen (Tabelle 4)

Das Auftreten oder die Verstärkung peripherer Durchblutungsstörungen wie Claudicatio intermittens, Raynaud-Phänomen oder kalter Extremitäten wird auf die Hemmung der gefäßdilatierenden β_2-Rezeptoren und das konsekutiv relative Überwiegen der α-Rezeptoren zurückgeführt. Eine Blockierung der β_2-Rezeptoren durch β-Blocker kann zu einer arteriellen Vasokonstriktion führen. Als Ursache für eine eintretende periphere Vasokonstriktion muß auch eine Abnahme des Herzzeitvolumens diskutiert werden, da nach unseren persönlichen Erfahrungen unter β_1-Rezeptoren Nebenwirkungen der peripheren Gefäße nicht weniger häufig auftreten als bei Verwendung von sog. nicht selektiven β-Blockern [2].

Tabelle 4. β-Rezeptorenblocker. Spezifische Nebenwirkungen

Nicht lebensbedrohlich:
  Periphere Durchblutungsstörungen
    Claudicatio intermittens
    Raynaud-Phänomen
    Kalte Extremitäten
  Hypoglykämie
  Gastrointestinale Beschwerden (Diarrhoe, Abdominalkoliken)
  Muskelkrämpfe der Skelettmuskulatur
  Hypertonie (z.B. bei Phäochromozytom)

1.6 Gastrointestinale Nebenwirkungen

Gastrointestinale Nebenwirkungen manifestieren sich meist als Folge des Überwiegens motilitätssteigernder vagaler Impulse an der glatten Muskulatur des Magen-Darm-Trakts nach β-Rezeptorenblockade als Diarrhoe oder kolikartige Leibschmerzen, die meist nur passager auftreten und nur in seltenen Fällen eine Unterbrechung der Therapie notwendig machen.

1.7 Glukosestoffwechsel

β-Rezeptoren spielen in der Regulation vieler Stoffwechselvorgänge eine wichtige Rolle. Klinische Bedeutung hat vor allem eine gesteigerte Hypoglykämieneigung, besonders bei Diabetikern, Kindern und fastenden Erwachsenen. Schwere hypoglykämische Reaktionen wurden vor allem bei Diabetikern beschrieben, die mit Insulin oder oralen Antidiabetika behandelt wurden. β-Rezeptorenblocker hemmen die Glykogenolyse in der Skelettmuskulatur und der Leber, was den physiologischen Kompensationsmechanismus bei drohender Hypoglykämie, die Glukosefreisetzung aus Glykogen, empfindlich stört. Zusätzlich sind β-Blockerbehandelte Diabetiker dadurch gefährdet, daß die eine Hypoglykämie begleitenden Warnsymptome wie Schwindel, Tachykardie oder Zitterigkeit infolge des gehemmten sympathischen Antriebs nicht oder nur vermindert auftreten.

Wegen der β_2-Rezeptorenabhängigkeit der Glukosemobilisation sollten bei Diabetikern β_1-selektive Blocker bevorzugt eingesetzt werden [1].

1.8 Unspezifische und nicht sicher spezifische Nebenwirkungen (Tabelle 5)

Unspezifische Nebenwirkungen lassen sich nicht mit der Blockade von β-Rezeptoren erklären und sind deshalb nicht voraussehbar. Zentral-nervöse Störungen, die zu Beginn einer β-Rezeptorenblockertherapie gelegentlich geklagt werden, wie Kopfschmerzen, Müdigkeit, Schwindel, Schlaflosigkeit oder Parästhesien, können auch mit den hämodynamischen Veränderungen, vor allem auf das verminderte Herzzeitvolumen, in Zusammenhang gebracht werden. Anlaß für ein Absetzen der β-Rezeptorenblocker sind diese Beschwerden zumeist nicht, zumal sie überwiegend nur in der Initialphase der Behandlung auftreten.

Endogene Depressionen verschlechtern sich häufig unter einer β-Rezeptorenblockertherapie, weswegen β-Rezeptorenblocker bei derartigen Krankheitsbildern nur in Zusammenarbeit mit einem Psychiater verabreicht werden sollten. Somatisierte Beschwerden, insbesondere Angstsyndrome, erfahren unter β-Rezeptorenblockern häufig eine überraschende Besserung.

Nur für Bupranolol liegen bisher Untersuchungen bei einer größeren Patientenzahl für das Auftreten zentral-nervöser Nebenwirkungen vor (15%). Bei der Einordnung dieser Zahl (15%) muß berücksichtigt werden, daß bei diesen Patienten gezielt nach zentral-nervösen Nebenwirkungen gefragt wurde.

Tabelle 5. β-Rezeptorenblocker. Unspezifische und nicht sicher spezifische Nebenwirkungen

---

Zentralnervöse Störungen:
  Schlaflosigkeit, Kopfschmerzen, Depression, Müdigkeit, Alpträume, Parästhesien, Schwindel

Gastrointestinale Störungen:
  Übelkeit, Obstipation, Mundtrockenheit

Hautreaktionen:
  Erythem, Urticaria, Haarausfall, maculo-papulöses Exanthem

Neuromuskuläre Störungen:
  Muskelkrämpfe, Muskelschwäche

Störungen des Hämatopoetischen Systems
  Thrombopenie, Leukopenie, hämolytische Anämie

1.9 Gastrointestinale Störungen

Unspezifische gastrointestinale Störungen wie Übelkeit, Obstipation oder Mundtrockenheit werden in unterschiedlicher Häufigkeit beobachtet. Unter Propranolol wurden unspezifische gastrointestinale Störungen in 2 bzw. 11% aller Fälle beobachtet, unter Oxprenolol in 5%.

1.10 Hauterscheinungen

Hauterscheinungen wurden bisher ausschließlich als Einzelbeobachtungen mitgeteilt. Dabei handelt es sich um reversible allergische Erscheinungen wie Erytheme, Urticaria, maculo-papulöse Exantheme oder das Auftreten einer Alopezie.

1.11 Neuro-muskuläre Störungen

Als seltene Nebenwirkungen sind Muskelschwäche und Muskelkrämpfe nach Beginn einer β-Rezeptorenblockertherapie berichtet worden. Als Ursache der Muskelkrämpfe wird eine periphere Wirkung der β-Rezeptorenblocker mit hoher β_2-Affinität auf die Muskelspindeln der quergestreiften Muskulatur diskutiert. Für diese Theorie spricht, daß nur β-Rezeptorenblocker mit β_2-Affinität einen durch β_2-Sympathikomimetika hervorgerufenen Tremor der Skelettmuskulatur zu bessern vermögen. Ursache der Muskelschwäche könnte eine Hemmung der Muskelkontraktion mit Zunahme der Muskelreflexzeit sein, wie sie für Propranolol beschrieben wurde.

1.12 Haematopoetisches System

Einzelbeobachtungen berichten von Thrombozytopenie, thrombozytopenischer Purpura, Leukozytopenie und hämolytischer Anämie. Auch über eine möglicherweise durch Propranolol induzierte Störung der Thrombozytenfunktion und einen Fall von Agranulozytose wurde in Zusammenhang mit der Applikation von Propranolol berichtet. Ausdrücklich muß jedoch festgestellt werden, daß ein sicherer Zusammenhang zwischen β-Rezeptorenblockertherapie und pathologischen Veränderungen des hämatopoetischen Systems bisher nicht gesichert wurde.

2 Absolute Kontraindikationen (Tabelle 6)

Aus der spezifischen Wirkung der β-Rezeptorenblocker lassen sich die absoluten Kontraindikationen für eine Behandlung mit β-Rezeptorenblockern ableiten. Es sind dies eine manifeste Herzinsuffizienz, die kompensatorisch eines maxima-

---

Tabelle 6. β-Rezeptorenblocker. Absolute Kontraindikationen

Manifeste Herzinsuffizienz
Sinusknoten-Syndrom
Sinuatrialer Block
AV-Block II. und III. Grads
Asthma bronchiale
Schwere Bronchialobstruktion
Phäochromozytom*

* erst nach α-Blockade

len sympathischen Antriebs bedarf, ein Sick-Sinus-Syndrom wegen der Gefahr eines Sinusknotenarrests, ein sinuatrialer Block und ein höhergradiger AV-Block wegen der Gefahr der Suppression tertiärer Reizzentren, ein Asthma bronchiale oder das Vorliegen einer schweren Bronchialobstruktion sowie das Vorhandensein eines Phäochromozytoms. Bei Bestehen einer Gravidität verbieten sich β-Rezeptorenblocker infolge der Stimulation von Wehentätigkeit nach Hemmung der β_2-Rezeptoren des graviden Uterus.

2.1 Relative Kontraindikationen (Tabelle 7)

Entschließt man sich trotz obstruktiver Bronchitis zu einer Therapie mit β-Rezeptorenblockern, empfiehlt sich diese mit einem sog. β_1-selektiven β-Rezeptorenblocker, niedrig dosiert und unter Überwachung durchzuführen. Es sollte ggf. eine Kombinationsbehandlung mit einem β_2-Stimulatur wie Fenoterol, Salbutamol oder Terbutalin durchgeführt werden.

Bei Herzinsuffizienz können β-Rezeptorenblocker nach vorheriger Applikation von Diuretika, Vasodilatantien und ggf. zusätzlicher Digitalisierung appliziert werden. Hier empfiehlt sich ein β_1-selektiver β-Rezeptorenblocker.

Bei Patienten mit Sinusbradykardie oder AV-Block I. Grads sollten β-Blocker mit intrinsischer Aktivität bevorzugt werden.

Sofern die Verschlechterung oder das Auftreten einer Claudicatio intermittens bzw. einer Raynaud-Symptomatik nicht auf die Abnahme des Herzzeitvolumens zurückzuführen ist, empfiehlt sich die Behandlung mit β_1-selektiven β-Rezeptorenblockern.

Wegen der β_2-Rezeptorenabhängigkeit der Glukosemobilisierung sollten bei Diabetikern β_1-selektive β-Rezeptorenblocker verwendet werden.

Bei Thyreotoxikose müssen β-Rezeptorenblocker mit intrinsischer Aktivität vermieden werden.

Tabelle 7. β-Rezeptorenblocker. Relative Kontraindikationen

Relative Kontraindikation	Therapieempfehlung
Obstruktive Bronchitis	β_1-selektive Blocker Niedrige Dosierung, Überwachung, Kombination mit β_2-Stimulator
Herzinsuffizienz	Vorbehandlung mit Diuretika, Vasodilatantien und Digitalis, β_1-selektive Blocker
AV-Block I. Grads	β-Blocker mit intrinsischer Aktivität
Claudicatio intermittens Raynaud-Symptomatik	β_1-selektive Blocker
Diabetes mellitus	β_1-selektive Blocker
Thyreotoxikose	β-Blocker ohne intrinsische Aktivität

2.2 Antidote (Tabelle 8)

Treten trotz sorgsamer Auswahl der Patienten und unter Berücksichtigung bzw. Abwägung absoluter oder relativer Kontraindikationen schwerwiegende Nebenwirkungen infolge einer Therapie mit β-Rezeptorenblockern auf, so stehen als Antidote mehrere Substanzgruppen zur Verfügung.

Bei Auftreten einer schweren Herzinsuffizienz empfiehlt sich eine Therapie mit β-Stimulatoren wie z.B. dem fast selektiven β_1-Stimulator Dobutamin. Alle Katecholamine müssen als Dauerinfusion verabreicht werden. Besteht die Herzinsuffizienz trotz Infusion und Katecholaminen weiter, kann zusätzlich Glukagon i.v. appliziert werden, da Glukagon eine direkte positiv inotrope Wirkung auf das Myokard hat.

Bei Bradykardie oder höhergradigem AV-Block ist Atropin (i.v.) das Mittel der Wahl. Die Indikation zur passageren Schrittmacherimplantation ist großzügig zu stellen.

Bei Auftreten eines Bronchospasmus ist ein β_2-Stimulator wie Fenoterol, Salbutamol oder Terbutalin das Mittel der Wahl. Auch Aminophyllin i.v. kann versucht werden.

Bei Blutdruckkrisen, die unter β-Rezeptorenblockertherapie auftreten, haben sich α-Rezeptorenblocker wie Phentolamin besonders bewährt.

Tabelle 8. β-Rezeptorenblocker. Antidote

Nebenwirkung	Antidot	Nebenwirkung	Antidot
Herzinsuffizienz	Dobutamin	AV-Blockierung	Schrittmacher
	Glucagon		
	Digitalis	Bronchospasmus	Salbutamol
			Terbutalin
Bradykardie	Atropin		Fenoterol
	Schrittmacher		
		Hochdruckkrise	Phentolamin

3 Schlußfolgerungen

Die durch β-Rezeptorenblocker hervorgerufenen ernsthaften Nebenwirkungen sind vorwiegend spezifische, voraussehbare Nebenwirkungen. Die klinische Erfahrung hat gezeigt, daß auch bei Verwendung von sog. kardioselektiven β_1-Rezeptorenblockern Nebenwirkungen auftreten können, die auf einer Blockade der β_2-Rezeptoren beruhen. Das ist einerseits darauf zurückzuführen, daß keine absoluten Organspezifitäten für β_1- und β_2-Rezeptoren bestehen, und andererseits darauf, daß die β_1-Rezeptorenselektivität dosisabhängig ist und schon bei üblicher klinischer Dosierung verschwindet. Trotzdem sind an einen idealen β-Rezeptorenblocker folgende Forderungen zu stellen: er sollte ohne substanzspezifische Toxizität und von hoher β_1-Selektivität sein. Er sollte keine intrinsische Aktivität und keine unspezifische Membranwirkung besitzen. Zusätzlich sollte er eine hohe Bioverfügbarkeit und damit gleichmäßige Plasmaspiegel gewährleisten.

Literatur

1. Conolly ME, Kersting F, Dollery CT (1976) The clinical pharmakology of beta-adrenoceptor-blocking drugs. Prog Cardiovasc Dis 19:203
2. Cyran J (1979) Nebenwirkungen bei der Therapie mit Beta-Rezeptorenblockern. In: Bolte H-D (Hrsg) Therapie mit Beta-Rezeptorenblockern. Springer, Berlin Heidelberg New York, S 89
3. Frishman W, Silverman R, Strom J, Elkayam U, Sonnenblick E (1979) Clinical pharmakology of the new beta-adrenergic blocking drugs, part 4. Adverse effects. Choosing a β-adreoreceptor blocker. Am Heart J 98:256
4. Palm D (1977) Adrenerge β-Rezeptoren und B-Rezeptorenblocker. In: Hierholzer K, Rietbrock N (Hrsg) Berliner Seminar. Perimed, Erlangen, S 3

Zusammenfassung von Diskussionsbeiträgen

Red. von H.-D. Bolte und A. Schrey

Die Autoren dieses Buches haben nach Beendigung der Tagung viele Anregungen aus der Diskussion in ihren Beiträgen berücksichtigt. Damit hat sich eine an den Wortlaut haltende Wiedergabe der Diskussion im Anschluß an die einzelnen Beiträge erübrigt. Im Folgenden sollen daher lediglich einige zusätzliche Gesichtspunkte aus der Diskussion in Form einer inhaltlichen Zusammenfassung dargestellt werden. Damit wurde das Ziel verfolgt, die Fülle der Anregungen, Überlegungen und faktischen Details überschaubar zu machen.

Schilddrüsenhormone und Herzhypertrophie

Nach mündlichen Mitteilungen von Olsen wurden in England und von Kuhn auch in der Düsseldorfer Klinik hypertrophisch obstruktive Kardiomyopathien zusammen mit einer Hyperthyreose gehäuft beobachtet. Experimentelle Untersuchungen mit Triac (Tri-Jod-Acet-Essigsäure) unterstützen den Verdacht, daß Schilddrüsenhormone für die Ausbildung einer Herzhypertrophie eine pathogenetische Rolle spielen können, wobei auch an eine erhöhte Ansprechbarkeit des Myokards (z.B. erhöhte Anzahl von Rezeptor-Bindungsstellen) zu denken ist.

First-pass Effekt von Propranolol: In Abhängigkeit von der hepatischen Durchblutung unterliegt die Pharmakokinetik von Propranolol deutlichen Unterschieden. In diesem Sinne ist auch zu verstehen, daß die chronische Applikation von Propranolol eine Verdoppelung der Plasmahalbwertszeit zur Folge haben kann. Unabhängig davon kann bei gleichzeitiger Beta-Rezeptorenblockade auch die Pharmakokinetik anderer pharmakologisch wirksamer Substanzen beeinflußt werden, wie z.B. eine Reduktion der Lidocain-Clearance. Dies hat eine praktische Bedeutung, da beim Myokardinfarkt die gleichzeitige Anwendung dieser Pharmaka in der klinischen Praxis geübt wird.

Biologische Rhythmen führen in unterschiedlicher Ausprägung zu einer Veränderung der Wirksamkeit von Pharmaka: Die Ursache dafür sind z.B. eine unterschiedliche Schmerzempfindlichkeit oder eine unterschiedliche Neigung zu Asthma-bronchiale-Symptomatik.

Außerdem ist zu vermuten, daß auch die Anzahl von Beta-Rezeptoren bezogen auf die Zelloberfläche tagesrhythmischen Schwankungen unterliegt, wodurch die Wirksamkeit von Beta-Rezeptorenblockern ebenfalls in unterschiedlicher Weise beeinflußt werden könnte.

Beta-Rezeptorenblocker: Alternativen

Die Anwendung von Verapamil stellt bei akuten supraventrikulären Tachykardien eine Alternative zur Anwendung von Beta-Rezeptorenblockern dar, wenn es darum geht, eine Zunahme der AV-Blockierung und eine Überführung in

Sinusrhythmus zu erreichen. Unter dem Gesichtspunkt einer Verwendung dieses Pharmakons in der Intensivmedizin hat Verapamil wegen der kürzeren Halbwertzeit unter Umständen Vorteile bei intravenöser Applikation. Dieser Gesichtspunkt erscheint deshalb besonders wesentlich, weil supraventrikuläre Tachykardien und auch das paroxysmale Vorhofflimmern Erscheinungsformen eines Sinusknotensyndroms sein können. Ein Sinusknotensyndrom gilt aber wegen der Gefahr einer kritischen pathologischen Bradykardie als Kontraindikation für die Anwendung von Beta-Rezeptorenblockern.

Von Kewitz wurde auf der Grundlage eigener Beobachtungen darauf hingewiesen, daß eine Kombination von Verapamil zu einer erhöhten Rate von Digitalis-Intoxikationen führen kann (26% anstelle von 11%) bei alleiniger Anwendung von Verapamil. Der Mechanismus dieser Interaktion ist bisher nicht geklärt.

Beta-Rezeptorenblockade bei Hyperthyreose

Die Symptome einer Hyperthyreose werden durch Beta-Rezeptoren-Blocker in ihrer Ausprägung deutlich reduziert. Die Bedeutung dieser Wirkung besteht darin, daß bis zur Wirksamkeit einer thyreostatischen Therapie bei Hyperthyreose auch die Gefahr einer thyreo-toxischen Krise verringert werden kann. Unter Propranolol wurde ein Anstieg von Reverse „T3" bei Hyperthyreose beobachtet. TSH-Werte werden unter Beta-Rezeptorenblocker bei Hyperthyreose nicht beeinflußt.

Sollte die Notwendigkeit einer Beendigung einer Beta-Rezeptorenblocker-Therapie gegeben sein, ist im Verdachtsfall die Bestimmung von T3 und T4 ratsam, da im Rahmen einer Langzeit-Therapie eine Hyperthyreose durch eine gleichzeitige Beta-Rezeptorenblocker-Therapie maskiert sein kann.

Beta-Rezeptorenblocker und Koronarspasmen

Die langjährigen Erfahrungen mit einer Beta-Rezeptorenblocker-Therapie bei koronaren Herzerkrankungen lassen unter diesen Umständen ein Auftreten einer Angina pectoris auf dem Boden von koronaren Spasmen nicht sehr wahrscheinlich erscheinen. Dennoch ist zur Zeit die Möglichkeit von Spasmen als Ursache von Angina-pectoris-Symptomen ein wichtiger Diskussionspunkt. Eine generelle Empfehlung, Beta-Rezeptorenblocker bei Angina-pectoris-Symptomatik nicht mehr zu verwenden, ist nicht gerechtfertigt. Bei Hinweisen für die sogenannte Prinzmetal-Angina (reversible ischämische elektrokardiographische Veränderungen ohne Anstieg der Kreatinphosphokinase nach Ausschluß einer koronaren Makroangiopathie) erscheint es ratsam, Vasodilatatoren vom Typ Nifedipin, Nitroglycerin oder Isosorbiddinitrat zu bevorzugen.

Myokardprotektion

Untersuchungen beim akuten Myokardinfarkt mit Beta-Rezeptoren-Blockern machen es wahrscheinlich, daß bei nur geringen Störungen der Ventrikelhämodynamik im Rahmen eines Myokardinfarktereignisses die Anwendung von Beta-Rezeptorenblockern unerwünschte katecholaminerge Auswirkungen bei erhöhten Katecholaminspiegeln verhindert. Bei niedrigem hämodynamischen Schweregrad ist das Risiko einer kritischen Verschlechterung der Pumpfunktion durch Beta-Rezeptorenblocker gering. Kontrollierte Studien über die Effizienz einer

Beta-Rezeptorenblockade beim akuten Myokardinfarkt stehen aber auch hinsichtlich der Verhinderung von rhythmologischen Komplikationen noch aus.

Für die Behandlung der koronaren Herzerkrankung besteht der Fortschritt einer Beta-Rezeptorenblockade auch darin, daß eine Präzisierung der Operations-Indikation zu koronar-chirurgischen Eingriffen sich in der letzten Zeit herausgestellt hat. Dennoch hat die Zahl der koronar-chirurgischen Operationen insgesamt eher nicht abgenommen. Als ein Grund hierfür muß die sorgfältigere Untersuchung einschließlich Koronarangiographie von Patienten mit koronarer Herzkrankheit angesehen werden, so daß deshalb heute eher häufiger die Indikation zur Koronarangiographie gestellt wird als in früheren Jahren.

Randomisierte Studien

Die Kritik an den Resultaten von kontrollierten, randomisierten Langzeitstudien ist für den Einzelfall darin zu suchen, daß ärztliche Erfahrungen und Entscheidungsprozesse sich immer nur an dem einzelnen Problem des einzelnen Kranken ausrichten.

Um ein derartiges Vorgehen als Methode zu beschreiben, wäre es nötig, wie von Überla berichtet wurde, eine Kodifizierung von konsensfähigen ärztlichen Erfahrungen zu erfassen. Innerhalb überschaubarer Zeiträume kann dann entschieden werden, welche ärztlichen Erfahrungen konsensfähig sind. In bezug auf die Behandlung des akuten Myokardinfarktes mit Beta-Rezeptorenblockern liegt kein solcher Konsens vor. Die Anwendung von konsensfähigen Erkenntnissen auf dem Einzelfall wird weiterhin dadurch problematisch, daß zusätzliche Variablen, die in Studien nicht berücksichtigt sind, gegeben sein können.

Es wurde auf das Problem aufmerksam gemacht, daß in der amerikanischen Studie des Coronary Drug Project über Clofibrat nichts zur Patienten-Einnahmezuverlässigkeit und deren Einflüsse auf die Resultate bekannt ist. Es wurde Übereinstimmung erzielt, daß man bei derartigen Studien vor Beginn Compliance-Messungen durchführen sollte. Die genannte Studie hat nach Ansicht des Statistikers außerdem noch den Nachteil, daß eine Auslese der Patienten dadurch erfolgt war, daß der erste Myokardinfarkt schon längere Zeit zurücklag. Außerdem sind ganz allgemein in zahlreichen Langzeitstudien Gesichtspunkte wie Nebenwirkungen, Selektionierung des Krankengutes, Geschlechterverteilung zu wenig berücksichtigt.

Seltenere Indikationen

Die Anwendung von Beta-Rezeptorenblockern zur Behandlung von Angstsyndromen führt gelegentlich zu einer Müdigkeit. Es kann bisher nicht entschieden werden, ob die Beseitigung der Angst eine direkte psycho-therapeutische pharmakologische Wirkung ist oder ob das Verschwinden von angsterzeugenden Symptomen wie z.B. Palpitationen Angst mindern. Die Verwendung von Beta-Rezeptorenblockern bei psychischen Belastungen (Auftritte von Schauspielern, Sängern, bei Examenskandidaten) ist umstritten. Im problematischen Fall sollten aber Beta-Rezeptorenblocker Benzodiazepinen vorgezogen werden, da bei letzteren das Risiko einer Abhängigkeitsentwicklung besteht.

Als seltene Indikation gilt auch ein Tremor klinisch geringer Ausprägung für die Anwendung einer Beta-Rezeptorenblockade.

Sachverzeichnis